Werken met een budget

Werken met een budget

Een leerboek voor de gezondheidszorg

Henny van Lienden
Vincent van Lienden

Vijfde, ongewijzigde druk

Bohn Stafleu van Loghum, Houten 2017

Eerste druk, Uitgeverij Lemma, Utrecht 1996
Tweede druk, Elsevier/De Tijdstroom, Maarssen 1997
Tweede druk, tweede en derde oplage, Elsevier gezondheidszorg, Maarssen 2000, 2002
Derde druk, eerste en tweede oplage, Elsevier gezondheidszorg, Maarssen 2003, 2007
Vierde druk, eerste oplage, Elsevier gezondheidszorg, Maarssen 2009
Vierde druk, tweede oplage, Reed Business, Amsterdam 2011
Vijfde, ongewijzigde druk, Bohn Stafleu van Loghum, Houten 2017

ISBN 978-90-368-1844-5   ISBN 978-90-368-1845-2 (eBook)

© 2017 Bohn Stafleu van Loghum, onderdeel van Springer Media

Alle rechten voorbehouden. Niets uit deze uitgave mag worden verveelvoudigd, opgeslagen in een geautomatiseerd gegevensbestand, of openbaar gemaakt, in enige vorm of op enige wijze, hetzij elektronisch, mechanisch, door fotokopieën of opnamen, hetzij op enige andere manier, zonder voorafgaande schriftelijke toestemming van de uitgever.

Voor zover het maken van kopieën uit deze uitgave is toegestaan op grond van artikel 16b Auteurswet j° het Besluit van 20 juni 1974, Stb. 351, zoals gewijzigd bij het Besluit van 23 augustus 1985, Stb. 471 en artikel 17 Auteurswet, dient men de daarvoor wettelijk verschuldigde vergoedingen te voldoen aan de Stichting Reprorecht (Postbus 3060, 2130 KB Hoofddorp). Voor het overnemen van (een) gedeelte(n) uit deze uitgave in bloemlezingen, readers en andere compilatiewerken (artikel 16 Auteurswet) dient men zich tot de uitgever te wenden.

Samensteller(s) en uitgever zijn zich volledig bewust van hun taak een betrouwbare uitgave te verzorgen. Niettemin kunnen zij geen aansprakelijkheid aanvaarden voor drukfouten en andere onjuistheden die eventueel in deze uitgave voorkomen.

NUR 897
Omslagontwerp en basisontwerp binnenwerk: Mariël Lam bno, 's-Hertogenbosch
Opmaak: Studio Imago, Amersfoort
Redactie: Fundamentaal communicatie | educatie, Culemborg

Bohn Stafleu van Loghum
Het Spoor 2
Postbus 246
3990 GA Houten
www.bsl.nl

Voorwoord bij de vierde druk

De alsmaar doorlopende verkoop van het boek *Werken met een budget* bevestigt mij nog steeds in de veronderstelling dat er in de zorg behoefte is aan een economieboek dat in 'gewone mensentaal' het verhaal van de economie vertelt. Want in de eerste plaats is economie een verhaal. Een verhaal van mensen die proberen handig met geld om te gaan en met dat geld zoveel mogelijk zinvols te realiseren. Dat daarbij ook cijfers te pas komen, is onvermijdelijk, maar dat hoeft niet overdreven te worden. Dat is de gedachte van dit boek. Er is zes jaar verstreken sinds de vorige druk en het was dan ook hoog tijd voor een nieuwe.

Ik wil Jacques Vis bedanken van de Hogeschool van Amsterdam, Piet Buijsters van de Hogeschool Arnhem en Nijmegen en ook Paul van der Aa, collega bij de Hogeschool Utrecht. Met veel genoegen introduceer ik hierbij ook Vincent van Lienden als medeauteur. Ik hoop dat we nog lang mogen samenwerken.

Henny van Lienden
Nijmegen, voorjaar 2009

Inhoud

Deel 1	De wereld rondom de budgethouder	15

1 De rol van de overheid: stimulerend, bezuinigend, terugtredend — 17
- 1.1 Inleiding — 17
- 1.2 De stimulerende overheid: de gezondheidszorg groeit — 18
- 1.3 De overheid grijpt in: bezuinigingen en budgettering — 20
- 1.4 De overheid treedt terug: concurrentie — 23
- 1.5 De invoering van de nieuwe zorgverzekeringswet in 2005: een nieuw begin? — 26

2 De gezondheidszorg als markt — 31
- 2.1 Inleiding — 31
- 2.2 De gezondheidsmarkt — 31
- 2.3 Gereguleerde concurrentie — 34
- 2.4 Het persoonsgebonden budget — 36

3 Ontwikkelingsfasen van instellingen in de gezondheidszorg — 45
- 3.1 Inleiding — 45
- 3.2 Ontwikkelingsfasen van instellingen in de gezondheidszorg — 45
- 3.3 De veranderende positie van het middenkader — 47
- 3.4 Andere kwaliteiten zijn nodig — 49

4 Het proces van interne budgettering en de taken van de budgethouder — 53
- 4.1 Inleiding — 53
- 4.2 Het proces van interne budgettering (de planning-en-controlcyclus) — 53
- 4.3 Een praktische benadering van interne budgettering — 58
- 4.4 De functies van een budget — 59
- 4.5 De taken van de budgethouder — 60
- 4.6 Een smalle of een brede opvatting van budgethouderschap? — 62

		Intermezzo	67
	5	**Elementaire bedrijfseconomie**	**69**
	5.1	Inleiding	69
	5.2	Hoe komen kosten tot stand?	69
	5.3	Kostensoorten	70
	5.4	Constante en variabele kosten	72
	5.5	Directe en indirecte kosten	74
	5.6	Kostenplaatsen	74
	5.7	Welke kosten in het budget?	76
Deel 2	**De budgethouder**		**79**
	6	**De beginnende budgethouder: voorwaarden voor budgethouderschap**	**81**
	6.1	Inleiding	81
	6.2	Veelvoorkomende (aanvangs)problemen bij het budgethouderschap	81
	6.3	Voorwaarden voor het goed functioneren als budgethouder	83
	6.4	Checklist	85
	7	**Het verzamelen en interpreteren van informatie**	**89**
	7.1	Inleiding	89
	7.2	Gegevens en informatie	90
	7.3	Waarover moet een budgethouder nu eigenlijk informatie hebben?	91
	7.4	Eisen die gesteld mogen worden aan informatie	95
	7.5	Het budgetoverzicht	96
	7.6	Het verzamelen van informatie	97
	7.7	Het interpreteren van cijfermateriaal	99
	8	**Het maken van een begroting en het beïnvloeden van het resultaat**	**103**
	8.1	Inleiding	103
	8.2	De instellingsbegroting: bedrijfseconomisch weerbericht of grondslag voor budgettering?	103
	8.3	Het maken van een begroting	106
	8.4	Van begroting naar budget	111
	8.5	Beïnvloeding van kosten door de budgethouder	112
	9	**Het berekenen van een kostprijs**	**117**
	9.1	Inleiding	117
	9.2	Prijzen	118
	9.3	De integrale kostprijs	119
	9.4	De differentiële en marginale kostprijs	122

9.5	De kostprijs als kengetal voor efficiëntie	123
9.6	Direct costing en het break-evenpunt	125
9.7	Directe en indirecte kosten en de kostprijs	126

10	**Het bewaken van een budget**	**133**
10.1	Inleiding	133
10.2	Verschillen	133
10.3	Verschillenanalyse	135
10.4	Tolerantiemarges en ingrijpen	138

11	**Omgaan met schaarste**	**145**
11.1	Inleiding	145
11.2	Schaarste in de gezondheidszorg	145
11.3	Vier manieren om met schaarste om te gaan	146
11.4	Schaarste en kwaliteit	149

12	**Het onderhandelen over en verantwoorden van een budget**	**155**
12.1	Inleiding	155
12.2	Onderhandelen	155
12.3	Verantwoorden	160
12.4	Situatieoefeningen	163

13	**Het informeren en motiveren van ondergeschikten**	**165**
13.1	Inleiding	165
13.2	De psychologische betekenis van het budget	165
13.3	Het slechtnieuwsgesprek	167

14	**Het meedenken over het financieel beleid van de instelling als geheel**	**171**
14.1	Inleiding	171
14.2	Het financieel jaarverslag	171
14.3	Begroting, budget en resultaat	173
14.4	De balans	177

15	**Het maken van een offerte in het kader van aanbesteding**	**187**
15.1	Inleiding	187
15.2	Achtergrond en inhoud van aanbesteding	187
15.3	Stappenplan voor het inschrijven op aanbestedingen	189
15.4	Welke rol speelt de budgethouder?	193

Appendix 1	**Nieuwe financieringsvormen: de diagnosebehandel combinaties en de zorgvormen op basis van de AWBZ, de WMO en pgb**	**195**

Appendix 2	Rekenoefeningen	207
Appendix 3	Voorbeeld van een bruto-nettoberekening	209
Appendix 4	Uitwerkingen opgaven	211
Literatuur		215
Over de auteurs		217
Register		219

Inleiding

'Ik werd vandaag bij mijn directeur geroepen en die vertelde mij dat ik binnenkort budgethouder word. Ik weet niet of ik daar wel zo blij mee ben. Ik ben helemaal niet zo op de hoogte van die financiële dingen; ik was altijd heel slecht in economie, dus ik weet eigenlijk helemaal niet wat ik er nu mee aan moet.'

Bovenstaand citaat was actueel toen de eerste versie van dit boek werd geschreven. Tegenwoordig zijn de meeste mensen in de zorg die leidinggevende gaan worden er wel van op de hoogte dat ze met financiële kwesties te maken krijgen al of niet als budgethouder. De wereld van de zorg heeft een sterke economisering ondergaan, er is concurrentie ontstaan, praten over geld is op alle niveaus van de zorginstellingen de normaalste zaak van de wereld geworden.

Maar de doelstelling van het boek is dezelfde gebleven. Dit boek is vooral bedoeld voor budgethouders en mensen die te maken hebben met de beperkingen die een budget stelt: voor mensen dus die met een beperkte hoeveelheid geld bepaalde taken willen uitvoeren. In de meeste andere boeken over dit onderwerp wordt interne budgettering op een ingewikkelde manier en vooral vanuit het perspectief van het hogere management behandeld. Het perspectief in dit boek is dat van het middenkader dat geen behoefte heeft aan 'ingewikkelde economische theorieën' en andere 'ballast'. Het is een handleiding waarin zo weinig mogelijk economische theorie gekoppeld wordt aan zo veel mogelijk praktische informatie en aan oefeningen over alles wat met interne budgettering te maken heeft.

Uitgangspunt in dit boek is dus het dagelijks en praktisch werken met een budget door mensen op een middenkaderpositie. Met middenkaderposities worden functies bedoeld als die van hoofdwijkverpleegkundige of hoofd van een basiseenheid in de thuiszorg, groepsoudste in de zorg voor verstandelijk gehandicapten, afdelingshoofden in ziekenhuizen en unithoofden in de psychiatrie. Daarmee is het boek vooral geschikt voor kaderopleidingen, maar naar mijn mening is het ook geschikt als studieboek voor hbo-v's en opleidingen voor Sociaal Pedagogische Hulpverlening; daar zullen studenten de komende jaren steeds nadrukkelijker opgeleid worden voor taken als het plannen van zorg, de coördinatie van zorg en kwaliteitszorg. In dit boek wordt aandacht besteed aan een aantal van de economische en organisatiekundige aspecten die daarbij aan de orde komen.

De positie waarin het middenkader verkeert, is mijns inziens vaak weinig benijdenswaardig. Men moet proberen de onder zich werkende personeelsleden gemotiveerd te houden, terwijl de middelen daartoe lang niet altijd in voldoende mate aanwezig zijn.

Daarnaast moet men meedenken met het hogere management om te zorgen dat de financiële positie van de instelling, die in veel gevallen niet geweldig is, niet nog verder verslechtert. En dat kan in sommige gevallen alleen maar door een aantal van de arbeidsvoorwaarden voor de ondergeschikte personeelsleden te verslechteren.

Uitgaande van de praktijk van de budgethouder is het boek geschreven rond de concrete taken die een budgethouder moet vervullen. Zo moet een budgethouder een begroting kunnen maken, een budgetoverzicht kunnen lezen en om kunnen gaan met schaarste; hij moet kunnen onderhandelen over een budget, hij moet weten wanneer een budgetoverschrijding zo ernstig is dat er ingegrepen moet worden. Al deze taken worden in dit boek in aparte hoofdstukken (in deel II, de hoofdstukken 6 tot en met 15) beschreven. Er wordt steeds een stukje theorie behandeld, waarna door middel van opdrachten en oefeningen de theorie meteen een praktische toepassing vindt. Er worden verschillende varianten van budgetten en budgetteren behandeld, met vuistregels en valkuilen, kortom alle zaken die een budgethouder tegen kan komen.
Voor het eerst is een nieuwe taak toegevoegd. In hoofdstuk 15 wordt 'aanbesteding' behandeld.
De toegenomen verzakelijking in de zorg zorgt ervoor dat instelling niet meer automatisch degenen zijn die bepaalde delen van de zorg voor hun rekening nemen. In de WMO, de Wet op de Maatschappelijke Ondersteuning die door de gemeentes wordt uitgevoerd is aanbesteding een belangrijk element geworden.
In deel I (de hoofdstukken 1 tot en met 4) wordt behandeld hoe dit verschijnsel van interne budgettering en budgethouders ontstaan is. Daarvoor moeten we kijken naar ontwikkelingen in de gezondheidszorg in het algemeen. Cruciaal hierbij is de rol van de overheid. Deze probeert al sinds jaar en dag de kosten van de gezondheidszorg te beheersen. Ze heeft dit op verschillende manieren geprobeerd. Van belang voor dit boek zijn met name de invoering van externe budgettering (vanaf 1983) en het streven naar meer concurrentie in de gezondheidszorg (een van de belangrijkste voorstellen die in het plan-Dekker (1987) voorkwamen). Deze beide fenomenen hebben grote invloed gehad op het beleid van instellingen in de gezondheidszorg. Ook zijn deze fenomenen de feitelijke veroorzakers van interne budgettering en budgethouderschap zoals we die nu kennen en zoals die zich nog steeds ontwikkelen. Deze onderwerpen vormen de kern van de eerste vier hoofdstukken en zijn nodig om de budgethouder een zuiver beeld te geven van de veranderende externe invloed van overheid, verzekeraars en patiënten of verzekerden op het werken in een instelling.
Het zal daar duidelijk worden dat de genoemde partijen in de toekomst de inhoud van het werk sterk zullen meebepalen.

De rekenvoorbeelden in dit boek zijn veelal ontleend aan de thuiszorg (gezinsverzorging, kruiswerk en kraamzorg) waar de concurrentie al in alle hevigheid is losgebarsten. Ook zullen voorbeelden worden gegeven uit de intramurale sector, met name de ouderenzorg, waardoor het boek geschikt is voor alle velden in de gezondheidszorg.

Waar is interne budgettering nu precies goed voor? Om de lezer een leidraad te bieden bij het doorwerken van dit boek, is het goed hier een algemene definitie van interne budgettering te geven:

Interne budgettering is het verschijnsel dat binnen instellingen functionarissen een bepaalde hoeveelheid middelen ter beschikking krijgen om een vooraf omschreven opdracht uit te voeren. De functionaris – de budgethouder – krijgt om zijn opdracht uit te voeren ook een aantal bevoegdheden.

Ter toelichting het volgende. De toegenomen beleidsvrijheid van instellingen leidt ertoe dat instellingen zelf meer beslissingen kunnen nemen over de besteding van hun middelen. Het ligt voor de hand de beslissingsbevoegdheid over de besteding in handen te geven van degenen die het beste kunnen beoordelen waar het geld het meest efficiënt kan worden besteed. Dit zijn in veel gevallen de middenkaderfunctionarissen. Daarnaast moeten instellingen afspraken maken met verzekeraars over de hoeveelheid verpleegdagen, het aantal uren zorg enzovoort. Om deze productieafspraken na te kunnen komen moeten de activiteiten van de instelling, veel meer dan voorheen, beheersbaar worden. De budgethouder krijgt in dit proces een belangrijke taak.

Deel 1
De wereld rondom de budgethouder

Het verschijnsel interne budgettering in de gezondheidszorg is mede veroorzaakt door ontwikkelingen die buiten de instellingen zelf liggen. Die ontwikkelingen en de gevolgen daarvan voor de gezondheidszorginstellingen worden in dit eerste deel beschreven. Het eerste deel wordt in hoofdstuk 4 afgesloten met een opsomming van de taken van de budgethouder.

1 De rol van de overheid: stimulerend, bezuinigend, terugtredend

Leerdoelen: de student kan
- benoemen welke achtereenvolgende doelstellingen de overheid na de Tweede Wereldoorlog met betrekking tot de gezondheidszorg heeft nagestreefd;
- de belangrijkste kenmerken van budgetfinanciering benoemen en de gevolgen daarvan voor de instellingen in de gezondheidszorg;
- de belangrijkste kenmerken van concurrentie benoemen en de gevolgen daarvan voor de instellingen in de gezondheidszorg;
- de nieuwe financieringsvormen benoemen die de komende jaren in de gezondheidszorg worden ingevoerd en de gevolgen daarvan omschrijven voor de instellingen in de gezondheidszorg.

1.1 Inleiding

In dit hoofdstuk wordt in vogelvlucht de veranderende rol van de overheid vanaf de Tweede Wereldoorlog geschetst. Tijdens de wederopbouw was de rol van de overheid een stimulerende: in de jaren vijftig, zestig en zeventig werd in Nederland de verzorgingsstaat vormgegeven, waarin ook een ruime plaats was ingeruimd voor de gezondheidszorg. Daarna – vanaf 1974, met het verschijnen van de Structuurnota Gezondheidszorg van de toenmalige staatssecretaris Hendriks – probeerde de overheid de kosten die naar haar mening wel heel erg opliepen, in haar greep te krijgen en werd haar rol langzaam maar zeker een bezuinigende. Overigens was niet alleen kostenbeheersing een doelstelling in de plannen van Hendriks, ook planning en verhoging van de doelmatigheid waren van belang. De budgettering van gezondheidszorginstellingen moet gezien worden als een instrument om deze doelstellingen te verwezenlijken. De overheid slaagde er maar matig in een beslissende invloed te krijgen op de kostenontwikkeling. De regering schakelde een commissie van wijze mannen in, die in 1987 een rapport uitbracht. De Commissie Structuur en Financiering Gezondheidszorg, ook wel de commissie-Dekker genoemd, stelde een heel nieuwe koers voor. De kosten moesten binnen de perken gehouden worden door concurrentie in de gezondheidszorg in te voeren. Nog steeds is de gedachte leidend dat concurrentie de kostenstijging moet beperken en de overheid probeert die lijn vast te houden. Aan het eind van dit hoofdstuk worden de maatregelen beschreven die de overheid hiertoe neemt.

1.2 De stimulerende overheid: de gezondheidszorg groeit

Toen de Tweede Wereldoorlog in 1945 ten einde was, was in Nederland de gezondheidszorg op verschillende manieren ontwricht. Veel gebouwen lagen in puin en een groot aantal instellingen was gesloten. Met name in de geestelijke gezondheidszorg en de reumabestrijding waren de activiteiten sterk verminderd. Verder steeg de vraag naar gezondheidszorg in die tijd sterk: ziekten die voor de oorlog op de terugtocht waren, zoals tuberculose, geslachtsziekten, tyfus en difterie kwamen weer op (Kool 1995).

Niet voor niets stond het overheidsbeleid in de eerste jaren na de oorlog sterk in het teken van de wederopbouw – ook de wederopbouw van de gezondheidszorg. Bovendien achtte de overheid zichzelf, door de acceptatie van het idee van de verzorgingsstaat, veel meer dan vroeger verantwoordelijk voor de gezondheidszorg. Uiteindelijk werd gezondheidszorg een *recht* en 'treft de overheid maatregelen ter bevordering van de volksgezondheid', zoals het uiteindelijk in 1983 in de Grondwet kwam te staan.

Het vooroorlogse overheidsbeleid met betrekking tot de gezondheidszorg kan niet direct getypeerd worden als een schoolvoorbeeld van doortastendheid en streven naar samenhang. Schrijvers (2001) geeft hiervan een aantal prachtige voorbeelden: wetsvoorstellen werden ingediend, gewijzigd en weer ingetrokken, zodat er nauwelijks van enige zinvolle wetgeving sprake was. Het duidelijkst is dit terug te vinden in de geschiedenis van de Ziekenfondswet (ZFW), waarvan vanaf 1904 verschillende versies werden ingediend, maar waarvan geen enkele werd aangenomen.

In 1940 kwam een ontwerp-Ziekenfondswet gereed, die door de Duitse bezetter in 1941 door het Ziekenfondsbesluit tot wet werd gemaakt. (De Ziekenfondswet heeft een belangrijke functie gehad in de Nederlandse gezondheidszorg tot 1 januari 2006, toen zij werd ingetrokken en plaats moest maken voor de Zorgverzekeringswet (ZVW).) Op deze Ziekenfondswet bouwde de overheid na de oorlog voort. De wet was oorspronkelijk bedoeld voor werknemers, maar later vielen ook werklozen, trekkers van rente van de Invaliditeitswet, Ongevallenwet en de Noodwet Ouderdomsvoorzieningen onder het verplichte ziekenfonds. In 1962 werd een herziene versie van de Ziekenfondswet onder minister Veldkamp ingediend, die in 1964 werd aanvaard. In 1986 volgde nog een kleine stelselwijziging, maar de grote lijn van deze wet is steeds dezelfde gebleven. De wet is met name bedoeld geweest voor werknemers met een inkomen beneden de loongrens en voor uitkeringsgerechtigden. Mensen die niet in loondienst zijn, zoals zelfstandigen, studenten en werknemers boven de loongrens, moesten zich particulier verzekeren.

Ook de verstrekkingen door het ziekenfonds werden in de loop der jaren steeds uitgebreider. Zo kreeg de verzekerde in latere jaren niet alleen recht op medicijnen en een huisarts, maar ook op verloskundige en tandheelkundige hulp en ziekenhuis- en sanatoriumverpleging. Voor de bijzondere, meestal hoge ziektekosten, bijvoorbeeld voor langdurig verblijf in een intramurale instelling voor gezondheidszorg, zoals het verpleeghuis en het ziekenhuis (na twaalf maanden), werd in 1966 de Algemene Wet Bijzondere Ziektekosten (AWBZ) ingevoerd. Deze verzekering is een volksverzekering.

Hieraan betalen alle Nederlandse belastingbetalers mee en iedereen heeft recht op de verstrekkingen die de AWBZ biedt.

Dankzij deze wetten groeide de vraag naar gezondheidszorg in Nederland in die eerste decennia na de oorlog sterk. Andere factoren die ervoor zorgden dat de vraag naar gezondheidszorg flink groeide, waren:
- de toegenomen mogelijkheden voor medisch-technisch handelen;
- het toenemen van het belang dat men hecht aan gezondheid en het geloof in de maakbaarheid daarvan;
- de openeind-financiering van de instellingen in de gezondheidszorg (dit hield in dat een instelling die meer verpleegdagen maakte, ook vanzelf meer geld kreeg, zie paragraaf 1.3.2).

Om aan die toenemende vraag tegemoet te komen, werden de nodige maatregelen genomen. De overheid zorgde niet zelf voor het aanbod, maar liet dit over aan het particulier initiatief. Wel schiep de overheid de voorwaarden voor een snelle groei van het aanbod. We geven een aantal voorbeelden:
- Het verkrijgen van een vergunning voor de bouw van een nieuw ziekenhuis was in die periode niet al te ingewikkeld. Het aantal ziekenhuisbedden groeide van 1950 tot 1960 dan ook fors met 16.000 en die groei zette in de loop van de jaren zestig door. Later maakten ook de andere intramurale instellingen, waaronder de verpleeghuizen, een ongekende groei door.
- Het aantal artsen groeide sterk: zo verdubbelde van 1947 tot 1964 het aantal specialisten tot ruim 4000, een groei die zich overigens nog geruime tijd zou voortzetten.
- De kruisverenigingen die voor de oorlog ook al subsidie van de rijksoverheid kregen, werden steeds ruimer bedeeld; bovendien kregen steeds meer particuliere initiatieven overheidssubsidie.

Het is van belang te benadrukken dat de overheid heel bewust niet zelf gezondheidszorg aanbood. De politiek vond dit geen taak voor de overheid. De overheid schiep wel de voorwaarden door middel van wettelijke regelingen en speelde ook een rol bij de controle op de kwaliteit via de Inspectie voor de Volksgezondheid.

De collectieve preventie, zoals de Gemeentelijke Geneeskundige en Gezondheidsdienst (GG&GD) is wel uitdrukkelijk in handen van de overheid. Maar de verdere uitvoering van de gezondheidszorg is een taak van het particulier initiatief, zo was de vrijwel unanieme opvatting in de politiek.

Binnen dat particulier initiatief was de macht grotendeels in handen van organisaties (over het algemeen stichtingen), die zich veelal baseerden op confessionele uitgangspunten. Tegen een uitbreiding van de gezondheidszorg had het particulier initiatief over het algemeen geen bezwaar, zodat de overheid in die periode minder weerstand ondervond bij het invoeren van nieuwe wetgeving op dit terrein. Toen de overheid vanaf 1974 steeds nadrukkelijker invloed op de gezondheidszorg wilde uitoefenen om de kosten te kunnen beheersen, keerden de vooroorlogse praktijken snel terug: er werden wel plannen gemaakt en wetsvoorstellen ingediend, maar slechts een enkel plan werd aangenomen.

1.3 De overheid grijpt in: bezuinigingen en budgettering

In paragraaf 1.3.1 wordt het algemene overheidsbeleid met betrekking tot de gezondheidszorg besproken. In paragraaf 1.3.2 wordt de externe budgettering apart besproken vanwege het grote belang ervan voor de rest van dit boek.

1.3.1 Ombuigingen en bezuinigingen

De grote invloed van het particulier initiatief leidde tot een sterke groei van het aantal instellingen, die voor een deel overlappend werk deden en waarvan de spreiding over Nederland onregelmatig was. Er ontstond een 'lappendeken', die veel geld kostte en waarvan de doelmatigheid te wensen overliet.
In 1974 werd dit verschijnsel in de Structuurnota van Hendriks voor het eerst duidelijk aan de orde gesteld. In zijn algemeenheid vond het kabinet-Den Uyl de collectievelastendruk (de premies en belastingen die de bevolking moet opbrengen om de door de overheid geregelde zaken te betalen) te hoog: de ombuigingen deden hun intrede. Zo groeiden de overheidsuitgaven nog wel, maar beduidend minder dan voorheen.
Kostenbeheersing en verhoging van de doelmatigheid (onder andere door planning van de voorzieningen) werden de voornaamste doelstellingen van het overheidsbeleid met betrekking tot de gezondheidszorg. En dat zijn ze tot op de dag van vandaag.
De voornaamste maatregelen waarmee de overheid de doelmatigheid wil verhogen en de kosten wil beperken zijn de volgende.

De Wet Ziekenhuis Voorzieningen (WZV)
Deze wet heeft betrekking op de gehele intramurale gezondheidszorg, uitgezonderd de verzorgingshuizen. Al in 1971 werd hiervan een eerste versie aangenomen, later werd de wet nog diverse malen aangepast om de werking te verbeteren. Door een aantal normen te stellen werd geprobeerd de hoeveelheid van het aanbod te beperken. Zo werd door een norm van vier ziekenhuisbedden per duizend inwoners de verdere groei van het aantal bedden gestopt. Later werd het aantal bedden via een verlaging van de norm verder teruggebracht.
Door het zogenoemde bouwplafond, dat voorzag in een maximaal bedrag dat mocht worden uitgegeven aan nieuwbouw, werd geprobeerd de kapitaalintensieve nieuwbouw aan banden te leggen.

De Wet Voorzieningen Gezondheidszorg (WVG)
Deze wet werd vanaf 1974 voorbereid en is in 1982 aangenomen. De oorspronkelijke bedoeling ervan was om de gehele gezondheidszorg wat betreft de capaciteit (het volume) en de samenhang te plannen. Hiertoe zou de WZV in de WVG worden ondergebracht. Dit is niet doorgegaan, zodat de werking van de WVG beperkt is gebleven tot de extramurale gezondheidszorg. Met name gemeenten zouden door deze wet invloed moeten kunnen uitoefenen op de aantallen en vestigingsplaatsen van huisartsen, vrijgevestigde fysiotherapeuten enzovoort. Deze wet is wel aangenomen door de Twee-

de Kamer maar nooit echt ingevoerd, zodat de werking en invloed van de WVG altijd zeer beperkt is gebleven.

De Wet Tarieven Gezondheidszorg (WTG)

Deze wet is voorbereid vanaf 1974 en aangenomen in 1980. Zij heeft betrekking op de tarieven van de vrijgevestigde beroepsbeoefenaren in de gezondheidszorg: de medisch specialisten, de tandartsen, de verloskundigen en een groot aantal paramedische beroepsbeoefenaren. Ook de medicijnenprijzen vallen onder deze wet. Verder werd op grond van deze wet de budgetfinanciering ingevoerd. Dit onderwerp wordt in paragraaf 1.3.2 uitgebreid behandeld. De controle op de tarieven en budgetten wordt namens de overheid uitgevoerd door het College Tarieven Gezondheidszorg (CTG). Doordat op de salarissen van alle mensen werkzaam in de collectieve sector loonmatiging werd toegepast, werden de kosten in de gezondheidszorg eveneens beperkt. Pas aan het eind van de jaren tachtig was er weer enige ruimte voor salarisverhogingen in de collectieve sector.

Eigen bijdragen

Staatssecretaris Veder-Smit (kabinet-Van Agt) kwam met een voorstel voor een eigen bijdrage van tien gulden voor elke dag ziekenhuisverpleging. Dit werd na zware kritiek van onder andere de vakbeweging uiteindelijk niet ingevoerd. Wel werd onder staatssecretaris Van der Reijden (kabinet-Lubbers I) in 1983 een eigen bijdrage van (indertijd) ƒ 2,50 per afgeleverd geneesmiddel ingevoerd. Deze eigen bijdrage is inmiddels weer afgeschaft.

Het verschijnsel eigen bijdrage heeft ondanks de felle weerstand die het aanvankelijk onder de bevolking opriep, toch vaste voet aan de grond gekregen. Zo moet tegenwoordig voor een groot aantal voorzieningen inkomensafhankelijke eigen bijdrage worden betaald, waaronder thuiszorg en verpleeghuiszorg. Ook het persoonsgebonden budget dat in hoofdstuk 2 aan de orde komt, kent een eigen bijdrage.

1.3.2 Van begrotingsfinanciering naar budgetfinanciering

In paragraaf 1.3.1 is een aantal maatregelen behandeld waarmee de doelmatigheid van de gezondheidszorg in de loop van de jaren zeventig en begin jaren tachtig werd verhoogd. Maar de overheid vond de resultaten wat betreft kostenbeheersing toen al onbevredigend. Vooral de kosten in de intramurale instellingen, in het bijzonder die van de ziekenhuizen en de daarin werkzame specialisten, bleven fors stijgen. Om die reden werd vanaf 1983 – eerst in de ziekenhuizen en later in alle instellingen in de gezondheidszorg – de externe budgettering ingevoerd.

Externe budgettering betekent voor intramurale instellingen dat ze voortaan een vast bedrag aan inkomsten krijgen toegewezen ter dekking van de kosten in een bepaald jaar. Instellingen krijgen dat bedrag overigens niet zomaar; over de te leveren prestaties worden zogenoemde productieafspraken gemaakt. Instellingen maken hiertoe afspraken met de verzekeraars die door de WTG moeten worden goedgekeurd. Voor de kruisorganisaties werd aanvankelijk een budget vastgesteld op grond van een aantal parameters (zie het voorbeeld hierna). Sinds kort moeten de huidige instellingen voor thuiszorg (de kruisverenigingen, die veelal zijn samengegaan met instellingen voor gezinszorg en vaak ook voor maatschappelijk werk) ook productieafspraken maken met betrekking tot hun budget.

Vóór 1983 was er sprake van begrotingsfinanciering, ook wel 'tarief per verpleegdag' genoemd. Begrotingsfinanciering kwam er eenvoudig gezegd op neer dat de instellingen betaald werden op grond van de door hen geleverde productie, gerekend in het aantal verpleegdagen. Dit systeem had als belangrijk nadeel zijn open karakter, met andere woorden: er bestond van tevoren geen mogelijkheid vast te stellen wat de te maken kosten van een instelling zouden zijn.

Door van tevoren met instellingen een budget af te spreken was het voor de overheid veel beter mogelijk om de kostenontwikkeling in de hand te houden. Gesteld kan dan ook worden dat de kosten van de intramurale instellingen na 1983 een veel gematigder ontwikkeling kenden dan in de periode ervoor. Dit geldt in het bijzonder voor de ziekenhuizen. Het invoeren van de budgetfinanciering had voor de instellingen nog een andere verandering tot gevolg, een verandering die voor dit boek van wezenlijk belang is: de beleidsvrijheid van de instellingen met betrekking tot de aanwending van de beschikbare middelen werd namelijk veel groter.

Onder het regime van begrotingsfinanciering golden strikte richtlijnen voor de uitgaven. Waren de uitgaven voor de verpleegkundige dienst hoger dan begroot, en voor de huishoudelijke dienst lager dan begroot, dan mocht men het overschot van de ene plaats niet overhevelen naar de plaats waar het tekort was. In de nieuwe situatie mogen instellingen zelf bepalen welke dienst de meeste prioriteit heeft. Hier ligt de bakermat van wat later de interne budgettering werd genoemd, het intern verdelen van het externe budget. Wel moet voor de volledigheid nog worden aangetekend dat tegelijk met de invoering van de budgetfinanciering alle instellingen twee procent werden gekort op hun budget, zodat de zojuist verworven beleidsvrijheid meteen werd ingeperkt.

Voorbeeld van het budget van een verpleeghuis onder het budgetregime

De opbouw van een budget van een verpleeghuis wordt in dit voorbeeld vereenvoudigd weergegeven.

Een willekeurig verpleeghuis heeft 300 erkende bedden (bedden waarvoor kosten mogen worden gemaakt en waarvoor rekeningen aan de verzekeraars mogen worden verstuurd) voor 24-uurszorg.

Met de verzekeraars wordt vooraf afgesproken dat de instelling in een bepaald jaar 100.000 verpleegdagen zal gaan maken.

Het budget omvat een bedrag voor personeelslasten en voor materiële lasten.
Dit budget komt tot stand door optelling van een tweetal bedragen:
- een bedrag voor elk erkend bed (€ 19.663,80);
- een bedrag voor elke verpleegdag (€ 38,99).

Het budget van de instelling wordt dan:
- bedrag voor het aantal erkende bedden 300 € 19.663,80 = € 5.899.140;
- bedrag voor het aantal verpleegdagen 100.000 € 38,99 = € 3.899.000.

>>

>> Het totale budget van de instelling wordt dan € 9.798.140. De kosten die de instelling voor het gebouw moet maken (rente en aflossing hypotheek, verbouwingen, energie enzovoort), worden over het algemeen in hun geheel vergoed. Deze kosten zijn dus niet gebudgetteerd.

1.4 De overheid treedt terug: concurrentie

De kosten in de gezondheidszorg bleven in de loop van de jaren tachtig stijgen, ondanks de bovengenoemde maatregelen. Voor een deel werden de kostenstijgingen veroorzaakt door factoren die door de overheid niet of nauwelijks te beïnvloeden zijn. De duidelijkste voorbeelden hiervan zijn de vergrijzende bevolking en de technologische ontwikkelingen. Wat betreft de vergrijzing: de overheid reageerde hierop door de gezondheidszorg één procent groei per jaar toe te staan.

Aan de andere kant bleef de overheid van mening dat het beslag dat de gezondheidszorg op de collectieve middelen legde, te groot was. De premie- en belastingdruk was naar de mening van de opeenvolgende kabinetten-Lubbers nog steeds onaanvaardbaar hoog. En men zocht dan ook in de gehele collectieve sector naar mogelijkheden om de kosten omlaag te brengen.

In de gezondheidszorg werd de commissie-Dekker aan het werk gezet om de mogelijkheden te onderzoeken om de gezondheidszorg doelmatiger en goedkoper te maken. Ook moest de commissie voorstellen doen om de vele regels die in de gezondheidszorg golden te verminderen. Dit gebeurde in het kader van de 'deregulering', hetgeen een belangrijke beleidsdoelstelling van de regering was.

Het plan-Dekker kende een aantal kernpunten:
- Opheffing van het onderscheid tussen ziekenfondsverzekerden en particulier verzekerden; er zou een verplichte basisverzekering (een uitgebreide AWBZ) voor iedereen moeten komen. De inhoud van het pakket zou moeten liggen op 85 procent van de verstrekkingen van het ziekenfonds en de AWBZ.
- Voor wie zich met alleen een basisverzekering onvoldoende verzekerd zou vinden, zou de mogelijkheid gecreëerd worden om zich aanvullend te verzekeren; hiertoe zou echter geen verplichting bestaan.
- De basisverzekering zou door een grotendeels procentuele premie een verzekering met een sterk solidair karakter moeten worden (immers: de sterkste schouders dragen de zwaarste lasten), terwijl de aanvullende verzekering met een nominale premie (een vast bedrag) betaald zou moeten worden.
- Om de steeds maar stijgende kosten een halt toe te roepen zou er concurrentie moeten worden ingevoerd.
  - Verzekeraars zouden met elkaar moeten gaan concurreren door middel van lage nominale premies in zowel basis- als aanvullende verzekering. Verzekerden moesten de mogelijkheid krijgen om van verzekeraar te veranderen.
  - Er zou concurrentie tussen de verschillende aanbieders in de gezondheidszorg moeten worden ingevoerd. Instellingen zouden met elkaar moeten gaan strijden om de gunst van de klanten én van de verzekeraars. De verzekeraars kregen in

het plan van Dekker een centrale plaats in de gezondheidszorg. Zij moesten de basisverzekering gaan aanbieden, kregen hiervoor een uitkering uit de centrale kas van de basisverzekering en moesten bij aanbieders naar keuze zorg gaan inkopen. De verzekeraars zouden dan 'contracteervrijheid' krijgen.
- Kernpunt in deze herstructurering van de gezondheidszorg was de 'functionele omschrijving'. Een belangrijk struikelblok bij de invoering van concurrentie was het feit dat allerlei voorzieningen die in het kader van de Ziekenfondswet en AWBZ werden aangeboden, gedefinieerd waren in termen van recht op hulp ('aanspraak') door vastomlijnde, door de overheid erkende, voorzieningen. De functionele omschrijving geeft de verzekerde of patiënt wel recht op zorg, maar die zorg wordt omschreven in termen van de 'functie' die de zorg voor de patiënt heeft. De zeven belangrijkste in het 'Besluit Zorgaanspraken AWBZ' genoemde functies zijn: huishoudelijke verzorging, persoonlijke verzorging, verpleging, ondersteunende begeleiding, activerende begeleiding, behandeling en verblijf.

Niet meer van belang is dus wíe de zorg geeft; ook is niet vastgelegd wát voor soort hulp in een bepaalde situatie gegeven moet worden. In voorbeeld 1 en 2 wordt het principe van functiegerichte zorg uitgewerkt.

Voorbeeld 1
Verzekerde x heeft een indicatie voor opname in een verpleeghuis. In het oude systeem van 'voorzieningsgerichte omschreven aanspraken' is de verzekerde aangewezen op opname in een verpleeghuis, óf hij kan door intensieve thuiszorg worden verpleegd. In het nieuwe systeem kan de zorgverzekeraar in overleg met de verzekerde, diens hulpverleners en eventuele mantelzorgers bekijken wat de meest geschikte oplossing is. Bijvoorbeeld een zorgarrangement dat bestaat uit een samenhangend zorgaanbod vanuit verpleeghuis (deskundige ondersteuning), thuiszorg en mantelzorg.

Voorbeeld 2
Verzekerde Y is geïndiceerd voor opname in een psychiatrisch ziekenhuis. Bij de betrokken verzekerde wordt geconstateerd dat opnamevervangende deeltijdbehandeling in combinatie met het beschikbaar houden van een bed in een psychiatrisch ziekenhuis uitkomst zou kunnen bieden (het zogenoemde bed op recept). Dit betekent dat de verzekerde gewoon thuisblijft en alleen in noodsituaties (tijdelijk) wordt opgenomen.

Zo schetst de commissie-Dekker de contouren van een gezondheidszorg waarin concurrentie een grote rol gaat spelen. De concurrentie is inderdaad eerst vooral in de thuiszorg en daarna ook in andere sectoren na 1987 in sterke mate losgebarsten. Deze concurrentie wordt overigens wel aan allerlei regels gebonden die door de overheid worden vastgesteld. Deze gereguleerde concurrentie zal in het volgende hoofdstuk uitgebreid worden besproken.

Het plan-Dekker werd door de regering (Lubbers II), maar zeer gedeeltelijk uitgevoerd. Het werd in de volgende regering (Lubbers III) door staatssecretaris Simons in aangepaste vorm overgenomen (hij wilde een veel bredere basisverzekering dan Dekker, met 95 procent van de ZFW/AWBZ-verstrekkingen). Ook Simons slaagde er nauwelijks in zijn plannen tot uitvoer te brengen. Wel ging hij door met het creëren van voorwaarden voor de door Dekker sterk gepropageerde concurrentie. De gezondheidszorg bevond zich onder minister Borst (minister van Volksgezondheid in het 'paarse' kabinet-Kok) in een situatie waaruit concurrentie in de gezondheidszorg niet meer weg te denken was, alhoewel de schaal waarop deze voorkwam nog steeds beperkt was. Overigens is het fenomeen concurrentie in de extramurale gezondheidszorg veel nadrukkelijker aanwezig dan in de intramurale gezondheidszorg.

Minister Borst bleek niet van plan het idee van de basisverzekering uit te voeren. Het onderscheid tussen de ziekenfonds- en de particulier verzekerde bleef dus bestaan. Wel

Kenmerken ziekenfonds
- Wettelijk verplicht door de Ziekenfondswet.
- Vooral bestemd voor werknemers en hun familie onder de loongrens (najaar 2003: beneden de € 30.700 per jaar), uitkeringsgerechtigden en 65-plussers met een klein pensioen; vanaf 2001 ook voor kleine zelfstandigen met een inkomen tot € 19.650.
- Het pakket wordt door de overheid vastgesteld (vooral 'cure').
- De premie is grotendeels procentueel (inkomensafhankelijk).
- Solidariteit tussen: mensen met een laag inkomen en mensen met een hoger inkomen, mensen met kinderen en mensen zonder kinderen, ouderen en jongeren.

Kenmerken particuliere verzekering
- Vrijwillig.
- Vooral bedoeld voor ambtenaren, zelfstandigen en mensen met een inkomen boven € 30.700 (in 2002).
- De omvang van het pakket (vooral 'cure') staat niet vast: het is afhankelijk van de wens van de verzekerde en het aanbod van de zorgverzekeraar (vastgelegd in de polis).
- De premie is niet afhankelijk van het inkomen, maar is een vast bedrag (een nominale premie).

Kenmerken AWBZ
- Verplichte algemene volksverzekering.
- Verzekert de dure en langdurige ziektekosten voor de gehele bevolking, met name opname in intramurale instellingen (vooral 'care').
- Het ziekenfonds en de particuliere verzekering zijn een aanvulling op de voorzieningen die de AWBZ biedt.
- De premie is een onderdeel van de loonheffing die door alle belastingplichtigen moet worden betaald; deze premie is dus ook inkomensafhankelijk.

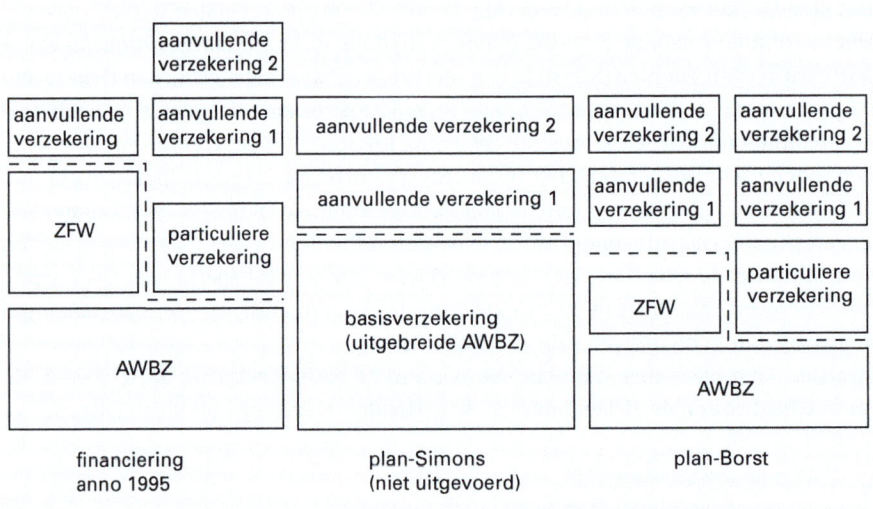

Figuur 1.1 Financiering van de zorg in 1995, het plan-Simons en plan-Borst

Toelichting: de stippellijn geeft de grens aan tussen de collectief gefinancierde verstrekkingen (verplicht) en de particulier gefinancierde verstrekkingen (vrijwillig).

wilde ze de overheidsbemoeienis sterk terugbrengen. Dit deed ze door een aantal voorzieningen uit het verplichte ziekenfonds te halen. Het eerste wapenfeit van deze minister was het grotendeels uit het ziekenfonds halen van de tandheelkundige hulp. Fysiotherapie en medicijnen zijn ook uit het ziekenfondspakket verwijderd. De ziekenfondsverzekerden moesten zich daardoor voor steeds meer zaken 'vrijwillig' bijverzekeren. De kosten die individuele burgers moesten maken voor de gezondheidszorg liepen hierdoor sterk op.

1.5 De invoering van de nieuwe zorgverzekeringswet in 2005: een nieuw begin?

In de zomer van 2002 trad het eerste kabinet-Balkenende aan. In het regeerakkoord dat tussen het CDA, de VVD en de nieuw opgekomen partij Lijst Pim Fortuyn werd gesloten, maakte men een aantal duidelijke keuzes. Onder twee kabinetten-Kok was wel veel meer geld naar de gezondheidszorg gegaan, maar de problemen in de zorg waren niet opgelost. De wachtlijsten waren niet verdwenen, er was nog steeds een personeelstekort en de kwaliteit van de wél geleverde zorg was aan veel kritiek onderhevig. De gezondheidszorg was te duur, vond men; er werd veel geld verspild door slecht management, een slechte organisatie enzovoort.

Het had er alle schijn van dat het nieuwe kabinet, met econoom Bomhoff als minister van Volksgezondheid, van plan was schoon schip te gaan maken in de gezondheidszorg. De grote plannen die Bomhoff had, zijn gestrand doordat het eerst kabinet Balkenende al snel struikelde en Bomhoff van het toneel verdween. Wel is zijn plan van het invoeren van een algemene zorgverzekeringswet uitgevoerd (zie figuur 1.2).

In het regeerakkoord van Balkenende I was vastgelegd dat er in 2005 een algemene verzekering moest komen. En die zorgverzekering is er onder de opvolger van Bomhoff, Hoogervorst, een andere econoom, uiteindelijk ook gekomen. Het onderscheid tussen ziekenfondsverzekerden en particulier verzekerden is hiermee verdwenen. De inhoud van het pakket was in eerste instantie ongeveer even groot als die van het ziekenfonds. De financiering kwam er wel anders uit te zien: Iedereen ging een vaste – dat wil zeggen een inkomensonafhankelijke - premie betalen aan de eigen ziektekostenverzekeraar, maar die premie kon natuurlijk wel per verzekeraar verschillen, er moest immers geconcurreerd worden. De oude solidariteit die in het ziekenfonds bestond tussen mensen met een laag en met een hoog inkomen verdwijnt. Mensen voor wie de premie te hoog is kunnen een beroep doen op een aanvullende uitkering, 'zorgtoeslag' genoemd. De AWBZ blijft voorlopig als aparte voorziening bestaan.

Het voordeel van een enkele algemene verzekering voor de burgers is dat de verzekeringen die nu in de particuliere sfeer nogal van elkaar verschilden gemakkelijker vergelijkbaar worden. Iedereen kan dan overstappen naar de verzekeraar die hem of haar het beste bevalt, bijvoorbeeld de goedkoopste of degene met de meeste service. De verzekeraar mag niemand weigeren. De concurrentie neemt in deze redenering sterk toe, omdat te dure verzekeraars of verzekeraars met een slechte service verzekerden zullen verliezen. De bedoeling is dat de concurrentie in de zorg toeneemt en dat er meer vraagsturing komt, maar tegelijk is vastgelegd dat de kosten niet bovenmatig mogen stijgen. Het budgettaire kader zoals dat al heel lang geldt, blijft voor de gezondheidszorg bestaan. Dat zal een enorme druk geven om de productiviteit en de efficiency op te schroeven. Minister Hoogervorst was in mindere mate uit op een verdere grote herstructurering van de zorg, maar wel in hoge mate op het beheersen van de kosten. In zijn eerste begroting schrapte hij voor 5 miljard aan uitgaven, onder andere door verdere pakketverkleining, een ongekend hoog bedrag. Desondanks gingen de kostenstijgingen nog steeds door. Toch werden ook onder Hoogervorst herstructureringen geïnitieerd die voor dit boek van belang zijn.

- De financieringsstructuur wordt aangepast, in de ziekenhuissector worden in Diagnose Behandel Combinaties ingevoerd, een systeem dat er toe moet leiden dat instellingen meer en meer betaald gaan worden voor wat ze feitelijk doen. De sinds 1982 geldende budgetteringssystematiek wordt hiermee langzaam maar zeker verlaten. De diagnose behandelcombinatie systematiek wordt nu ook in de GGZ-sector toegepast (zie appendix 1 voor alle nieuwe financieringsvormen).
- Voor de overige sectoren wordt ook een soortgelijke systematiek ingevoerd: zo wordt in de sector verpleging en verzorging en gehandicaptenzorg een systematiek ingevoerd die financiert op basis van zorgzwaarte van de patiënten.
- Meer en meer wordt aan instellingen gevraagd transparant te zijn. Dat betekent dat instellingen op basis van een aantal prestatie-indicatoren laat zien hoe zij presteert. Ook het principe van de maatstafconcurrentie berust op deze gedachte: instellingen worden met elkaar vergeleken op grond van een aantal criteria. Dit wordt in hoofdstuk 4 verder uitgewerkt.
- De voorwaarden voor verdere invoering van marktwerking worden meer en meer gerealiseerd. De Wet Tarieven op de Gezondheidszorg en de Wet Ziekenhuisvoorzieningen die vooral gericht waren op planning en prijsbeheersing worden in 2006

ingetrokken. Zij worden vervangen door de Wet op de Marktordening Gezondheidszorg (WMG) en de Wet Toelating Zorginstellingen (WTZi). Deze wetten moeten samen met de Zorgverzekeringswet leiden tot meer doelmatigheid en eenvoudiger besturing van de zorg.
- Voor het toezien op het goed functioneren van de werking van de zorg als markt wordt de Nederlandse Zorgautoriteit, de NZa in de het leven geroepen als opvolger van College Tarieven Gezondheidszorg. De NZa is vooral verantwoordelijk voor proactief vaststellen van de juiste condities voor marktwerking in de zorg en het handhaven daarvan. Daarnaast houdt ook de Nederlandse Mededingingsautoriteit toezicht op de zorg, zoals de NMa ook in de rest van de economie toezicht houdt op de concurrentieverhoudingen. De NMa is er vooral om de markten te laten werken en dus te bewaken. De NMa en de NZa vullen elkaar dus aan.
- Een deel van de zorg die in de AWBZ was ondergebracht wordt overgeheveld naar een nieuwe wet, de Wet op de Maatschappelijke Ondersteuning (WMO), die door de gemeenten wordt uitgevoerd. De huishoudelijke verzorging (voorheen dus AWBZ) wordt naast een groot aantal voorzieningen uit de Welzijnswet, de Wet voorzieningen gehandicapten (WVG), en de Wet Collectieve Preventie Volksgezondheid (WCPV) in deze nieuwe WMO ondergebracht. Belangrijk kenmerk van deze wet is dat het geen verzekering is, burgers kunnen niet zonder meer recht doen gelden op voorzieningen op grond van de wet. Zoals de naam al zegt, ondersteunt de gemeente met behulp van deze wet de burgers bij het tot stand brengen van zorg, welzijn en voorzieningen. De te verlenen zorg wordt aanbesteed, dat wil zeggen dat instellingen die zorg willen gaan aanbieden hiertoe een offerte moeten uitbrengen bij de gemeente die dan een keus maakt op basis van de prijs of de verhouding prijs/kwaliteit.
- Een andere belangrijke ontwikkeling is het streven naar ketenvorming. Veel instellingen werken langs elkaar heen. In de thuiszorg bijvoorbeeld is een heel scala van hulpverleners actief, die allemaal hun eigen manieren van werken hebben. Gescheiden financiering maakt het op elkaar afstemmen van zorg dan vaak niet eenvoudiger. Daarom heeft de overheid voor diabeteszorg een keten-DBC in het leven geroepen waarmee verschillende hulpverlenende instanties gezamenlijk worden betaald. Dit kan leiden tot een betere afstemming van de werkzaamheden. Ook is het mogelijk zelf nieuwe vormen van samenwerking in de zorg te realiseren, waarvoor dan financiering kan worden aangevraagd.

Onder minister Klink die aangetreden is in 2007, wordt de trend om voorzieningen uit de collectief gefinancierde verstrekkingen te halen stopgezet. Maar zoals alle ministers voor hem blijft ook minister Klink worstelen met de toename van de kosten in de zorg. Een fenomeen dat zijn oorsprong vindt in de vergrijzing en de toename van toepassing van steeds beter wordende technologie (betere machines, betere medicijnen). Dit wordt nog versterkt door de invoering van het boter-bij-de-vis-principe: meer productie leidend tot meer kosten. Dit zal leiden tot de neiging om allerlei voorzieningen niet meer collectief te financieren.
Binnen de ontwikkelingen naar marktwerking heeft de NZa een belangrijke taak en zij heeft een drietal criteria waarmee de belangrijkste ontwikkelingen worden getoetst.

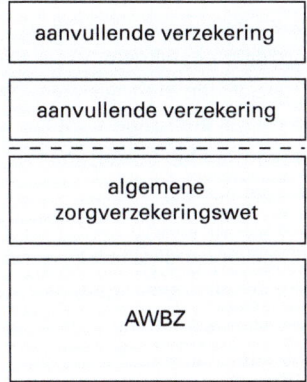

Figuur 1.2   De situatie met betrekking tot de zorgverzekeringen in Nederland na 1 januari 2006 (De WMO is hier niet in opgenomen omdat dat geen verzekering is)

Het gaat om kwaliteit, toegankelijkheid en betaalbaarheid. De komende jaren zullen laten zien in welke mate dat allemaal tegelijkertijd kan worden gerealiseerd.
Een korte inhoudsbeschrijving van de verschillende nieuwe financieringsvormen is te vinden in bijlage 1. Voor een uitgebreide bespreking van de financieringsvormen van de zorg zie Boot (2007).

> **Financieel beleid voor de komende jaren**
> Beheersing van de kosten zal de komende jaren een belangrijke doelstelling van de overheid zijn.
> Een vermoedelijk voor de komende jaren richtinggevende studie is die van de Raad voor de Volksgezondheid en Zorg (2008), 'Uitgavenbeheer in de gezondheidszorg'.
> Belangrijke punten uit dit advies.
> - Het is onvermijdelijk dat de kosten in zorg de komende jaren zullen stijgen. De RVZ acht een toename van de uitgaven in de gezondheidszorg van tweemaal de economische groei het maximaal haalbare.
> - De technologische ontwikkeling zorgt voor gezondheidswinst, maar ook voor sterk toegenomen kosten. Daarnaast is er de vergrijzing en komt de informele zorg meer en meer onder druk te staan. Dit zijn ook oorzaken van kostenstijgingen. Tegelijk neemt de productiviteit in de zorg niet zo sterk toe als zou kunnen. Daarmee is de zorg relatief duur.
> - De Raad ziet de volgende mogelijkheden het kostenniveau te beïnvloeden.
>   1 Doelmatigheid in een concurrerende omgeving: het stelsel moet zoveel mogelijk worden uitgevoerd in een concurrerende omgeving. Hierdoor ontstaan veel kansen op verbetering van de kwaliteit en doelmatigheid.
>   2 Verzekeraars moeten meer risico gaan lopen; zorgverzekeraars moeten de vrijheid krijgen om kwaliteit en doelmatigheid te stimuleren, maar dan ook meer financieel risico gaan dragen. Dit pleit ervoor de regeling die dat in de weg staat – de ex-postverevening – versneld af te bouwen.   >>

Bij het bevorderen van doelmatigheid is het mogen kwijtschelden van eigen risico voor verzekerden, als ze zich laten sturen naar doelmatige vormen van zorg, een goede mogelijkheid.

3 De overheid houdt toezicht en stelt grenzen: de overheid heeft een beperkte maar stevige rol. Zij stelt regels voor de toewijzing van financiële middelen, het vaststellen van het pakket voor verzekerden en het bepalen van het niveau van de solidariteit.

4 Kosten voorkomen, niet afwentelen: de RVZ vindt het niet aantrekkelijk om een snelle groei van de zorgkosten af te wentelen op de burgers en zorggebruikers door bepaalde behandelingen niet meer te vergoeden. In de langdurige zorg kunnen cofinanciering en remgelden wel een grotere rol spelen. De woonkosten in de ouderenzorg moet iedereen in principe voor zijn eigen rekening nemen.

5 Meer evenwicht tussen verantwoordelijkheden en risico's: op dit moment hebben zorgaanbieders en zorgverzekeraars ruime mogelijkheden de financiële gevolgen van hun handelen af te wentelen op belasting- en premiebetalers. Dit moet worden ingeperkt. Als deze partijen meer financieel risico gaan lopen dan zullen ze vanzelf doelmatiger handelen. Het preferentiebeleid bij de geneesmiddelen van de apotheek en het individueel houden van een persoonsgebonden budget zijn hier goede voorbeelden van.

6 En bevoegdheden: als deze partijen meer risico gaan lopen, dan moeten ze ook de instrumenten hebben om het risico te beperken. Dat hoeven geen financiële instrumenten te zijn.

De Raad adviseert vooral om:
- verzekeraars meer speelruimte te geven en meer financiële armslag;
- de arbeidsproductiviteit per sector te stimuleren;
- meer professionals op te leiden;
- mensen zelf te laten betalen voor services, luxe en hulp bij levensproblemen (bijvoorbeeld relatieproblematiek);
- de overheid duidelijk te laten aangeven welke prioriteiten zij stelt en te laten zorgen dat het geld beschikbaar is en blijft voor die prioriteiten en niet weglekt naar allerlei tegenvallers.

De Raad verwacht dat dit, als het beleid langs deze lijn zal worden uitgezet, zal leiden tot meer doelmatigheid en meer dynamiek. De doelmatigheidswinst zal zeker 0,50% per jaar bedragen.

2 De gezondheidszorg als markt

Marktwerking betekent dat meerdere rivaliserende partijen als vragers en aanbieders op een markt actief zijn. Het prijsmechanisme zorgt ervoor dat hun activiteiten op elkaar worden afgestemd totdat uiteindelijk een optimale verdeling van goederen en diensten ontstaat. De totale welvaart, voor zover bepaald door de allocatie van verhandelbare goederen en diensten, is dan maximaal (Pareto-optimum) (Bomhoff 2002).

Leerdoelen: de student kan
- *de voorwaarden voor marktwerking benoemen;*
- *de kenmerken benoemen van een gezondheidszorg onder een systeem van gereguleerde concurrentie.*

2.1 Inleiding

Zoals in hoofdstuk 1 beschreven is, doet sinds het rapport van de commissie-Dekker de mening opgeld dat de gezondheidszorg te zeer van bovenaf gereguleerd is en dat men er ondoelmatig werkt. Een van de oplossingen die wordt aangedragen, is marktwerking; er moet met andere woorden meer concurrentie ontstaan. In dit hoofdstuk wordt beschreven wat bedoeld wordt met het begrip gezondheidsmarkt en hoe de gezondheidszorg daartoe anders moet worden ingericht.

2.2 De gezondheidsmarkt

Op een goed werkende markt maakt de klant de dienst uit. Een klant die bijvoorbeeld een cd-speler wil kopen, gaat in verschillende winkels kijken. Hij neemt wat folders mee naar huis, vergelijkt de prijzen, hij beoordeelt de kwaliteit. Uiteindelijk besluit de klant daar een apparaat te kopen waar hij de prijs het gunstigste vindt, gegeven de kwaliteit die hij wil hebben. Hij kiest op grond van de voor hem gunstigste prijs-kwaliteitverhouding.

De klant kan ook besluiten een apparaat juist niet te kopen; hij vindt de prijs nog steeds te hoog, de kwaliteit bevalt hem niet of hij verwacht dat het apparaat binnenkort wel voordeliger zal worden. Hoe het ook zij, de klant beslist zelf wat hij wil, de keuzevrijheid van de klant staat centraal. In de economie wordt dat consumentensoevereiniteit genoemd.

De belangrijkste kenmerken die gelden als voorwaarden voor consumentensoevereiniteit, zijn de volgende:

- Vrije prijsvorming: de prijzen moeten vrij omhoog en omlaag kunnen (er moeten dus geen monopolies of kartels zijn).
- Er moeten veel vragers en veel aanbieders zijn van uiteenlopende aard.
- Zowel vragers als aanbieders moeten goed geïnformeerd zijn.
- Vragers en aanbieders moeten makkelijk toe kunnen treden tot de markt.
- De aangeboden goederen en diensten moeten onderling goed vergelijkbaar zijn.
- De transactiekosten zijn minimaal (transactiekosten zijn simpel gezegd de kosten die moeten worden gemaakt om iets voor elkaar te krijgen. Administratie en registratie bijvoorbeeld kunnen gerekend worden tot transactiekosten. Als er heel veel papierwerk moet worden gedaan en daar is in de zorg in toenemende mate sprake van, dan nemen de transactiekosten toe).

Als aan al deze voorwaarden is voldaan, werkt een markt perfect. Dan treedt de situatie op die aan het begin van dit hoofdstuk is geschetst en die door Bomhoff met het Pareto-optimum is aangeduid. Deze ideale situatie komt in de praktijk eigenlijk nooit voor, maar toch zijn veel economen zeer gecharmeerd van dit ideaal. Dat is ook logisch, want als aan al deze voorwaarden voldaan zou worden en markten zouden perfect werken, dan zou dat bijvoorbeeld betekenen dat vraag en aanbod door veranderingen in de prijs snel aan elkaar gelijk worden.
Het zou ook betekenen dat er geen tekorten en geen overschotten zijn. Er wordt geen geld verspild, de klant kiest immers de optimale combinatie van prijs en kwaliteit. Aanbieders die te duur zijn of te slechte kwaliteit leveren, prijzen zich vanzelf uit de markt. Geen enkele aanbieder kan de prijzen zelfstandig bepalen, hij moet zich aan passen aan wat 'de markt doet'. En alle aanbieders moeten voortdurend hun best doen om in de gunst van de klant te blijven, want een ontevreden klant loopt weg en zoekt een andere aanbieder.
Met dit ideaalbeeld in het achterhoofd zijn veel economen er een voorstander van om meer marktwerking in de gezondheidszorg in te voeren. Maar als we met dit idee in het achterhoofd gaan kijken naar de gezondheidszorg, dan wordt snel duidelijk dat de gezondheidszorg bij lange na niet voldoet aan dit ideale beeld en vooral dat het ook bepaald niet eenvoudig is om meer aan die voorwaarden te gaan voldoen.
In de gezondheidszorg is, afgezien van een terugtredende overheid, sprake van een drietal partijen: aanbieders, vragers en verzekeraars. Er is dus ook sprake van een drietal markten:
1 de zorgverleningmarkt tussen (zorg)aanbieders en vragers (patiënten);
2 de verzekeringsmarkt tussen verzekerden en verzekeraars;
3 de bekostigingsmarkt tussen aanbieders en verzekeraars.

De aanbieders zijn lange tijd de partij geweest met de meeste invloed. En die invloed hebben ze nog steeds, alhoewel hun machtspositie niet meer zo sterk is als in het verleden. Het duidelijkst zien we dit terug in het enorme overwicht dat artsen en specialisten hebben op patiënten op de zorgverleningmarkt. Door hun gebrek aan kennis en door hun onzekerheid zijn patiënten ongelijkwaardige gesprekspartners. De door de overheid erkende instellingen waren in veel gevallen monopolist. Een goed voorbeeld hiervan was de kruisvereniging. Er was tot tien jaar geleden per stad of regio

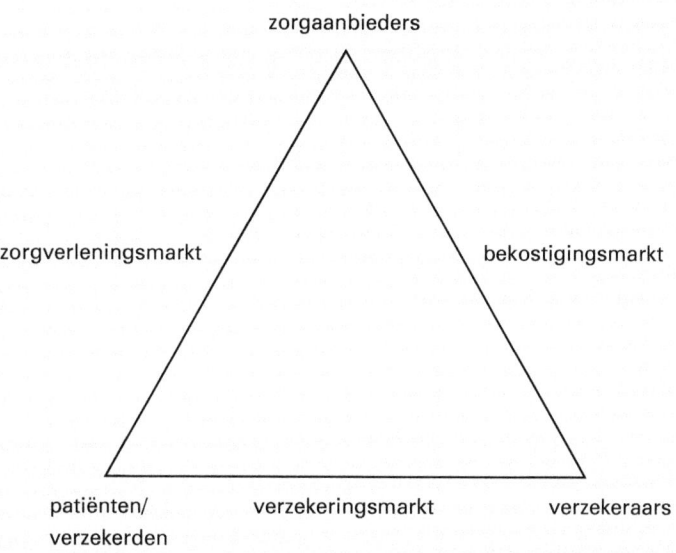

Figuur 2.1 De zorgmarkten

steeds maar één kruisvereniging en de klant die niet tevreden was over het aanbod, kon nergens anders heen. In zo'n situatie maken de aanbieders de dienst uit. Ook op de bekostigingsmarkt hadden de aanbieders lange tijd het initiatief. Per regio opereerde slechts één ziekenfonds, dat verplicht was met alle aanbieders zaken te doen. De rekeningen van beginnende specialisten die, eenmaal geaccepteerd door een maatschap van beroepsgenoten, hun diensten aan patiënten gingen aanbieden, moesten worden geaccepteerd en betaald door de verzekeraars.

Voor een goede marktwerking moesten de vragers dus veel meer invloed krijgen. Vragers en aanbieders moesten als gelijkwaardige partijen tegenover elkaar komen te staan. En zo zijn de laatste twintig jaar vele maatregelen getroffen om de positie van de patiënten te versterken. Zo kregen allerlei patiëntenplatforms en de landelijke patiënten/consumentenbeweging extra subsidie en werd ondersteuning gegeven aan klachtenopvang. Voorbeelden van succesvolle pogingen om de positie van de vragers te versterken zijn het persoonsgebonden budget en de Wet op de Geneeskundige Behandelingsovereenkomst (WGBO), die in 1995 van kracht is geworden. We zullen hier niet verder op de WGBO ingaan, wel zal in paragraaf 2.4 het persoonsgebonden budget kort worden behandeld.

Toch is de gezondheidszorg een markt waarin de klant wat betreft kennis vaak een achterstandspositie zal blijven houden. Bovendien kan de klant – in de onzekerheid waarin zieke mensen vaak verkeren – lang niet altijd op een goede manier een besluit nemen over wat voor soort behandeling hij nodig heeft. In het versterken van de positie van de klant is volgens economen een grote rol weggelegd voor de verzekeraars. Zij moeten, als pleitbezorgers van de patiënt, voor een deel de belangen van de patiënt tegenover de machtige aanbieders behartigen. Al sinds Simons is geprobeerd van de verzekeraars een echte marktpartij te maken: de verzekeraars kregen een budget uit de AWBZ- en ziekenfondskassen en konden met dat budget zorg gaan inkopen. Dat betekent dat ze niet langer iedere specialist hoefden te accepteren die zich aandiende. In principe konden ze beroepsbeoefenaren die onvoldoende kwaliteit leverden, in de toekomst weigeren. De beroepsbeoefenaren waren pas weer zeker van een inkomen als ze kans zagen met de verzekeraars een contract te sluiten en voldoende klanten te trekken. Ook richting de instellingen werd de positie van de verzekeraars versterkt. In de loop van de jaren negentig zijn tal van wettelijke belemmeringen opgeheven en werden de zorgverzekeraars steeds vrijer om te kiezen met welke instellingen zij in zee wilden gaan. Onder echte concurrentieverhoudingen is het immers ondenkbaar dat er een verplichting bestaat om bij één enkele aanbieder diensten in te kopen.

2.3 Gereguleerde concurrentie

Onder echte concurrentieverhoudingen is het mogelijk dat er geen koop tot stand komt. De klant uit het hiervoor gegeven voorbeeld kan om wat voor reden dan ook beslissen de cd-speler niet aan te schaffen. Toegepast op de gezondheidszorg betekent dit dat de klant kan afzien van bepaalde geneeskundige verzorging of ervan kan afzien zichzelf te verzekeren. Ook kan de situatie ontstaan dat de klant eenvoudig geen geld heeft om zichzelf te verzekeren of om bepaalde niet-verzekerde zorg te kopen. Het schrikbeeld van de Amerikaanse situatie, waarin vele miljoenen mensen niet verzekerd zijn en geen recht hebben op geneeskundige hulp, doemt hier op. Dit is een door de Nederlandse overheid niet gewenste situatie. Men kiest daarom voor een zekere mate van marktwerking, die wel aan regels gebonden is.

Een van deze regels is dat verzekeraars in het nieuw in te voeren systeem van algemene verzekering geen mensen mogen weigeren. Want het wordt voor verzekeraars met een beperkt budget interessant om bepaalde risicogroepen (want die zijn immers duur) te gaan weren. Een acceptatieplicht moet dit voorkomen. Verder moet een verplichte verzekering ervoor zorgen dat voor iedereen een ziektekostenverzekering binnen bereik blijft. Ook voor aanbieders blijven regels gelden. De aanbieders moeten aan bepaalde kwaliteitseisen voldoen. Ze moeten jaarlijks zelf een kwaliteitsprogramma opstellen, dat ze ook zelf voortdurend moeten toetsen. Tenslotte blijft de overheid via de Geneeskundige Inspectie betrokken bij de bewaking van de kwaliteit van de gezondheidszorg.

Hierboven zijn de voorwaarden voor gereguleerde concurrentie beschreven. Deze zijn al in 1987 door de commissie-Dekker naar voren gebracht. Helaas moet worden vastgesteld dat marktwerking – gereguleerd of niet – waar de politici na al lange jaren de mond van vol hebben, maar zeer gedeeltelijk is ontstaan, en dan nog slechts op een aantal specifieke markten:

- De marktwerking in de thuiszorg bijvoorbeeld is eerst ingevoerd, hetgeen betekende dat ook commerciële bureaus voor thuiszorg aanspraak konden maken op AWBZ-budgetten. Later heeft men dat tijdelijk stopgezet, maar uiteindelijk is het weer toegestaan. Het lijkt erop dat marktwerking daar nu wel voet aan de grond heeft gekregen. Tegelijk gaat dat ook niet zonder problemen gezien de (dreigende) faillissementen van een aantal thuiszorginstellingen.

- De verschuiving van een deel van de huishoudelijke zorg naar de WMO leidde ertoe dat gemeenten heel veel geld gingen overhouden op de aan hen hiervoor toegekende budgetten, dat ze voor andere zaken gingen gebruiken. Dat wekt niet de indruk dat hier sprake is van gelijkwaardigheid van de marktpartijen, eerder van gemeenten die in sterke mate dictaten oplegden aan de aanbieders.
- De oplettende toeschouwer kan zich niet aan de indruk onttrekken dat de machtspositie van de intramurale instellingen, vooral van de ziekenhuizen, nog dermate groot is, dat verzekeraars op veel momenten niet echt hard durven te onderhandelen. De invoering van het B-segment van de DBC´s waarover door verzekeraars en instellingen onderhandeld kan worden heeft tot op heden voortdurend vertraging opgelopen en het is maar de vraag wanneer een aanzienlijk deel van die DBC´s daaronder gaat vallen. Pas dan is sprake van een behoorlijke mate van marktwerking.
- Tegelijk wordt bijvoorbeeld op de markt voor fysiotherapeutische diensten wel degelijk met het mes op tafel onderhandeld. Vermoedelijk is het zo dat verzekeraars hun positie daar als veel sterker ervaren.

Het is duidelijk: het invoeren van marktwerking is iets wat nog een aantal jaren wel de politieke agenda zal bepalen. Immers alleen de SP laat geen gelegenheid voorbijgaan te laten merken dat men absoluut tegen marktwerking is, alle andere politieke partijen zijn in meerdere of mindere mate voorstander.

De rol van de overheid is natuurlijk zelf ook niet zonder kritiek. De concurrentie in de thuiszorg is in eerste instantie ondoordacht ingevoerd. De traditionele instellingen moesten aan allerlei wettelijke regelingen (bijvoorbeeld via de verplichting een breed pakket aan voorzieningen te blijven leveren) voldoen, terwijl de commerciële nieuwkomers veel meer hun gang konden gaan en aantrekkelijke en winstgevende stukken van de markt konden gaan bedienen. Zo creëer je als overheid een onmogelijke situatie voor de traditionele instellingen. Marktcondities moeten voor alle aanbieders gelijk zijn, anders kan concurrentie nooit goed van de grond komen.

Er moet door de overheid een consequente koers worden gevaren, waarbij niet steeds aanpassingen worden gedaan. Anders ligt het gevaar op de loer dat je door andere partijen als onbetrouwbaar wordt weggezet. En dat verwijt is helaas niet altijd ten onrechte. In de vele rechtszaken die in dit dossier zijn gevoerd is dit argument al regelmatig aangevoerd door partijen die zelf ook het nodige boter op hun hoofd hebben. Het veiligstellen van het eigen budget speelt vaak een grotere rol in dit soort onderhandelingen dan serieuze pogingen de kwaliteit van de zorg te verbeteren. Het is goed dat toch regelmatig naar voeren te brengen: de bedoeling van marktwerking is natuurlijk optimale kwaliteit voor de klanten in de zorg, de patiënten, de bewoners, de pupillen of de cliënten. Geld is het middel om het doel van optimale zorg te bereiken, geld is niet het doel op zich.

Maar instellingen kunnen niet functioneren zonder een gezonde financiële situatie te realiseren, dus ook dat verdient aandacht. Dat is het dilemma dat in dit boek nog vaker naar voren zal komen.

Een systeem van gereguleerde concurrentie is niet per definitie kansloos en zinloos. In het interview met prof.dr. W. van der Ven dat op de volgende bladzijden is afgedrukt, wordt in grote lijnen beschreven hoe dit systeem eruit zou moeten komen te zien. Van der Ven is van mening dat dit systeem heel goed zou kunnen werken, als economische prikkels op de juiste manier worden gebruikt. Het interview stamt uit 2002, maar de inhoud is nog steeds actueel.

2.4 Het persoonsgebonden budget

Een van de manieren waarop de laatste jaren wordt geprobeerd de consumentensoevereiniteit te vergroten, is de invoering van het persoonsgebonden budget (pgb) ook wel cliëntgebonden budget genoemd. Nadat door een indicatieorgaan is vastgesteld of een aanvrager recht heeft op zorg, kan de cliënt vervolgens kiezen of hij zorg in natura wil of een persoonsgebonden budget (pgb). Kiest een zorgbehoeftige cliënt een pgb dan krijgt hij elke maand een bepaald bedrag, waarmee hij of zij zelf de zorg kan inkopen die nodig is. Het aantal sectoren waarin een pgb verkregen kan worden is de laatste jaren sterk uitgebreid (zie appendix 1). Een pgb betekent – in de ideale situatie – dat de cliënten zelf hun hulpverleners kunnen uitkiezen, en zelf de aard en het tijdstip van de hulpverlening kunnen bepalen. Ze kunnen professionele hulpverleners inschakelen of familie of buren, of het geld aan iets anders uitgeven. Op deze manier kan 'zorg op maat' gerealiseerd worden. Over het algemeen zijn de ervaringen en de reacties van de deelnemers positief. En dat is eigenlijk ook logisch, want juist in de sectoren waar het pgb nu geldt, kunnen de patiënten of hun vertegenwoordigers vaak uitstekend zelf bepalen welke zorg voor hen nodig is. Instellingen moeten zich in deze situatie nadrukkelijk richten op de wensen van de klant, wiens positie duidelijk sterker wordt. De oorspronkelijke doelstellingen van het persoonsgebonden budget pasten ook uitstekend bij het streven naar het verbeteren van de marktwerking en dus van de marktpositie van de zorgvragers. De doelstellingen zoals die ooit zijn geformuleerd zijn de volgende:
- versterking van de eigen verantwoordelijkheid van de verzekerde;
- verruiming van diens keuzemogelijkheden;
- vermindering van diens afhankelijkheid van uitvoeringsorganisaties en zorgaanbieders;
- vergroting van betrokkenheid van verzekerden bij zorg en voorzieningen.

Gesteld kan worden dat deze doelstellingen in zijn algemeenheid ruimschoots zijn gehaald. Het pgb is een regeling die niet meer weg te denken is uit het Nederlandse zorgsysteem. De regeling is zelfs in zo sterke mate een succes dat de regering maatregelen heeft genomen om de groei van de bedragen die hierin omgaan, te beperken.

> **Gereguleerde concurrentie in de WMO**
> Marktwerking in de zorgsector kan allerlei vormen aannemen. Het schrikbeeld dat sommigen voor ogen hebben is dat (nieuwe) instellingen bij de aanbesteding een laag tarief aanbieden, soms zelfs onder de kostprijs. Dit is iets dat leidt tot het dalen van de kwaliteit van de geleverde zorg. En dat is natuurlijk niet de bedoeling.

>>

Gemeenten zijn verantwoordelijk voor de kwaliteit van de geleverde zorg in de WMO en men kan dus de aanbesteding zodanig beïnvloeden dat dit soort fenomenen zich niet voordoet. Zo wordt in sommige gemeenten voor de huishoudelijke zorg een vast tarief aan de instellingen aangeboden dat in elk geval voldoende is om de te maken kosten te dekken. De instellingen die meedoen met de aanbesteding kunnen dan in hun offerte proberen duidelijk te maken hoe zij denken optimale kwaliteit te garanderen binnen de financiële ruimte die hen geboden wordt.

Onder gereguleerde concurrentie is het dus niet noodzakelijk dat ook op prijs wordt geconcurreerd. Iets wat in de rest van de economie ondenkbaar zou zijn. Stel je voor dat de overheid zou vaststellen wat de prijs van bijvoorbeeld een volkorenbrood zou moeten zijn en dat iedere aanbieder een brood voor die prijs zou moeten aanbieden.

Maar marktwerking is ook, weliswaar in een heel andere vorm maar toch, dat gemeenten een uitkering krijgen van de rijksoverheid voor het betalen van de huishoudelijke zorg. Als de gemeenten geld overhouden van dat bedrag, mogen ze dat zelf houden. De gemeenten kunnen door lage tarieven op te leggen aan aanbieders en door de indicatieregels scherp toe te passen, ervoor zorgen dat ze geld overhouden. De cliënten krijgen minder (goede) zorg, de pgb-houders krijgen minder geld toegewezen waar ze minder zorg kunnen kopen. De zorg vanuit de WMO is niet langer een recht zoals zorg vanuit de AWBZ. En omdat de WMO een gemeentelijke zaak en een gemeentelijke taak is, kunnen er dus grote verschillen ontstaan in de manier waarop dit wordt uitgevoerd. De mate waarin burgers de zorg krijgen die ze nodig hebben kan dus sterk uiteenlopen per gemeente.

Hoewel economische prikkels belangrijk zijn, zijn niet alle belangrijke prikkels economisch.

Interview met prof.dr. Wynand van der Ven

Oppervlakkig bezien is de wereld van de organisatie van de gezondheidszorg een wirwar van financiële problemen, wachtlijsten, ontevreden mensen, strijdige belangen; kortom, iets waar een gewone burger met een redelijk verstand moeilijk een lijn in kan ontdekken, laat staan dat je als gewone burger zou moeten weten wat je ervan moet vinden en wat er zou moeten gebeuren. Maar als je bij professor Wynand van der Ven, hoogleraar in de sociale ziektekostenverzekering, op bezoek komt, wordt alles helder. 'Prikkels in de gezondheidszorg' is het thema van de workshop die door Van der Ven zal worden ingeleid. En daarvoor zijn van tevoren vragen door het PH-Forum[1] geformuleerd en opgestuurd. Als de interviewer binnenkomt, zijn de vragen al geherformuleerd en de beantwoording ligt al klaar in de vorm van beknopte aantekeningen. Ook wordt meteen een titel voor het interview gesuggereerd. En ook die blijkt de spijker op zijn kop te slaan. Er wordt even vastgesteld wat het probleem nu eigenlijk is, wat er mis is en wat je dus zou moeten doen. En en passant worden ook de vooronderstellingen nog even helder neergezet.

1 Voor meer informatie over Public Health Forum, zie: www.phforum.nl

De interviewer hoeft eigenlijk geen vragen te stellen, Van der Ven stelt zelf de vragen en geeft ook meteen het antwoord.

Zullen we eerst maar even vaststellen wat het probleem nu eigenlijk is, als we kijken naar die prikkels?

Graag.

Een belangrijk vertrekpunt is het volgende. In ons land willen we niet dat burgers worden blootgesteld aan enorme financiële risico's die onze gezondheid met zich meebrengt. Als je een maand in het ziekenhuis moet liggen, kost dat een fortuin en vrijwel niemand heeft dat beschikbaar. Verder is het zo dat mensen als patiënt onzeker zijn, omdat ze niet weten wat er met ze aan de hand is, en bovendien weten ze van ziekte en dat soort zaken veel te weinig af om goed te oordelen over wat er moet gebeuren. Zorgaanbieders weten dat wel. Dat noemen we kennisasymmetrie (even tussen haakjes: ik praat nu vooral over de zorg die via het ziekenfonds verzekerd is, voor AWBZ-zorg wordt het verhaal iets anders; verder redeneer ik nu vooral toe naar de toekomstige situatie die we na de stelselherziening zouden moeten krijgen). We kiezen er in Nederland voor de mensen te verzekeren voor de risico's die ze met hun gezondheid lopen. En dat doen we ook in een vorm die een redelijke mate van solidariteit realiseert. De een betaalt voor een ander. Prachtig allemaal. Maar het feit dat je verzekerd bent voor ziektekosten betekent dat zodra je daadwerkelijk gebruik gaat maken van de zorg, je gaat winkelen zonder kassa. De aanbieder kan dan geprikkeld worden om meer zorg te verstrekken dan strikt noodzakelijk, immers hij verdient zijn inkomen met het afzetten van zoveel mogelijk zorg, als hij tenminste per handeling betaald wordt. Er ontstaat het probleem van de aanbodgeïnduceerde vraag, moral hazard. De verzekering betaalt toch, dus waarom zouden we niet flink wat zorg gaan leveren. Overigens kan ook de patiënt de neiging hebben meer zorg te vragen dan strikt nodig, hij heeft immers al betaald. En dan krijg je vraaggeïnduceerde moral hazard. Beide zijn ongewenst.

Daar komt het probleem al in beeld.

Precies, het betekent dat er een instantie moet zijn die die moral hazard zoveel mogelijk moet tegengaan. Want als we dat niet doen, leidt dat tot permanente kostenstijgingen en dan wordt het steeds moeilijker de solidariteit te handhaven. Anders gezegd, om de solidariteit te handhaven, moet de moral hazard beperkt worden, anders willen mensen op een zeker moment de solidariteitsbijdragen niet meer betalen.

Dus er moet een actieve derde partij zijn. De eerste partij is de verzekerde die bij tijd en wijle patiënt wordt, de tweede is de zorgaanbieder en de derde is bewaker van de solidariteitskas waaruit de zorg wordt betaald. De overheid heeft de laatste twintig jaar de rol van die derde partij gespeeld. Zij heeft geprobeerd de kosten te beperken, via wetgeving en budgettering. Iets wat geleid heeft tot wat ik noem centraal geplande schaarste. Dat was een model dat in de jaren 1980 en 1990 redelijk heeft gefunctioneerd, maar uiteindelijk heeft het geleid tot wachtlijsten, ontevredenheid van de burgers over het zorgaanbod, en frustraties en demotivatie bij artsen en verpleegkundigen.

Al een aantal jaren geleden heeft de overheid besloten dat de zorgverzekeraars de rol van derde partij maar moeten overnemen. Het systeem van landelijke gedetailleerde wetgeving, uniforme budgettering werkt eenvoudigweg niet meer. Nu moeten de zorgverzekeraars de derde partij worden. Zij opereren dichter bij de zorg zelf, zij kunnen meer specifiek beleid maken, betere afspraken maken met het veld die de doelmatigheid bevorderen. Dat gaat vooralsnog niet van een leien dakje. Mijn stelling is dat het heel sociaal is om in een sociaal ziektekostenverzekeringssysteem het probleem van moral hazard zoveel mogelijk te reduceren. Daar kun je economische prikkels goed voor gebruiken. Overigens, je hoort vaak dat er geroepen wordt: 'We moeten economische prikkels in de gezondheidszorg invoeren!' Dat is niet juist. Immers, economische prikkels zijn er altijd. Waar het om gaat, is om prikkels zó te laten werken, dat ze leiden tot gewenst gedrag.

Goed, laten we eens kijken naar die prikkels.

Een opmerking vooraf. Het is van belang vooral aandacht te schenken aan prikkels die zijn gericht op de belangrijkste beslissers in de gezondheidszorg. Ik verwacht bijvoorbeeld niet zoveel van eigen bijdragen als prikkel voor de verzekerden/patiënten; die hebben immers relatief weinig invloed. Ik verwacht veel meer van prikkels bij de zorgaanbieders en zorgverzekeraars. Dat zijn partijen met veel meer invloed. We beginnen dus bij de zorgaanbieders. Eerst de huisarts maar. Die wordt betaald op basis van een abonnement voor wat betreft het ziekenfonds. Hij krijgt een bepaald bedrag per patiënt, ongeacht hoe vaak die patiënt in de spreekkamer komt en ongeacht hoeveel werk de dokter aan die patiënt heeft.

Daar zien we dat prikkels leiden tot ongewenste effecten.

Risicoselectie en veel verwijzingen en veel voorschrijven. Risicoselectie betekent in dit geval dat artsen zich dáár vestigen waar je niet zoveel werk hebt aan je patiënt en met weinig inspanning een leuk inkomen kunt verdienen. Daarmee heb je verklaard waarom geen enkele huisarts zich nog in de centra van grote steden wil vestigen. Je hebt daar veel werk en relatief weinig inkomen. Ook al ontvang je daar een iets hoger bedrag per ingeschreven patiënt, als je twee keer zoveel werk hebt aan bepaalde patiëntengroepen, laat je het als nieuwkomer wel uit je hoofd om je praktijk daar te vestigen. En omdat artsen in achterstandswijken het erg druk hebben, zullen ze meer doorverwijzen naar specialisten en meer medicijnen voorschrijven. Beide effecten brengen extra kosten met zich mee.

Je moet dus het abonnementssysteem gaan differentiëren. Je moet het tarief voor die moeilijke gebieden zodanig verhogen, dat je daar minder patiënten nodig hebt voor een rendabele praktijk, bijvoorbeeld 1000 in plaats van de ruim 2000 patiënten die nu nog als norm gelden. Bij 1000 patiënten heeft de dokter meer tijd voor zijn patiënten en minder prikkels om overmatig voor te schrijven of te verwijzen. Nu zie je dat de idealistische huisarts die echt iets voor anderen wil betekenen, wordt gestraft voor zijn idealisme door een hoge werkdruk en een relatief laag inkomen. Dat is jammer.

De prikkel tot veel verwijzen en veel voorschrijven zou je verder moeten verminderen door een doelmatigheidstoeslag te geven. Artsen die niet te veel doorverwijzen, krijgen daarvoor een beloning. Dat betekent dat de zorgverzekeraars met de huisartsen om de tafel moeten gaan zitten om samen vast te stellen wat men goede indicatoren voor doelmatigheid vindt. En naarmate men dan dichter bij de ideaalwaarde komt, levert dat de huisartsen een hogere toeslag op. Hetzelfde geldt voor het werken met protocollen.

De specialist vervolgens, deze wordt traditioneel betaald per verrichting. Hier gaat een prikkel vanuit om meer te doen dan noodzakelijk. Dat is ook bewezen. Het is altijd zo geweest dat je als specialist je inkomen kon verhogen door meer uren te maken.

Medio jaren 1990 is dat overigens veranderd toen de overheid een lumpsum heeft ingevoerd voor de beroepsgroep als geheel. Er kwam een totaalbedrag beschikbaar voor alle specialisten samen en meer was er niet. De specialisten kregen hierdoor een vrijwel gegarandeerd inkomen, als ze hun afgesproken productie maar haalden. Maar ja, veel artsen hadden maar vier dagen nodig om die productie te halen en hadden daarna tijd over. Dat had twee effecten. De wachttijden namen allereerst toe. Er was voor de specialisten geen financiële reden meer alle zorgvraag te beantwoorden: het leverde hun immers niets meer op. Ten tweede nam de belangstelling van de specialisten voor privé-klinieken toe. Ze hadden tijd over, dus waarom niet elders nog wat extra werk doen? Er was immers ook een kapitaalkrachtige vraag naar hun diensten. Vraag en aanbod konden in het reguliere zorgsysteem niet meer op een goede manier op elkaar worden afgestemd. Het geïntegreerd medisch-specialistisch bedrijf kan hier een oplossing bieden. Sinds kort doen de ziekenfondsen niet meer rechtstreeks zaken met de specialisten, maar uitsluitend met het ziekenhuis. Het ziekenfonds contracteert en betaalt het ziekenhuis voor specialistenzorg, en het ziekenhuis contracteert en betaalt de specialist. Over deze laatste betalingen kan vrij worden onderhandeld. Er kunnen ideaalwaarden worden afgesproken, bijvoorbeeld voor wachttijden, de kwaliteit van zorg, het werken met protocollen, het werken in multidisciplinaire teams enzovoort. De ziekenhuizen hebben nu dus veel speelruimte om gewenst gedrag te belonen. Jammer dat daar nog zo weinig gebruik van wordt gemaakt. Idealiter zal er geen lumpsumafspraak met de specialisten uitrollen en ook niet een betaling per verrichting, maar iets daartussenin. Hoe meer de afgesproken ideaalwaarden worden gerealiseerd, hoe hoger de beloning.

Daaraan gekoppeld zou de overheid aan ziekenhuizen kunnen toestaan om gespecialiseerde non-profitklinieken op te richten. Deze klinieken zouden min of meer los van de instellingen moeten kunnen functioneren om de bureaucratische rompslomp te omzeilen. Je kunt hier ook concurrentie tussen ziekenhuizen toelaten. In Delft heeft men bijvoorbeeld de zorg voor CVA-patiënten uitstekend geregeld. Waarom zou het Delftse ziekenhuis niet een kliniek mogen openen in Rotterdam en Den Haag? Dat vergroot de keuzevrijheid voor de patiënt. Ook zal hierdoor de kwaliteit van de zorg in de andere ziekenhuizen omhoog gaan.

Voor de komende vijf à tien jaar ben ik geen voorstander van commerciële, dat wil zeggen op winst gerichte klinieken. Door onvoldoende concurrentie en een onvoldoende functioneren van de Inspectie voor de Gezondheidszorg kan dat thans leiden tot buitensporige monopoliewinsten en kwaliteitsvermindering. Eerst gezonde concurrentie, daarna pas commercie.

Dan de financiering van de ziekenhuizen zelf. Vanaf 2003 gaan we daar de diagnose-behandelcombinaties, de DBC's, krijgen. Dat is toch een revolutie wat betreft economische prikkels. Het geld gaat de patiënt volgen. Instellingen krijgen voor geïntegreerde behandeling een bedrag voor alle kosten die ze maken, inclusief hun vaste lasten. Hier gaat een enorme prikkel van uit om je werk zo goed en efficiënt mogelijk te doen en daarmee patiënten te behouden. Lopen ze weg, dan mis je inkomsten. Dit principe moet zoveel mogelijk worden benut om de kwaliteit te verbeteren, ook door de zorgverzekeraars.

Dan de zorgverzekeraars... Het zijn bij uitstek de zorgverzekeraars die naar mijn opvatting de rol van bestrijder van het fenomeen van moral hazard van de overheid zouden moeten overnemen. Maar vooral bij de zorgverzekeraars werken de economische prikkels nog lang niet zoals dat zou moeten.

Om een paar voorbeelden te geven. De WTZ dwingt particuliere verzekeraars om mensen met slechte risico's te accepteren. Maar de extra kosten kunnen de verzekeraars in hun geheel declareren bij de centrale kas. Dus dat kost hen geen geld. Ook bij de reguliere ziekenfondsverzekerden kunnen zorgverzekeraars grote delen van de door hen gemaakte kosten declareren bij de centrale kas. We moeten toe naar een systeem waarin zorgverzekeraars voldoende risico gaan lopen om hen te prikkelen doelmatigheid na te streven. Een goed systeem van vereffening moet nog worden ingevoerd bij de particuliere ziektekostenverzekeraars.

En ook al dragen ze dan financieel risico, dan nog moeten we toe naar een systeem waarin de nominale premies een prikkelende rol spelen. We weten uit studies uit het buitenland dat verzekerden van zorgverzekeraar veranderen om een lagere nominale premie te kunnen krijgen. De ziektekostenverzekering is een zeer prijsgevoelig product.

Ook weten we dat het verstandiger is om voor ziektekostenverzekering slechts gedeeltelijk via de nominale premie te laten betalen, en niet helemaal. Mensen blijken er veel gevoeliger voor te zijn als hun premie daalt van 200 euro naar 100, dan wanneer die daalt van 1000 euro naar 900. In beide gevallen daalt de premie met 100, maar in het eerste geval stappen mensen veel eerder over naar een andere zorgverzekeraar dan in het tweede. Dus in principe zijn nominale premies heel goed te gebruiken als prikkel.

Maar in Nederland werkt dat nog niet. Waarom dat zo is? Dat komt doordat mensen niet geïnformeerd zijn, doordat het nogal veel rompslomp is en ook doordat overstappen wordt belemmerd door de aanvullende particuliere verzekeringen die veel mensen hebben, bijvoorbeeld voor de tandarts. Daar zitten mensen behoorlijk aan vast. Dus is het een goed idee veel meer bekendheid te geven aan de mogelijkheid over te stappen.

Het zou heel goed zijn om huis aan huis allerlei informatie te verstrekken over de zorgverzekeringen. Die informatie zou door de Consumentenbond moeten worden verzameld en geredigeerd.

Bij die informatie zou een antwoordkaart moeten worden gevoegd, waarmee mensen kunnen aangeven dat ze van zorgverzekeraar willen veranderen en naar wie ze toe willen. De kaart moet dan opgestuurd worden naar het College voor Zorgverzekeringen, dat de verandering van zorgverzekeraar verder moet regelen. Het probleem van de aanvullende particuliere verzekering als belemmering om te veranderen van zorgverzekeraar kan worden opgelost door een behoorlijk brede basisverzekering in te voeren.

Als we dat doen, gaat het hele systeem werken. Dat wil zeggen, als we af willen van de overheid die centraal geplande schaarste regelt en we de rol van beperker van moral hazard bij de zorgverzekeraar willen leggen. Dat is de kern van het systeem van wat we 'gereguleerde concurrentie' noemen.

Dat systeem gaat verder uit van concurrentie tussen zorgverzekeraars, die doelmatigheid stimuleert. Maar we verbinden daar wel een aantal regels aan. We willen bijvoorbeeld niet dat zorgverzekeraars mensen mogen weigeren. Risicoselectie moet worden tegengegaan door een wettelijk geregeld vereffeningssysteem.

Over dat brede pakket nog even het volgende. Er moet aanspraak zijn op een breed pakket verstrekkingen, maar de aanspraak moet wel beperkt worden. De aanspraak moet alleen gelden voor – gegeven een zekere indicatie – bewezen doelmatigheidsgebieden.

Een voorbeeld. Er worden nu honderden miljoenen uitgegeven aan slaappillen. Een half miljoen Nederlanders gebruikt jarenlang slaappillen. Maar bewezen is dat die alleen effectief werken in de eerste veertien dagen; daarna leiden ze alleen maar tot verslaving, versuffing en vergrote kans op ongevallen. Ziekenfondsen zouden slaappillen niet langer dan veertien dagen moeten vergoeden.

Dan de verzekerden, die af en toe patiënt zijn.

Het mag duidelijk zijn dat ik het meeste verwacht van prikkels voor de zorgaanbieders en zorgverzekeraars. Maar ook bij de verzekerden valt er nog wel winst te behalen.

We moeten mensen de keus laten. De eerste mogelijkheid is te kiezen voor efficiënte aanbieders. Aanbieders die niet meteen verwijzen naar bijvoorbeeld een specialist of een fysiotherapeut, die niet meteen medicijnen voorschrijven, die werken volgens de laatste inzichten, met goede protocollen, aanbieders die interdisciplinair overleg goed gebruiken. Zorgaanbieders dus die vooraf vastgestelde ideaalwaarden proberen na te streven. Dat impliceert dat je daar als patiënt wel eens 'nee' te horen kunt krijgen, omdat de medicijnen die jij graag wilde of die verwijzing niet nodig is volgens de gestelde diagnose en het daaraan gekoppelde protocol. Dat kan af en toe niet leuk zijn, maar het wordt wel beloond met een lagere premie. We noemen dit een 'zorgpolis met voorkeuraanbieders'. Zorgverzekeraars sluiten contracten met voorkeuraanbieders die doelmatig werken.

Als je daar geen zin in hebt, is er een alternatief. Dan ga je naar een huisarts die wel alles voorschrijft wat jij leuk vindt en dat wordt dan ook allemaal vergoed. Maar daar staat dan tegenover dat je ook meer premie moet betalen. Dat is 'vrijheid blijheid', maar dat kost dan geld.

Over de verzekerden tot slot: je mag van hen best een kleine eigen bijdrage vragen voor het doktersbezoek. Dat maakt mensen toch wat bewuster bij hun beslissing om al dan niet naar de dokter te gaan.

Het RAND-onderzoek[2] heeft in dit kader interessante conclusies opgeleverd. In de eerste plaats heeft het RAND-onderzoek keihard bewijs opgeleverd voor het bestaan van het moral-hazard-probleem. Maar er is meer: men stelde vast dat mensen bij invoering van een eigen bijdrage soms niet naar de dokter gaan die dat eigenlijk wel hadden moeten doen. Toch leidde dat voor de gemiddelde burger niet tot nadelige gevolgen voor de gezondheid.

Ja, dat is merkwaardig, hè. Het heeft ook even geduurd voordat men daarvoor een verklaring had. Dat wil zeggen, we weten het nog steeds niet zeker, maar de meest aannemelijke verklaring is een vermindering van iatrogene ziekten als gevolg van de eigen betalingen. Mensen die niet naar de dokter gingen, liepen ook geen ziekteproblematiek op die door het medisch ingrijpen wordt veroorzaakt. Zoals je weet, is een ziekenhuis een plek waar je beter kunt worden, maar ook zieker door het ingrijpen van de zorgverleners.

Klinkt goed, maar zal er dan bij die efficiënte aanbieders niet flink worden beknibbeld op kwaliteit van zorg?

Ik ben daar niet bang voor, tenminste als je een paar belangrijke maatregelen neemt.

Ten eerste, en dat is echt heel erg belangrijk, moet veel meer informatie publiekelijk bekend worden over de kwaliteit van de verstrekte zorg. Dan kunnen de burgers instellingen en beroepsbeoefenaren met elkaar vergelijken en dan kunnen ze zelf heel goed hun eigen plan trekken. De ideaalwaarden moeten voor een deel natuurlijk ook 'public-health'-zaken bevatten. Je kunt heel goed komen tot ideaalwaarden voor de inentingsgraad van de bevolking en normen voor gezondheidsvoorlichting. Over bevolkingsonderzoeken kun je ook afspraken maken. Er is van alles mogelijk.

Ten tweede gaan kwaliteit en doelmatigheid vaak hand in hand. Het wordt door veel mensen raar gevonden, maar het is echt zo. Als je bijvoorbeeld de eerste keer meteen de juiste diagnose stelt en de juiste behandeling geeft, heb je gegarandeerd in het vervolgtraject veel minder kosten. Volgens CBO-directeur Schellekens vallen er jaarlijks in Nederland tussen de 2000 en 6000 doden vanwege medische fouten. Onnodig dus.

---

2 Het RAND-onderzoek is een groot Amerikaans onderzoek dat plaatsvond in de jaren tachtig. Met name werd aangetoond dat mensen gemakkelijker van de gezondheidszorg gebruikmaken als ze daarvoor verzekerd zijn. Dit fenomeen wordt moral hazard genoemd. Een verslag van dit onderzoek is te vinden in: Newhouse JP and the Insurance Experiment Group, Free for all? Lessons from the RAND Health Insurance Experiment, Cambridge, Massachusetts: Harvard University Press, 1993.

En uiteindelijk is het ook zo dat de burger weliswaar is geïnteresseerd in lage premies, maar dat goede kwaliteit en zorg veel belangrijker worden gevonden. Ten derde zou je de Inspectie voor de Gezondheidszorg moeten uitbreiden en haar positie moeten versterken.

Toen we begonnen, heb je de titel van het interview al op tafel gelegd. Je stelt dat er ook belangrijke prikkels zijn die niet economisch van aard zijn.

Ja, daar zijn we nu aan toe. De belangrijkste drijfveer voor de meeste professionals in de zorg is niet economisch van aard. Dat is namelijk de behoefte in de diverse beroepsgroepen om goede zorg te leveren. Je kunt dat roeping noemen of de behoefte om voor anderen iets te betekenen, medemenselijkheid, dat maakt niet uit. Deze drijfveren zijn voor mensen in de zorg absoluut van het grootste belang. Alhoewel geld van belang is, is de behoefte om goede zorg te leveren een drijfveer die veel doet verbleken. Een goed inkomen is hierbij wel een belangrijke voorwaarde. Een arme dokter en een arme tandarts vormen een gevaar voor de volksgezondheid. Geef professionals de mogelijkheid een goed inkomen te verdienen door hen te belonen voor kwaliteit. Je kunt als zorgverzekeraar ongelofelijk veel bereiken door in te spelen op de professionele drijfveer. Als je om de tafel gaat zitten met de professionals en met hen bespreekt wat voor hen goede zorg is, en welke indicatoren je daarvoor kunt gebruiken en hoe dat kan worden beloond, dan ben je op de goede weg. Je respecteert dan ook hun professionele autonomie, die overigens niet verward moet worden met individuele autonomie.

Een andere belangrijke drijfveer voor de zorgverzekeraars is de behoefte om een zekere solidariteit te realiseren. Ja, ik weet wel dat de verzekeringswereld de laatste jaren sterk is verzakelijkt en dat ook bij ziekenfondsen het geld sterker een rol is gaan spelen. Toch verwacht ik dat ook in een nieuw systeem met een basisverzekering waarden als solidariteit een belangrijke plaats blijven behouden.

Het klinkt allemaal mooi, maar is dit niet allemaal een theoretisch model? Hoe zit het met de praktijk?

Wat we nu besproken hebben, is een onderdeel van de theorie van de gereguleerde concurrentie. In deze theorie wordt een aantal belangrijke voorwaarden genoemd waar in de praktijk wel aan voldaan moet zijn. Het is inderdaad theorie, maar ik wil daar een oude wijsheid aan toevoegen: Niets is zo praktisch als een goede theorie.

3 Ontwikkelingsfasen van instellingen in de gezondheidszorg

Leerdoelen: de student kan
- de ontwikkelingsfasen van instellingen in de gezondheidszorg benoemen;
- de veranderende positie van het middenkader benoemen;
- de belangrijkste elementen van de theorie van Quinn benoemen.

3.1 Inleiding

In het vorige hoofdstuk is aangegeven hoe instellingen in de gezondheidszorg gedwongen zijn steeds meer rekening te houden met de eisen die de buitenwereld aan hen stelt. De laatste jaren is een proces op gang gebracht waarin de positie van met name de vragers (patiënten, cliënten enzovoort) en die van de verzekeraars steeds belangrijker wordt. Deze veranderende omgeving heeft onvermijdelijk gevolgen voor de organisatie van de instelling.

Maar er zijn ook andere ontwikkelingen te zien die het beleid van de instelling mede hebben bepaald. Een voorbeeld hiervan is de veranderende rol van het verpleegkundig personeel. Hun streven naar professionalisering heeft ook het een en ander in de instellingen teweeggebracht.

In paragraaf 3.2 wordt kort geschetst hoe instellingen in de gezondheidszorg zich in de afgelopen decennia hebben ontwikkeld. In paragraaf 3.3 worden de genoemde ontwikkelingen vertaald naar veranderingen in de positie van het middenkader. In paragraaf 3.4 worden de nieuwe rollen beschreven die middenkadermanagers moeten gaan spelen, dit aan de hand van de theorie van Quinn (2001).

3.2 Ontwikkelingsfasen van instellingen in de gezondheidszorg

In het onderstaande worden de ontwikkelingsfasen van instellingen in de gezondheidszorg geschetst. In eerste instantie wordt de relatie tussen de werkvloer en de leidinggevenden beschreven. Tegenwoordig is het in veel instellingen vrij vanzelfsprekend dat de mensen die het uitvoerende werk doen, zich op de een of andere manier met het beleid van de instellingen bezighouden. Dit is niet altijd zo geweest. Om dit toe te lichten is het zinvol verder in te gaan op de verschillende ontwikkelingsfasen van instellingen in de gezondheidszorg. Voor de duidelijkheid: het onderstaande is een

schetsmatig overzicht; het geldt voor sommige instellingen meer of minder en het tijdstip waarop de verschillende fasen zijn doorlopen, kan ook sterk verschillen. Lievegoed (1984) onderscheidt drie fasen in de ontwikkeling van instellingen in de gezondheidszorg:
1 de pioniersfase;
2 de differentiatiefase;
3 de integratiefase.

In de *pioniersfase* staat in het verplegen de intuïtie vrij centraal. Verpleegkundigen zijn sterk betrokken bij de patiënt en laten hun activiteiten afhangen van de situatie waarin zij de patiënt aantreffen. De taakafbakening is flexibel. 'De improviserende werkstijl is de kracht,' schrijft Boudewijn (1993). Vaste regels voor het behandelen van een patiënt zijn er niet of nauwelijks. Met het beleid van de instelling houden de verpleegkundigen zich nauwelijks bezig. Overigens wordt er niet zoveel beleid gemaakt. De directie houdt zich vooral bezig met beheerstaken, zoals huisvesting, werkgeverschap, financiën en het onderhouden van goede contacten met de buitenwereld. Met andere woorden, de verpleegkundige verpleegde en de directie bestuurde en dat waren twee verschillende werelden.

Dan komen we in de *differentiatiefase*. Als er schaalvergroting optreedt (omdat de vraag naar zorg toeneemt) en nieuwe technieken opkomen, ontstaat in instellingen voor de gezondheidszorg aandacht voor 'wetenschappelijke bedrijfsvoering'. Verpleegkundige theorieën gaan een rol spelen, het systematisch verpleegkundig handelen maakt opgang (wat ertoe moet leiden dat iedere verpleegkundige in een gelijke situatie gelijk handelt, wat vóór die tijd ondenkbaar was). Methodisch werken en standaardisatie van de handelingen zijn veelgehoorde kreten, die allemaal deel uitmaken van systematisch verpleegkundig handelen. In deze fase is er ook veel aandacht voor registratie van de productie. Zorgverlenen verandert van liefdevol bezig zijn met de patiënt in het aan de man of vrouw brengen van een product met een verkoopwaarde. In deze fase past de organisatie van de instelling zich aan deze veranderingen aan, of probeert dat althans. Er ontstaat een sterke scheiding tussen het *frontoffice*, degenen die het uitvoerende werk doen, en het *backoffice*, kantoormensen die voortaan de activiteiten van het frontoffice plannen. Het schrijven van beleidsnota's over hoe de zorg eruit moet zien wordt ook een belangrijke activiteit van het backoffice.

Zo ontstaat een strikte scheiding tussen de gewone verpleegkundigen op de werkvloer en de beleidsvoorbereiders en -makers (die het uitvoerende werk veelal zelf nooit gedaan hebben). De beleidsmakers specialiseren zich verder en verder, krijgen hun eigen koninkrijkje en verliezen in het extreme geval uit het oog waarvoor ze ooit waren aangesteld, namelijk het scheppen van voorwaarden voor het uitvoerende werk van het frontoffice. Veelvoorkomende negatieve gevolgen zijn verstarring, coördinatieproblemen, communicatieproblemen en afnemende motivatie bij de mensen op de werkvloer.

Dan wordt het tijd voor een volgende fase waarin weer meer aandacht is voor het uitvoerende werk, de *integratiefase*. In deze fase groeien frontoffice en backoffice weer meer naar elkaar toe. Elementen in deze verandering zijn:
- de werkers krijgen meer zeggenschap over de eigen werkomgeving (dit gebeurt vanuit de human-relationsbenadering);

- er komt meer aandacht voor het feit dat de werkers hun werk alleen goed kunnen doen als daarvoor door budgetten, planning, roostering en andere vormen van afstemming goede voorwaarden worden geschapen (dit wordt de logistiek van het bedrijfs- en productieproces genoemd);
- doelmatigheid en cliëntgericht werken worden belangrijke doelstellingen.

In deze fase bevinden veel instellingen zich op dit moment. 'Zorg op maat' en 'vraaggestuurde zorg' werden de slogans van de jaren negentig en zijn dat aan het begin van de eenentwintigste eeuw nog steeds. Doelmatigheid en cliëntgericht werken worden natuurlijk des te belangrijker als bedacht wordt dat de zorgverzekeraars een steeds grotere rol gaan spelen in het hele proces van zorgverlening.
Uit de bovenstaande ontwikkelingen kan een aantal conclusies worden getrokken.
- Het verlenen van zorg wordt steeds meer gezien als het leveren van een product.
- Aan de gezondheidszorginstellingen worden steeds hogere eisen gesteld: het verlenen van zorg – vroeger een eenvoudig verhaal dat ging over het directe contact tussen verpleegkundige en patiënt – wordt een steeds ingewikkelder samenspel tussen theorieën, eisen van patiënten, verzekeraars en roosteraars en eisen met betrekking tot flexibele arbeidstijden, bezuinigingen, nieuwe producten, concurrentie enzovoort.
- Instellingen in de gezondheidszorg proberen voortdurend de interne organisatie zo goed mogelijk aan te passen aan de eisen die intern en extern worden gesteld. Dat doen ze allemaal op hun eigen manier, afhankelijk van het veld waarin ze werken, de opvattingen die ze hebben, de afspraken die ze maken met zorgverzekeraars en de concurrentie die ze ondervinden of vrezen.

Veel instellingen zijn in de fase dat zij de afstand willen verkleinen die ontstaan is tussen het uitvoerende deel van de organisatie en het voorwaardenscheppende deel. In paragraaf 3.3 wordt kort een instrument beschreven dat van dienst kan zijn bij deze laatste conclusie.

3.3 De veranderende positie van het middenkader

In de eerste hoofdstukken van dit boek is de nodige aandacht besteed aan ontwikkelingen die grote invloed hebben op zorginstellingen, iets wat de komende jaren nog steeds zal doorgaan. Marktwerking, meer invloed van consumenten en aandacht voor kwaliteit. Instellingen zullen intern de zaak zo moeten organiseren dat men een antwoord kan geven op de eisen die van buiten worden gesteld. Voor de managers zal dit betekenen dat men meer en meer een 'intern ondernemer' zal moeten worden. Dit wordt hierna toegelicht.
Zorg is jarenlang een product geweest dat slechts in één kwaliteit te krijgen was. Daarbij maakten de verplegenden en verzorgenden vaak uit in welke vorm de zorg werd geleverd. Zij waren immers de professionals, zij wisten wat goed was voor de klant. Geld speelde geen rol, want de verzekering betaalde toch. Wat een bepaalde verzorging kostte, was in de meeste gevallen niet eens bekend. In de nieuwe situatie komt de definitie van wat kwaliteit is anders tot stand. Elke instelling bepaalt zelf –

weliswaar binnen de grenzen die door de overheid worden gesteld en kwaliteitseisen geformuleerd door landelijke organisaties – welke kwaliteit wenselijk is. Hierbij speelt het overleg met de zorgverzekeraars een belangrijke rol. Zorg op maat, tegen een zo goedkoop mogelijk tarief, zo zou de houding van de verzekeraars kunnen worden omschreven. Ook de wensen van klanten spelen hierbij een veel grotere rol.

Als niet langer vaststaat welke vorm zorg moet aannemen, welke mensen en middelen moeten worden ingezet, als de zorg op verschillende manieren kan worden aangeboden, als steeds opnieuw moet worden bekeken hoe potentiële klanten kunnen worden bediend, dan ontstaat een situatie waarin standaardoplossingen niet meer toereikend zijn.

Dan moeten de leidinggevenden voortdurend nieuwe oplossingen voor steeds andersoortige problemen bedenken. De patiënten worden nadrukkelijker klanten, degenen die zorg verlenen nadrukkelijker aanbieders. De zorgverlening krijgt steeds duidelijker het karakter van een markt waarin de klant tevredengesteld moet worden.

Het leidinggeven aan zorgverleners krijgt zo steeds meer het karakter van 'ondernemen', maar dan binnen een gezondheidszorginstelling die bezig is een bedrijf te worden. In zo'n situatie is het niet meer mogelijk voor elk probleem een bovengeschikte te raadplegen, want die kan de problemen in veel gevallen ook niet overzien. Er ontstaat een situatie waarin het leidinggeven steeds meer 'intern ondernemerschap' wordt. Naar mijn idee zal de budgethouder zoals die in de komende tien jaar zal functioneren, steeds meer het karakter krijgen van een interne ondernemer. Iemand die, gewapend met een budget en een aantal afspraken over de te verrichten activiteiten, op een dynamische manier vormgeeft aan zorgverlening en steeds nieuwe oplossingen probeert te verzinnen voor oude en nieuwe problemen.

Het idee van intern ondernemerschap zoals dat hiervoor omschreven is, veronderstelt dat het hogere kader en de directies in instellingen een deel van hun bevoegdheden afstaan om relatief kleine autonome eenheden te creëren waarin het ondernemende middenkader de ruimte krijgt. Het ligt niet voor de hand dat dit overal het geval zal zijn. Er zal dus een verschuiving plaatsvinden in de werkwijze van het middenkader. Deze accentverschuivingen zijn door Boon (1993) als volgt omschreven.

- Van intern naar extern: meer en vooral systematische aandacht voor ontwikkelingen op de 'markt' of het betreffende 'marktsegment'. Er is behoefte aan contacten en netwerkvorming met verwijzers en verwijzende instanties.
- Van korte termijn naar lange termijn: men dient zich te richten op verkenning van en onderzoek naar ontwikkelingen in de doelgroepen/klantengroepen op de langere termijn. Zo zal men trends moeten verkennen en vooral ook zicht moeten krijgen op de ontwikkeling van het aanbod in andere instellingen en sectoren.
- Van disciplinair naar interdisciplinair: de meerwaarde van diensten/producten zit vaak in de elkaar aanvullende waarde van de verschillende disciplines.
- Van professionele gerichtheid naar klantgerichtheid: er moet aandacht zijn voor de verwachtingen van de patiënt(en) en de verschuivingen hierin. Dat kan bijvoorbeeld gebeuren door veel meer en systematischer gebruik te maken van enquêtes enzovoort.
- Van solistisch optreden naar samenwerking: de samenwerking wordt steeds belangrijker – ook op leidinggevend niveau en met de andere disciplines.

- Van afhankelijkheid naar zelfstandigheid: een bedrijfseenheid zal adequaat gebruik moeten kunnen maken van de andere diensten en bronnen binnen de instelling. Men moet goed gefaciliteerd worden om een goede prijs-kwaliteitverhouding per 'product' te leveren.

Zoals de lezer kan zien, zijn de bovengenoemde aspecten door Boon al in 1993 geformuleerd. In sommige instellingen heeft men sindsdien al een groot aantal stappen gemaakt in deze richting, terwijl dit proces in andere pas de laatste jaren op gang komt.

3.4 Andere kwaliteiten zijn nodig

De veranderingen die in veel instellingen plaatsvinden worden vaak aangeduid als een cultuuromslag. En daar is ook zeker sprake van, hoewel in de instellingen zelf vaak onduidelijk blijft wat de hogere leidinggevenden – want zij zijn het die dat woord gebruiken – daar nu precies mee bedoelen. In dit verband is de theorie van Quinn (2001) bruikbaar; een theorie die ten grondslag ligt aan veel managementopleidingen. Quinn onderscheidt in een van zijn vele boeken vier bedrijfsculturen (zie ook figuur 3.1):
1 de bureaucratische of hiërarchische cultuur;
2 de persoonsgerichte of familiecultuur;
3 de lerende ofwel adoratiecultuur;
4 de taakgerichte of resultaatgerichte of marktcultuur.

In een bureaucratische c.q. hiërarchische cultuur realiseert men klantvriendelijkheid vooral door het opstellen van en vasthouden aan goed omschreven protocollen en procedures. 'Beheersing' is hier de hoogste waarde. In een persoonsgerichte c.q. familiecultuur is de gerichtheid op de mens de hoogste waarde. Men realiseert klantvriendelijkheid voornamelijk door te zorgen voor tevreden medewerkers. Immers, een tevreden mens zorgt goed voor anderen. In een lerende c.q. adoratiecultuur staat 'verbetering door verandering' hoog op de waardehiërarchie. Hier streeft men voortdurend een verbetering en verhoging van klantvriendelijkheid na. De lat wordt steeds hoger gelegd. Wat vandaag voldeed, kan morgen alweer anders moeten. In een taak-, c.q. resultaat-, c.q. marktgerichte cultuur spant men zich in om het begrip 'klantvriendelijkheid' te concretiseren en meetbaar te maken. Vervolgens wordt alles op alles gezet om aan die normen te voldoen. Het behalen van resultaten staat hier voorop.
Eenvoudig gezegd kan gesteld worden dat er in veel instellingen in de gezondheidszorg sprake is van een familiecultuur met veel aandacht voor de mensen die er werken en menselijke verhoudingen. Dit wordt het human-relationsmodel genoemd. Zorgzaamheid, toewijding, moreel, discussie, participatie en openheid zijn belangrijke waarden die de familiecultuur in stand houden. De taken die de managers als vanzelf aanleren, zijn taken die omschreven kunnen worden als die van mentor en stimulator.
Het blijkt dat aan alle vier de culturen andere waarden ten grondslag liggen. Quinn noemt zijn model het model van de concurrerende waarden. Er is altijd sprake van concurrentie tussen de waarden van beheersing en verandering die op een as uitgezet zijn. Er moet altijd een zekere mate van beheersing zijn en tegelijk is verandering ook

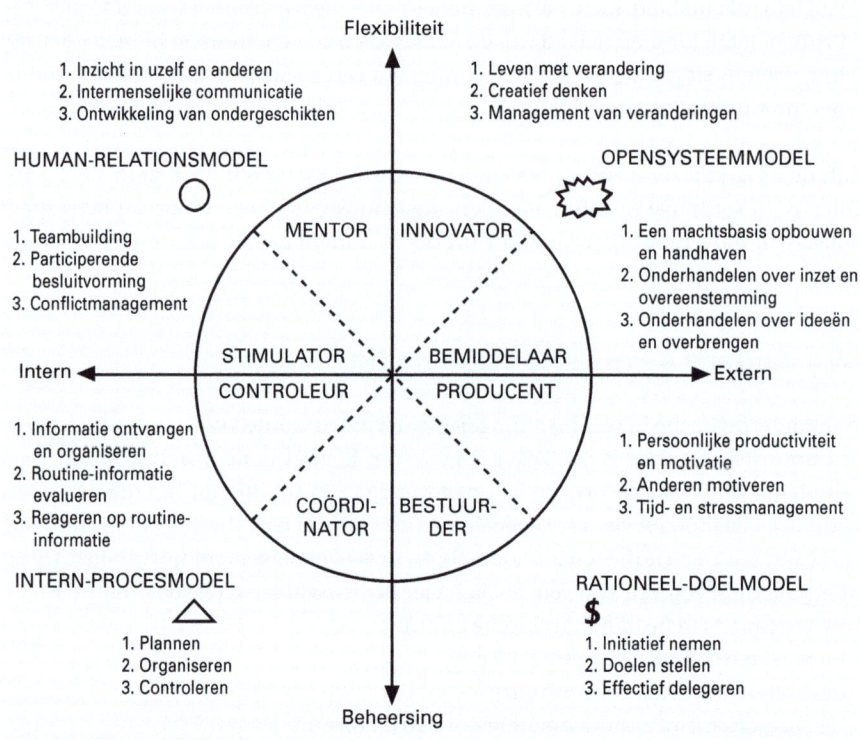

Figuur 3.1 Het managementmodel van Quinn

Uit: Quinn, R.E., e.a. Handboek Managementvaardigheden, Academic Service, 2001

altijd nodig. Maar in het ene type organisatie overheerst beheersing, in het andere verandering. Hetzelfde verhaal kan worden verteld voor de concurrerende waarden interne oriëntatie en externe oriëntatie.

De toename van marktwerking leidt tot het belangrijker worden van andere waarden dan die in een familiecultuur. De marktcultuur stelt productiviteit, winst, duidelijke doelen en besluitvaardigheid centraal. Output is belangrijk in wat genoemd wordt het rationeel-doelmodel. Taken die de manager hier moet vervullen zijn die van producent en bestuurder.

Verder leidt de economisering van de zorg tot een belangrijker worden van wat genoemd wordt het interne-procesmodel. Productie moet gemeten worden en moet gecontroleerd worden; taken van de manager hier zijn die van controleur en coördinator.

Ook – maar in mindere mate – wordt op een aantal plaatsen de lerende cultuur belangrijker. Instellingen moeten sterk veranderen. Creativiteit is hier belangrijk en ook de rol van innovator is hier van belang.

In de zorg is er dus een grote gerichtheid van veel managers op de familiecultuur en de bijbehorende waarden. De cultuuromslag zal moeten gaan in de richting van een meer marktgerichte cultuur. Managers zullen niet alleen andere taken krijgen, ze zullen andere vaardigheden moeten leren om die nieuwe cultuur te bewerkstelligen en te handhaven. Quinn (2001) werkt de taken die bij de verschillende rollen horen uit in zijn *Handboek managementvaardigheden*. Het mag duidelijk zijn, de taken die in het volgende hoofdstuk worden beschreven als taken van de budgethouder zullen taken zijn die met name thuishoren in de marktgerichte cultuur en de hiërarchische cultuur. Met name in het *Handboek managementvaardigheden* beschrijft Quinn uitgebreid alle vaardigheden die nodig zijn in de verschillende bedrijfsculturen en hij geeft allerlei oefeningen om die vaardigheden te ontwikkelen.

In figuur 3.1 worden de verschillende typen organisaties benoemd en de rollen die voor managers hierin het meest relevant zijn.

4 Het proces van interne budgettering en de taken van de budgethouder

Leerdoelen: de student kan
- de verschillende fasen van het proces van interne budgettering benoemen;
- de functies van een budget benoemen;
- de taken van de budgethouder benoemen.

4.1 Inleiding

In het voorgaande hebben we gezien dat instellingen sterk beïnvloed zijn door de budgetfinanciering (die in de komende jaren zoals gezegd meer en meer zal verdwijnen), de opkomende concurrentie en de toenemende invloed van de klanten. Het verlenen van zorg is – veel nadrukkelijker dan voorheen – een product geworden: een product dat door verschillende partijen kan worden aangeboden en waarvan de afname afhankelijk is van de prijs-kwaliteitverhouding.

Ook is het verlenen van zorg onderwerp geworden van beleid en daarmee zijn de beslissingen over het verlenen van zorg voor een deel uit handen genomen van degenen die de directe zorg verlenen. Dit geldt voor zowel de intramurale als de extramurale sector, voor arts zowel als verpleegkundige. Dit proces zal de komende jaren, als de verzekeraars hun rol als marktpartij serieus nemen, nog sterk in betekenis toenemen. Het kader waarbinnen de interne budgettering zich afspeelt is hiermee voldoende geschetst. In dit hoofdstuk zullen we zien hoe het budgetteringsproces in instellingen er in het algemeen uitziet. In paragraaf 4.2 en 4.3 worden twee varianten op het proces gepresenteerd. De functies van een budget worden beschreven in paragraaf 4.4. De taken van de budgethouder worden in paragraaf 4.5 kort beschreven en in paragraaf 4.6 wordt ingegaan op de opvatting van het budgethouderschap. In deel II wordt uitgebreid ingegaan op de diverse taken.

4.2 Het proces van interne budgettering (de planning-en-controlcyclus)

We zullen in deze paragraaf het proces van interne budgettering bespreken. Het is goed om hier te vermelden dat dit proces de laatste jaren door de economische administratieve diensten van instellingen meer en meer 'de planning-en-controlcyclus' genoemd is gaan worden. We zullen hier niet ingaan op de mogelijke verschillende definities van het proces van interne budgettering en de planning-en-controlcyclus, maar we zullen ons concentreren op de kern van de zaak. En die is en blijft dat instellingen een (beleids)plan maken voor het leveren van zo goed mogelijke zorg, de bijbehorende financiële kwesties daarop aan laten sluiten en dat men probeert zowel het zorgproces als het financiële ontwikkelen zo goed te laten verlopen, te monitoren en in de hand te houden (control). We zullen hier verder vasthouden aan terminologie van 'interne budgettering', immers de focus van dit boek ligt op de budgetten en de budgethouder.

In de ideale situatie is interne budgettering het eindpunt van het proces van prioriteitstelling binnen de instelling. De instelling stelt vast wat haar missie (een beginselverklaring over het algemene doel van de instelling) is, welke langetermijndoelstellingen daarbij horen en hoe die moeten worden bereikt, beslist welke maatregelen genomen moeten worden om die langetermijndoelstellingen te realiseren en langs welk tijdpad, maakt hierover intern afspraken en de budgetten worden verdeeld aan de hand van de prioriteiten die de instelling gesteld heeft en de operationele doelstellingen die bereikt moeten worden. De budgethouders krijgen een budget toegewezen en proberen de afgesproken doelstellingen te halen onder bewaking van hun budget. Tot slot wordt na afloop van een periode het hele proces geëvalueerd, er wordt bekeken of de doelstellingen zijn gehaald, of het budget voldoende was en men begint weer van voren af aan, na een eventuele wijziging of bijstelling van de oorspronkelijke doelstellingen en budgetten.

Dit is in het kort het budgetteringsproces zoals dat in een ideale situatie in instellingen plaatsvindt. We zullen dit proces hieronder uitgebreider behandelen. Het valt uit een in een vijftal fasen, die in figuur 4.1 zijn samengevat:

1 strategische planning;
2 operationele planning;
3 budgetvoorbereiding en -vaststelling;
4 budgetbewaking;
5 evaluatie en verslaglegging.

1 Strategische planning

Bij strategische planning gaat het om wezenlijke vragen over wat een instelling is of wil zijn, het gaat om vragen die te maken hebben met de missie van de organisatie. Anders gezegd, het gaat om de langetermijndoelstellingen. Verder wordt bij strategische planning in grote lijnen bepaald hoe men de doelstellingen wil realiseren. Bij het nemen van deze beslissingen moet ook steeds bekeken worden hoe de externe omgeving zich ontwikkelt en hoe de instelling daar het beste op kan reageren.

Voor de belangrijkste beleidsgebieden worden beleidsplannen gemaakt. Zo zijn zaken als verpleegkundig beleid, patiëntenzorg, personeelsbeleid en financieel beleid veelvuldig onderwerp van strategische planning. Dit type planning zal over het algemeen betrekking hebben op een periode van vijf tot tien jaar, waarbij halverwege de geplande periode veelal een herziene versie wordt gemaakt. Het mag duidelijk zijn dat deze strategische kwesties niet een alleen zaak zijn van mooie doelstellingen. De gesprekken over de strategie worden meestal vrijwel alleen gevoerd in de top van een organisatie. Het middenkader wordt bij deze discussie niet betrokken, zij wordt geconfronteerd met de resultaten ervan.

In de top van de organisatie is de discussie over de strategie niet alleen een gesprek maar vaak ook een keihard gevecht over wie het nu eigenlijk het meest voor het zeggen heeft binnen de organisatie.

In ziekenhuizen spelen de specialisten vaak een belangrijke rol in deze discussie. En een focus op een bepaald type patiënten met een bepaald type aandoening, is natuurlijk in het belang van sommige specialisten die daardoor meer patiënten krijgen. Andere specialisten kunnen door doelgroepenbeleid min of meer in de kou komen te staan. Minder patiënten is minder inkomen en omgekeerd.

In andere sectoren speelt vaak een soortgelijke machtsstrijd, maar het gaat lang altijd om meer inkomen, ook meer prestige kan een rol spelen. Als je als leidinggevende meer mensen onder je krijgt, wordt je belangrijker. En misschien ben je wel in staat op termijn een hogere positie te verwerven, binnen of buiten de organisatie.

In de thuiszorg moet een leidinggevende die een nieuw op te starten afdeling of activiteit vaak opboksen tegen de gevestigde orde. Dan moet zij zich eerst een plaats veroveren voordat ze serieus genomen wordt.

Dat zijn allemaal zaken die kunnen meespelen bij de discussie over de strategie. En dat gaat lang niet altijd op de meest doorzichtige manier.

Voorbeelden van strategische beslissingen zijn:
- In de ziekenhuizen heeft bij de invoering van de DBC´s waarover met verzekeraars kan worden onderhandeld over prijs en hoeveelheden de discussie gewoed over welke DBC´s door het ziekenhuis in het bijzonder zouden moeten worden uitgebreid.
- De laatste jaren hebben veel instellingen in de thuiszorg ervoor gekozen een ontwikkeling in te zetten naar een moderne, marktgerichte organisatie die een totaalpakket aan thuiszorgvoorzieningen biedt, aangepast aan de wensen van de cliënten (zorg op maat). Strategische doelstelling is dan de realisering van een marktgerichte organisatie die 'zorg op maat' kan leveren. Hiertoe zijn beleidsplannen nodig op het gebied van onder andere patiëntenzorg, personeel, scholing, informatie, productontwikkeling en kwaliteit van zorg.
- In veel verpleeg- en verzorgingshuizen is een tendens ontstaan om het verlenen van zorg niet als iets te zien wat alleen maar binnen de instelling hoeft plaats te vinden, maar wat ook transmuraal of volledig extramuraal kan plaatsvinden. Strategische doelstelling wordt in dit geval het invoeren van transmuraal verplegen door de instelling. De beleidsplannen die hiervoor genoemd zijn, zijn ook hier van belang.

Zoals gezegd speelt het middenkader meestal geen rol in de discussie, zij komt pas in beeld als de strategie is bepaald en operationele plannen moet worden gemaakt.

2 Operationele planning

Bij operationele planning wordt een antwoord gegeven op de vraag hoe concreet vorm zal worden gegeven aan de uitwerking van de doelstellingen in het strategische beleidsplan. De meeste langetermijndoelstellingen zijn op verschillende manieren te realiseren: de inzet van middelen kan verschillen. De ene manier is duurder of minder riskant dan de andere.

In deze fase wordt ook vastgesteld welke middelen (inputs) nodig zijn en welke resultaten moeten worden bereikt (outputs). Hier komt de budgethouder vaak al in beeld. In veel gevallen wordt de budgethouder wel betrokken bij de totstandkoming van de korte termijn doelstellingen. Als in een instelling het aantal met een bepaald deskundigheidsniveau niet past bij datgene wat de instelling nodig heeft, dan zal daar een plan voor aanpassing moeten komen, waarin alle afdelingen een rol moeten spelen om dit goed te laten verlopen.

Als een afdeling al jaren een lage bezettingsgraad heeft dan zal de betrokken leidinggevende in zijn jaarplan een hoger streefcijfer voor de bezetting moeten opnemen. Specifieke problemen moeten worden benoemd en voorstellen gedaan om dit aan te pakken.

3 Budgetvoorbereiding en -vaststelling

In deze fase worden de beslissingen die genomen zijn in de vorige fase, vertaald in financiële termen. De (deel)budgethouders worden aangewezen, hun taken en bevoegdheden worden voorlopig vastgesteld. Verder wordt bepaald hoe men gaat meten of de gewenste doelstellingen worden gehaald. Dit gebeurt door de vaststelling van prestatie-indicatoren. Ten slotte wordt bepaald hoeveel middelen voor de realisering van een bepaalde doelstelling mogen worden ingezet (efficiëntie). Hier komt de budgethouder op het middenkaderniveau in beeld. Langetermijndoelstellingen kunnen mooi en prachtig klinken, maar worden ook de gelden die nodig zijn om een en ander te realiseren beschikbaar gesteld? Dat is niet zo vanzelfsprekend als het lijkt, de budgethouder zal in deze fase haar zaak goed moeten bewaken.

Bij de verdeling van de beschikbare budgetten kan het zo zijn dat de budgethouder zelf een begroting mag indienen voor de te maken kosten en het daarbij behorende volume wat betreft productie. Een dergelijke begroting maakt vaak deel uit van een jaarplan waarin ook andere beleidsdoelstellingen worden beschreven bijvoorbeeld kwaliteit van zorg en kwaliteit van arbeid. Ook kan het budget van bovenaf worden opgelegd, waarbij de betrokken budgethouder veelal nog wel de gelegenheid heeft te reageren en tegenvoorstellen in te dienen.

Hier wordt dan het spel van de interne budgettering gespeeld. Natuurlijk willen alle budgethouders meer budget om hun werk goed te kunnen doen, maar alle begroting van de verschillende afdelingen of divisies tezamen kunnen niet groter zijn dan het externe budget dat de instelling te beschikking staat. Dus een begroting wordt vaak niet zomaar geaccepteerd, niet als hij top-down wordt voorgesteld, en ook niet als dat bottom-up gebeurt. Er zal dus regelmatig overleg plaatsvinden en op zeker moment wordt in de top van de organisatie de knoop doorgehakt. Tevreden of niet, een budgethouder moet het dan doen, met datgene wat haar ter beschikking wordt gesteld. De begrotingen worden budgetten en daarmee worden de plannen en voorstellen tot taken. De doelstellingen moeten dan bereikt worden en er moet binnen het budget worden gebleven. In dit proces wordt een begroting een budget en de plannen worden taken. De mogelijkheid om iets te doen, verandert in een opdracht.

4 Budgetbewaking

Is de budgethouder in de vorige fasen ook al regelmatig bezig met de interne budgettering, in deze fase begint het werk van de budgethouder volgens vele eigenlijk pas echt. De budgethouder gaat aan het werk om, gewapend met een hoeveelheid middelen en bevoegdheden, de gewenste doelstellingen te realiseren.

De kern van het werk van de budgethouder is het voortdurend in de gaten houden van het gebruik van de middelen en of de doelstellingen gerealiseerd worden. Hij analyseert de verschillen tussen de begrote uitgaven (het budget) en de feitelijke uitgaven en de verschillen tussen de begrote en de feitelijke resultaten. Mochten de verschillen tussen het begrote en het feitelijke resultaat te groot worden, dan moet de budgethouder passende maatregelen nemen. Ondergeschikten moeten van dit proces goed op de hoogte gehouden worden.

5 Evaluatie en verslaglegging

Na afloop van de budgetperiode worden de resultaten vergeleken met de (deel)begroting voor de hele periode, er worden verklaringen gezocht voor de afwijkingen en zo nodig worden aanpassingen wat betreft het budget of de te realiseren productie voor een volgende periode vastgesteld. Van het hele proces dient een verslag te worden gemaakt, zodat voor iedereen inzichtelijk is wat er in de afgelopen periode is gebeurd.

Tabel 4.1 Het budgetteringsproces

Activiteiten	1 Strategische planning	2 Operationele planning	3 Budgetvoorbereiding en vaststelling	4 Budgetbewaking (control)	5 Evaluatie en verslaglegging
1	Vaststellen missie en doelen op lange termijn (LT)	Vertaling van LT-programma's in jaarlijkse activiteiten plannen	Vertaling van operationeel plan in financiële termen	Tussentijdse vergelijking van budget en realisatie	Idem als bij 4 Budgetbewaking
2	Inventarisatie van alternatieven om doelen te bereiken	Keuze dan wel vaststelling van activiteitenplannen (jaarplan)	Specificering tuur en verantwoordelijkheden en bevoegdheden van budgethouders	Analyse van verschillen	Vertaling van eventuele aanpassing van het strategisch plan ofwel dichtstbijzijnde operationele plan
3	Initiëren van operationele planning	Vertaling in benodigde input en gewenste output	Ontwikkeling van prestatie-indicatoren en efficiency-normen	Informatie aan betreffende functionarissen	
4			Expliciteren van de te volgen procedure	Eventueel uitvoeren van corrigerende maatregelen	
5			Budgetvaststelling		
Frequentie	Elke 3 tot 5 jaar	1 tot 3 jaar	Jaarlijks	Maand/kwartaal	Jaarlijks

Bron: Lapré en Van Montfort 1999

4.3 Een praktische benadering van interne budgettering

In paragraaf 4.2 is de ideale situatie beschreven met betrekking tot het budgetteringsproces. Deze ideale situatie is lang niet overal in de gezondheidszorg in de praktijk gerealiseerd. Zo hebben lang niet alle instellingen een beleidsplan en niet alle instellingen die wel een beleidsplan hebben, komen er elk jaar aan toe het hele proces te doorlopen om tot aanpassing van de budgetten te komen.

Daarom wordt in deze paragraaf een vereenvoudigd model gepresenteerd dat in de praktijk nogal eens voorkomt (zie figuur 4.1).

Met name wat betreft de voorbereiding en het vaststellen van de prioriteiten van het budget wijkt dit model af van het model gepresenteerd in figuur 4.1. De eerste twee fasen worden namelijk vrijwel overgeslagen. Het budget wordt niet afgeleid uit de langetermijndoelstellingen, maar wordt vastgesteld op grond van andere uitgangspunten.

Het *base budget*. Er wordt uitgegaan van een basisbegroting. Dit is het bedrag dat de budgethouder in een vorige periode kreeg.

Het *fair share principle*. De budgethouders krijgen een eerlijk aandeel in de groei of krimp van het totale instellingsbudget. De basisbegroting wordt daaraan aangepast. Schrijvers (2001) zegt over het fair share principle: 'Op grond van het fair share principle vindt groei van een instelling meestal pondspondsgewijs plaats. Bij bezuinigingen wordt meestal van alle bestedingscategorieën wat afgeschaafd; dit heet ook wel de kaasschaafmethode.'

Het base budget en het fair share principle leiden tot een vrij eenvoudige procedure om het budget vast te stellen en er worden conflicten mee vermeden. Maar de instel-

Figuur 4.1 Het budgetmodel (naar Schrijvers, 2001)

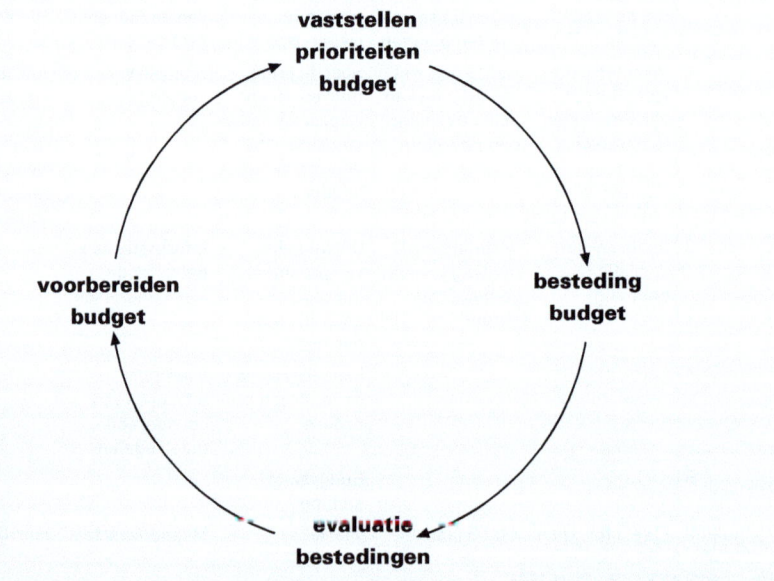

ling geeft wel de mogelijkheid uit handen om afgewogen prioriteiten te stellen. Schrijvers noemt deze methode daarom terecht 'beleidsarm'.

4.4 De functies van een budget

In het voorgaande is de term budget al vele malen genoemd. Het is voor een goed begrip handig op dit moment de verschillende functies van het budget op een rijtje te zetten. De vraag: 'Wat betekent *budget* nu precies en wat is de bedoeling ervan,' wordt hier beantwoord.
De functies van het budget zijn de volgende.

1 Plan- en beleidsoverdracht
Het budget wordt vastgesteld aan de hand van een begroting (dit wordt verder in hoofdstuk 8 besproken). De begroting is een uitdrukking van de plannen die de instelling heeft en van het beleid dat ze wil voeren.

2 Taakopdracht
Het plan dat de instelling heeft, is voor een belangrijk deel ook een taak, een opdracht. Zo maken de meeste instellingen met verzekeraars afspraken over het aantal te maken verpleegdagen. Het budget dat wordt toegekend moet gebruikt worden om – een deel van – die verpleegdagen te realiseren.

3 Machtiging en delegatiemiddel
De budgethouder krijgt naast taken ook een aantal bevoegdheden om zijn taak te kunnen vervullen. Hij heeft bijvoorbeeld het recht om bij ziekte of vakantie extra personeel in te huren. Deze bevoegdheid draagt het hogere management dus over aan de budgethouder.

4 Beheersfunctie en controle
Met het budget kan de budgethouder de (zorg)productie beheersen, in de gewenste richting sturen en hierop controle uitoefenen (dit onderwerp komt aan de orde in hoofdstuk 10).

5 Beoordelingsfunctie
Het budget levert de mogelijkheid op om te controleren of de budgethouder geslaagd is in zijn opdracht om binnen het budget te blijven en de afgesproken taken uit te voeren.

6 Verantwoording
Na afloop van de budgetperiode kan de budgethouder zijn budget verantwoorden naar bovengeschikten. De afspraken over de hoogte van het budget en de te realiseren productie zijn hierbij weer de ijkpunten.

4.5 De taken van de budgethouder

De budgethouder heeft te maken met alle fasen van het budgetteringsproces, maar het grootste deel van zijn werk heeft betrekking op de derde fase van het proces van interne budgettering (zie figuur 4.1). De concrete taken van de budgethouder zijn uit het proces en uit de functies van het budget makkelijk af te leiden. In deel II wordt uitgebreid ingegaan op de verschillende taken. In deze paragraaf geven we een overzicht:

1 Het verzamelen en interpreteren van gegevens

Om een budget te kunnen bewaken is het hebben van gegevens over de kosten die gemaakt worden en de activiteiten die worden verricht een absolute voorwaarde. Des te opvallender is het dat aan deze voorwaarde zeer vaak niet, nauwelijks of onvoldoende wordt voldaan.

De problemen en oplossingen die bij deze taak komen kijken, worden behandeld in hoofdstuk 7.

2 Het maken van een begroting en het beïnvloeden van het resultaat

In de fase van operationele planning wordt aan de verschillende afdelingen in instellingen gevraagd aan te geven wat men het volgend jaar wil gaan doen, wat de prioriteiten zijn, welke investeringen gedaan moeten worden. In een aantal gevallen komt de financiële afdeling met een eerste begrotingsvoorstel; vaak ook moet de budgethouder zelf een begroting voor het volgend jaar maken en indienen. Dit is natuurlijk nodig om de instelling een eerste versie van de begroting van de gehele instelling te kunnen laten maken. Deze eerste versie wordt dan met de verschillende budgethouders besproken, waarna (eventueel na behandeling van verschillende tussenversies) de definitieve begroting wordt vastgesteld. Daarna worden de budgetten van de verschillende eenheden binnen de instelling vastgesteld.

Overigens is de omgekeerde procedure ook mogelijk. In dat geval wordt eerst aan de budgethouders gevraagd een begroting in te dienen, waarna de discussie over de hoogte van de budgetten begint.

In dit hele proces is de laatste jaren regelmatig de vraag aan de orde of de kosten niet omlaag kunnen. Budgethouders moeten daarom niet alleen een begroting van hun eigen afdeling kunnen maken of een voorgestelde begroting kunnen lezen, maar ook weten waar de ruimte in een begroting zit. Het maken van een begroting is onderwerp van hoofdstuk 8.

Om de rekenvaardigheid die bij budgettering nodig is wat op te vijzelen is achterin het boek in appendix 1 een aantal rekenopgaven opgenomen.

3 Het berekenen van een kostprijs

In het tweede hoofdstuk hebben we gezien dat de toenemende concurrentie instellingen dwingt om bedrijfsmatiger te gaan werken. Met name zorgverzekeraars zullen hierop aandringen en zij zullen bij die instelling zorg gaan inkopen die een zo gunstig mogelijke prijs-kwaliteitverhouding hanteert. Instellingen moeten dus onderhandelen over de prijs van de zorg die zij leveren. Daartoe moeten ze eerst weten wat hun product precies kost: de kostprijs van het product wordt berekend. Bij de kostprijs gaat het om de kosten die een instelling moet maken om één product te maken.

We zullen dit in hoofdstuk 9 uitgebreid behandelen en we zullen dan zien dat er verschillende manieren zijn om kostprijzen te berekenen. In de praktijk zal een budget niet vaak zelf een kostprijs uitrekenen. Toch dat de laatste jaren meer en meer voor en met name waar het gaat het aanbieden van een nieuw zorgproduct. En zeker daar waar het gaat om het vaststellen van een tarief in een situatie waarin de instelling een aanbesteding moet doen. Het fenomeen van aanbesteding komt steeds meer voor, in de WMO is het een belangrijk instrument dat gemeenten moeten gebruiken.

Aanbesteding geeft ook nieuwkomers op de markt van de thuiszorg een kans aan de bak te komen en past dus goed in het streven naar marktwerking.

4   Het bewaken van een budget

Het bewaken van het budget is een van de belangrijkste taken van de budgethouder. Het budget wordt bewaakt door voortdurend het verloop van de activiteiten van de afdeling in de gaten te houden en de gemaakte kosten te vergelijken met de gelden die daarvoor beschikbaar zijn. Ook tijdig ingrijpen als de kosten of de activiteiten zich anders ontwikkelen dan bedoeld is, hoort bij de budgetbewaking. Verschillenanalyse – het vergelijken van de verschillen tussen begrote kosten en feitelijke kosten – is het belangrijkste thema van hoofdstuk 10.

5   Het omgaan met schaarste

In veel instellingen is onvoldoende geld beschikbaar om aan alle eisen die aan de zorg gesteld mogen worden helemaal te voldoen. 'De kwaliteit loopt gevaar' wordt dan vaak gezegd. Nu zijn weinig woorden zo vaak gebruikt om aan te tonen dat op een budget niet kan worden bezuinigd als 'kwaliteit'. Probleem is alleen dat een discussie over 'kwaliteit' nogal ingewikkeld is, zeker omdat lang niet iedereen er hetzelfde onder verstaat. In hoofdstuk 11 zal de discussie in het bredere kader van het omgaan met schaarste worden geplaatst en zo worden behandeld.

6   Het onderhandelen over en verantwoorden van een budget

Een budget is (bijna) altijd te krap, er is altijd reden om meer geld of formatie te willen. En soms lukt dat ook; probleem is alleen dat iedereen altijd meer wil, zeker als een ander ook meer krijgt. De budgethouder is voortdurend verwikkeld in een spel van loven en bieden, van hard kunnen maken dat je meer geld nodig hebt en genoegen nemen met te weinig geld.

Deze taak speelt vooral in de evaluatiefase van het budgetteringsproces en is onderwerp van hoofdstuk 12.

7   Het informeren en motiveren van ondergeschikten

Het werk op een afdeling kan alleen maar goed worden gedaan als de mensen op de werkvloer zich optimaal inzetten en gemotiveerd zijn: er moet met andere woorden een positieve prikkel zijn om efficiënt met de beschikbare middelen om te gaan, om 'binnen het budget te blijven'.

Het ligt voor de hand dat de budgethouder alleen maar goed om kan gaan met de hem ter beschikking gestelde middelen als zijn ondergeschikten weten wat er van hen wordt verwacht en zij gemotiveerd zijn en blijven om aan de budgetbewaking mee te doen. Dit wordt behandeld in hoofdstuk 13.

8 Het meedenken over het financieel beleid van de instelling als geheel

De budgethouder bewaakt de belangen van zijn eigen afdeling; dat is hij aan zichzelf, zijn bovengeschikten en met name zijn ondergeschikten verplicht. Er ontstaat wel een probleem als alle budgethouders alleen maar de belangen van de eigen afdeling bewaken en niet meer kijken naar het instellingsbelang. De budgetten van alle budgethouders samen mogen immers niet groter zijn dan het instellingsbudget. De budgethouder heeft dus in eerste instantie vooral belang bij een ruim budget van de eigen afdeling, maar in tweede instantie heeft hij er ook belang bij dat de instelling niet meer uitgeeft dan zij binnenkrijgt. Hier ontstaat een spanningsveld. Dit onderwerp is aan de orde in hoofdstuk 14.

4.6 Een smalle of een brede opvatting van budgethouderschap?

Welke budgethouder doet zijn werk goed? De budgethouder die binnen zijn budget blijft, maar een aantal taken niet goed uitvoert; of de budgethouder die alle taken naar behoren uitvoert, maar daarmee zijn budget overschrijdt? Deze vraag, gesteld in een collegezaal vol met studenten die met dit probleem regelmatig in aanraking komen, leidt altijd tot een zeer interessante discussie. Een eenduidig antwoord op de vraag is ook niet mogelijk. De kern van het budgethouderschap is nu juist gelegen in het feit dat de budgethouder zowel het een – binnen zijn budget blijven – als het ander – de taken goed vervullen – moet doen. Het probleem is dat dit in een aantal gevallen niet allebei kan. Het hangt dus af van de omstandigheden en van de individuele opvatting van de budgethouder voor welke van de twee in een concrete situatie wordt gekozen. Budgethouderschap staat wel in een kwaad daglicht, het lijkt soms of het alleen maar gaat om het geld, om te bezuinigen, om minder geld uit te geven. En dat het er niet toe doet of het werk ook nog goed gebeurt, of er ook nog goede zorg wordt verleend. Een opvatting waarbij budgethouderschap slechts wordt opgevat als 'binnen je budget blijven' zou ik de smalle opvatting van budgethouderschap willen noemen. De opvatting waarbij geprobeerd wordt naast financiële ook inhoudelijke doelstellingen na te streven, zou ik de brede opvatting van budgethouderschap willen noemen.

Deze tegenstelling tussen het alleen maar denken in termen van geld en zorg is de laatste jaren ook doorgedrongen op het niveau van de instelling als geheel. Zo kon de schrijver van dit boek, op bezoek in een instelling, van de directeur te horen krijgen dat de instelling het goed deed omdat men financieel de zaakjes op orde had. De operationeel managers van de instelling vonden dat deze het helemaal niet goed deed, omdat allerlei werk niet goed werd gedaan. Het is maar net waar je naar kijkt. Als je alleen maar kijkt naar financiële kwesties binnen een instelling als maatstaf voor goed

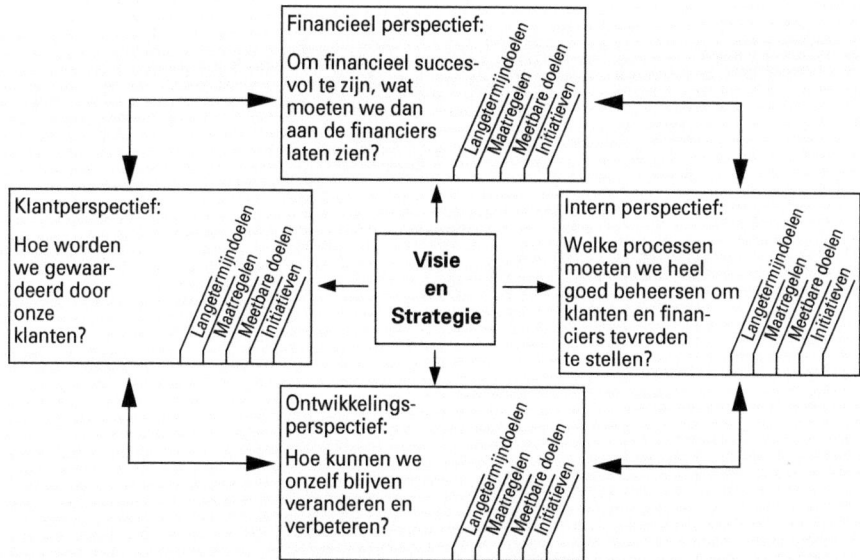

Figuur 4.2   De Balanced Score Card

functioneren, dan is het voldoende datgene in ogenschouw te nemen wat in hoofdstuk 14 van dit boek wordt behandeld. Het mag duidelijk zijn dat schrijver dezes van mening is dat dit een te enge opvatting is.

Om tegemoet te komen aan de kritiek 'er wordt alleen maar naar het geld gekeken' is een aantal instrumenten ontwikkeld waaronder de *Balanced Score Card* (figuur 4.2), het INK-model (Instituut Nederlandse Kwaliteit in figuur 4.3.) en het benchmarkanalysemodel (figuur 4.4). Deze modellen zijn instrumenten waarin het perspectief van de klanten belangrijk is, maar tevens het perspectief van de medewerkers en het perspectief van de ontwikkeling van de instelling op langere termijn. In combinatie met het financiële perspectief, wat natuurlijk belangrijk blijft, leveren deze andere perspectieven een veel meer uitgebalanceerd oordeel op over het functioneren van een instelling.

Zoals in figuur 4.2 te zien is, kunnen op basis van de Balanced Score Card en uitgaande van de visie en strategie van de instelling langetermijndoelen worden geformuleerd. Om deze te realiseren worden zekere maatregelen genomen, er worden meetbare doelen geformuleerd waarop concrete actie kan worden ondernomen. Zo kan een instelling in het kader van het langetermijndoel vraaggerichte zorg besluiten de klanttevredenheid te willen verhogen. Dit kan door bijvoorbeeld vast te stellen dat men van een gemiddelde klanttevredenheid van een 7 naar een 8 wil.

Naast de Balanced Score Card is er het managementmodel van INK, het Instituut Nederlandse Kwaliteit. In figuur 4.3 worden de verschillende aandachtsgebieden van het model aangegeven. Het model zal hier niet verder worden behandeld (zie voor meer informatie over dit model bijvoorbeeld INK 2004).

Het mag wel duidelijk zijn dat zowel de Balanced Score Card als het INK-model een heel brede invalshoek hanteren bij het kijken naar alles wat er in een organisatie gebeurt. We zullen met deze gedachte verder werken in de komende hoofdstukken.

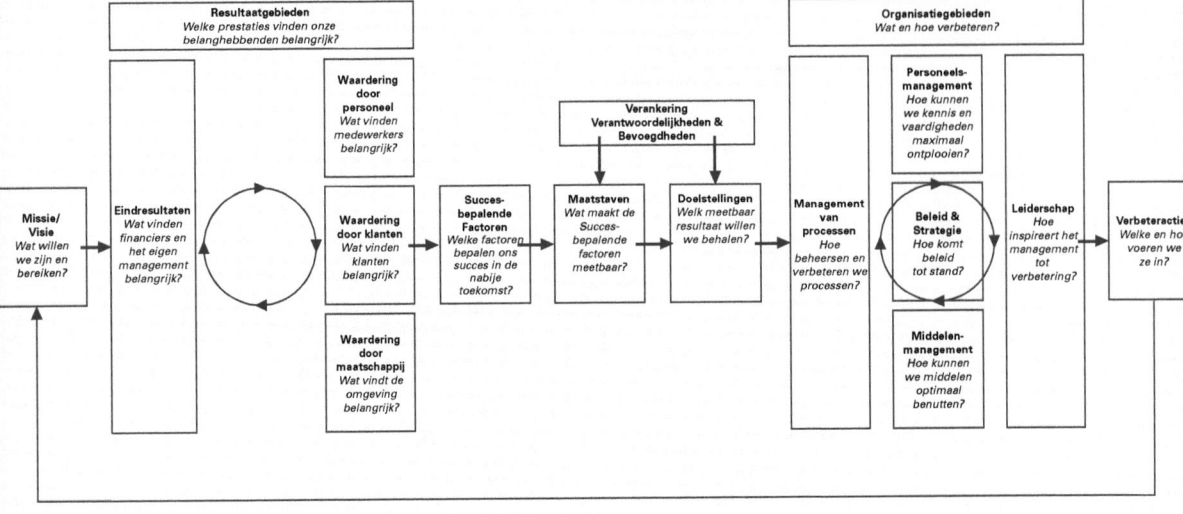

Figuur 4.3   Invoeringsaanpak INK-model
Bron: Ahaus en Wiepman 1998

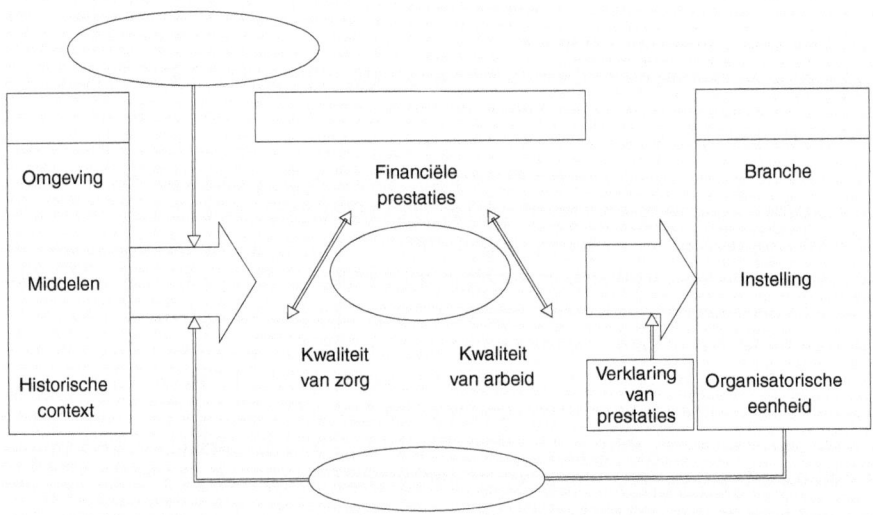

Figuur 4.4   Het benchmarkanalysemodel
Bron: Benchmarking in de zorg

> Het benchmarkanalysemodel bestaat uit vier bouwstenen: de doelmatigheid, de kwaliteit van zorg vanuit cliëntenperspectief, de zorginhoudelijke kwaliteits-indicatoren en de kwaliteit van werk.
> De bouwstenen zijn bedoeld voor het genereren van vergelijkende informatie, maar ook voor het identificeren van best-practice-instellingen. >>

Alleen instellingen die én doelmatig zijn én kwaliteit leveren, worden als best-practice-instelling geïdentificeerd.

Voor het bepalen van de doelmatigheids- en kwaliteitsscores wordt een aantal instrumenten ingezet. Doelmatigheid wordt gemeten door het vergelijken van kosten en productie, rekening houdend met de zorgbehoefte van cliënten. Kwaliteit van zorg- en dienstverlening wordt gemeten door het raadplegen van cliënten, met daarnaast een meting van zorginhoudelijke kwaliteitsindicatoren. Ook de medewerkers wordt gevraagd hun oordeel te geven over de kwaliteit van de zorg. De kwaliteit van de instelling als werkgever wordt gemeten door een medewerkersraadpleging. De doelmatigheids- en kwaliteitsmetingen leveren niet alleen informatie op voor het bepalen van de best-practice-instellingen, maar ook voor een vergelijking tussen instellingen.

Met de omgevingsfactoren worden factoren in beeld gebracht die het presteren van instellingen kunnen beïnvloeden, maar die zelf niet of nauwelijks door de instellingen te beïnvloeden zijn. Een voorbeeld is de wachtlijst. Een lange wachtlijst is mogelijk van invloed op de zorgbehoefte van cliënten die worden opgenomen. Omgevingsfactoren kunnen van belang zijn om het begrip best-practice-instelling nader in te kleuren.

Het is van belang om te benadrukken dat de identificatie van best-practice-instellingen uitsluitend wordt bepaald door de scores binnen de groep instellingen die deelneemt aan deze tweede test. De instellingen die binnen deze groep de hoogste scores behalen op doelmatigheid (per cluster) of kwaliteit, worden beschouwd als de klasse-A-instellingen ten aanzien van de betreffende bouwstenen. Het gaat derhalve om relatieve scores. Bij elk onderzoek kunnen de klasse-A-instellingen lagere of hogere scores behalen dan in andere onderzoeken het geval was.

De bedrijfsvoering wordt niet betrokken bij de identificatie van best-practice-instellingen. Bedrijfsvoering wordt gezien als een verklaring voor kwaliteit of doelmatigheid. Best-practice-instellingen weten door een bepaalde wijze van bedrijfsvoering hun doelmatigheid en kwaliteit te realiseren. Door de bedrijfsvoering van best-practice-instellingen te vergelijken met die van andere instellingen kunnen aanknopingspunten voor verbetering worden gevonden. Het benchmarkanalysemodel gaat dus niet uit van een fictieve 'ideale' instelling. Best-practice-instellingen zijn werkelijk bestaande instellingen binnen de groep deelnemers.

Instellingen zijn niet zonder meer met elkaar vergelijkbaar: er zijn substantiële verschillen tussen de cliëntgroepen. Om te voorkomen dat instellingen die niet vergelijkbaar zijn toch met elkaar worden vergeleken, worden zij geclusterd op grond van de zorgbehoefte van de cliënten. Door deze clustering ontstaan groepen instellingen met een vergelijkbare 'cliëntmix'.

Uit: Benchmarking verpleeg- en verzorgingshuizen, PWC Consultancy, 2002

Het benchmarkmodel zal in de komende hoofdstukken impliciet of expliciet gebruikt worden als het referentiekader voor de budgethouder. Steeds zullen vragen naar efficiëntie, effectiviteit, de tevredenheid van klanten en de beoordeling van arbeid door medewerkers centraal staan in de vraag die de budgethouder zichzelf steeds moet stellen of hij zijn werk goed doet. Al staat in dit boek de financiële kant – en dus vaak vooral de vraag naar efficiëntie – van het budgethouderschap centraal, de aspecten van effectiviteit, klantvriendelijkheid en de kwaliteit van de arbeidsomstandigheden kunnen door een goede budgethouder nooit buiten beschouwing worden gelaten.

Intermezzo

In dit intermezzo wordt een aantal elementaire economische begrippen behandeld. Kennis van deze begrippen is voor de budgethouder noodzakelijk. In de loop van de volgende hoofdstukken zal de hier gepresenteerde kennis regelmatig in de theorie en de opgaven terugkomen.

5 Elementaire bedrijfseconomie

Leerdoelen: de student kan
- de basisbegrippen uit de bedrijfseconomie benoemen die van belang zijn voor het budgethouderschap

5.1 Inleiding

In dit hoofdstuk wordt het fenomeen kosten onder de loep genomen. In de eerste plaats moet worden vastgesteld wat kosten nu precies zijn (paragraaf 5.2). Daarna volgt een indeling in kostensoorten (paragraaf 5.3), wordt het onderscheid tussen constante en variabele kosten verduidelijkt (paragraaf 5.4) en vervolgens het onderscheid tussen directe en indirecte kosten (paragraaf 5.5). Daarna wordt het begrip kostenplaats behandeld (paragraaf 5.6) en wordt aangegeven welke kostensoorten deel kunnen uitmaken van een budget (paragraaf 5.7).

5.2 Hoe komen kosten tot stand?

Het lijkt eenvoudig, maar toch kan het verhelderend zijn om het nog even duidelijk te vermelden: hoeveel kosten een instelling heeft, hangt af van de prijs van de producten en van de hoeveelheid die ervan wordt gekocht.
kosten = prijs × *hoeveelheid*
Als een instelling bijvoorbeeld vindt dat er teveel kosten voor personeel gemaakt worden – zoals tegenwoordig nogal eens voorkomt –, dan kan men twee dingen proberen:
- het werk met *minder* personeel doen;
- het werk met *goedkoper* personeel doen.

Op dit moment zien we beide fenomenen optreden. In veel instellingen wordt door efficiëntieverhoging geprobeerd ervoor te zorgen dat met minder mensen evenveel of meer werk kan worden gedaan. Aan de andere kant zie je ook dat men door een verschuiving in de deskundigheidsniveaus (naar lager en dus goedkoper personeel) de personeelslasten probeert te verlagen. Het prijsaspect wordt ook wel de nominale component van de kosten genoemd, het hoeveelheidsaspect wordt ook wel de volumecomponent genoemd. Schematisch kan bovenstaande als volgt worden weergegeven:
Prijsverschil ontstaat doordat de geschatte prijs (SP) afwijkt van de werkelijke prijs (WP) en hoeveelheidverschillen ontstaan doordat de geschatte hoeveelheid (SH) afwijkt

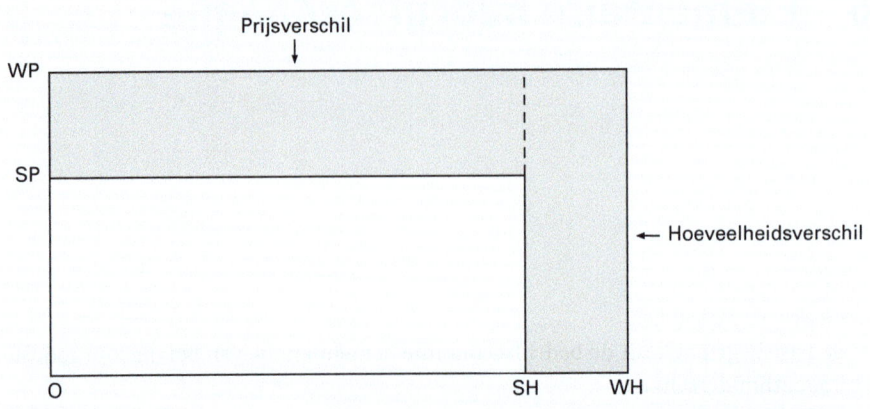

Figuur 5.1. Prijsverschillen en hoeveelheidverschillen

van de werkelijke hoeveelheid (WH). In hoofdstuk 10 zullen we uitgebreider ingaan op de analyse van verschillen.

5.3 Kostensoorten

Er bestaan verschillende soorten kosten; deze worden hierna behandeld.

Arbeid

Als een budget een grote omvang heeft, gaat het in vrijwel alle gevallen om een budget waaruit personeelskosten moeten worden betaald. Personeelskosten maken in alle instellingen in de gezondheidszorg namelijk veruit het grootste deel van de kosten uit. Dit kan oplopen tot ruim tachtig procent in sommige instellingen in de thuiszorg. Van belang is verder om te vermelden dat het begrip loonkosten zoals dat vaak in de krant te lezen is, iets anders is dan het brutoloon dat op het loonstrookje te vinden is. Loonkosten omvatten zowel het brutoloon als een aantal premies die de werkgever voor de werknemer betaalt. Dat zijn premies voor de WAO, Ziektewet, Werkloosheidswet en vooral de Zorgverzekeringswet. Een personeelslid is voor de werkgever vaak nog 20 tot 30% duurder dan zijn brutoloon hoog is.

Anders geformuleerd: het nettoloon van de werknemer + premies en belasting werknemer + premies werkgever = loonkosten.

In dit figuur zijn kosten voor het inrichten van een werkplek, zoals de kosten voor een pc, een bureau, een telefoon niet opgenomen, net als kosten voor werkkleding en scholing. Maar in een aantal situaties zoals het maken van een begroting, mogen deze natuurlijk niet vergeten worden.

Gebruiksmiddelen en -artikelen

Bij gebruiksmiddelen en -artikelen gaat het om de materialen en middelen die worden gebruikt bij het dagelijkse werk in de instelling. Gebruiksmiddelen worden slechts

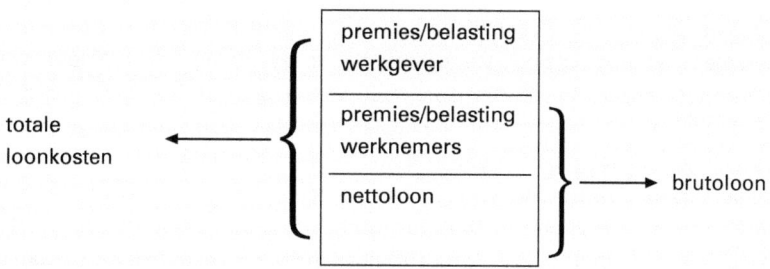

Figuur 5.2 De totale loonkosten

één keer gebruikt (medicijnen, verband, pleisters, enveloppen), gebruiksartikelen kunnen vaker worden gebruikt (scharen, borden, niet machines). Belangrijk kenmerk van vooral gebruiksmiddelen is dat ze deelbaar zijn: wat vandaag niet wordt gebruikt, blijft over voor een volgende keer. Van belang bij deze kostensoort is het vraagstuk van de voorraadvorming. De instelling moet van alle gebruiksmiddelen en -artikelen voldoende in huis hebben, omdat anders de dagelijkse gang van zaken in gevaar komt. Aan de andere kant brengt teveel voorraad hoge opslagkosten met zich mee. Als een instelling een grote voorraad koopt en daardoor een bepaald percentage korting per artikel krijgt, kan voorraadvorming natuurlijk wel voordelig zijn.

De andere kant van een grote voorraad is mogelijkerwijs dat medewerkers makkelijk van die voorraad gebruikmaken. Voor de budgethouder, die er opuit zal zijn een efficient gebruik van welke voorraad dan ook te realiseren, betekent dit dat hij zich moet afvragen op welke manier hij toegang tot de voorraad geeft. Staat een kast open en kan iedereen naar believen pakken, dan werkt het anders dan wanneer iedereen het verbruik moet noteren. Laat staan als er eerst toestemming moet worden gevraagd, wat natuurlijk ook een mogelijkheid is.

Diensten van derden (ook Personeel Niet In Loondienst, PNIL)

Bij diensten van derden gaat het om mensen die wel voor de instelling werken, maar die geen arbeidscontract hebben en om mensen die de instelling voor hun diensten een rekening sturen: het gaat hier om de tuinman, de accountant, de advocaat enzovoort. Ook het inhuren van personeel via het uitzendbureau valt binnen deze categorie. Het uitzendbureau stuurt immers een rekening aan de instelling.

Duurzame bedrijfsmiddelen

Onder duurzame bedrijfsmiddelen verstaan we goederen die gedurende een langere periode kunnen worden gebruikt en die een bepaalde waarde vertegenwoordigen (meestal 450 euro). Kenmerkend voor een duurzaam bedrijfsmiddel is dat de aanschaf voor de instelling meestal een vrij grote uitgave ineens betekent, maar dat de waarde van het bedrijfsmiddel langzaam vermindert.

Een instelling laat een gebouw neerzetten. Een gebouw gaat een groot aantal jaren mee; de overheid heeft vastgesteld dat de levensduur van een gebouw in de gezondheidszorg op veertig jaar moet worden gesteld (tot 2007 was deze termijn 50 jaar). Dus men rekent de kosten van het gebouw toe aan de veertig jaar die men van het gebouw gebruik denkt te maken. In het kostenoverzicht van de instelling (de resultatenrekening) vindt men dan veertig jaar lang een bepaald bedrag aan kosten voor het gebouw terug, elk jaar twee en een half procent. Na veertig jaar is er dan honderd procent afgeschreven. De waardevermindering van twee en een half procent per jaar wordt afschrijving genoemd. Als het gebouw tien miljoen euro kost, zal er dus elk jaar 250.000 euro op het gebouw worden afgeschreven. Wordt het bedrag waarmee het gebouw wordt betaald (en dat is eigenlijk altijd het geval), geleend, dan zal de instelling ook rentekosten hebben. Overigens: het gebruiken van geld dat de instelling al van zichzelf in bezit heeft (eigen vermogen zie hoofdstuk 14), is natuurlijk ook niet gratis. Zou dat geld niet op deze manier gebruikt worden, dan zou er bijvoorbeeld rente voor kunnen worden verkregen door het op de bank te zetten.

De (elk jaar dalende) waarde van het gekochte gebouw is terug te vinden op de balans. Op de balans zijn de bezittingen (activa) en schulden (passiva) van de instelling af te lezen. De balans wordt verder uitgebreid behandeld in hoofdstuk 14.
Andere voorbeelden van duurzame bedrijfsmiddelen zijn:
- auto's;
- inventarissen;
- automatiseringsapparatuur;
- installaties;
- verbouwingen.

In principe geldt dat de afschrijvingstermijn net zolang is als de gebruikstermijn. Zo geldt voor auto's in de regel een termijn van 5 jaar, voor inventarissen 10 jaar, voor automatisering 3 jaar, en voor verbouwingen en installaties 20 jaar.

Grond

Dit is een duurzaam bedrijfsmiddel waarop niet kan worden afgeschreven; grond wordt in tegenstelling tot bijvoorbeeld een gebouw in veel gevallen zelfs meer waard naarmate de tijd verstrijkt. Dit is een kostensoort waar een budgethouder eigenlijk nooit mee te maken heeft.

5.4 Constante en variabele kosten

Constante kosten zijn kosten waarvan de hoogte niet varieert al naargelang de productie (de geleverde zorg); dit zijn kosten die op korte termijn niet of weinig veranderen. De kosten van een gebouw blijven bijvoorbeeld altijd vrijwel gelijk, of er nu veel of weinig zorg wordt verleend. Deze kosten worden ook wel capaciteitskosten genoemd omdat het hier (veelal) gaat om kosten die gemaakt worden om een zekere capaciteit om zorg te verlenen in stand wordt gehouden. Deze kosten bepalen dus ook hoe groot de productiecapaciteit van een instelling is. Variabele kosten zijn kosten waarvan de hoogte wél varieert al naargelang de productie. Als de zorgproductie tien procent stijgt en de kosten ook tien procent, dan wordt dit proportioneel genoemd. De productie en de kosten stijgen en dalen precies evenredig met elkaar.

> Als een accountant in een bepaald jaar twee keer zo vaak wordt ingezet als men van plan was, zullen de kosten precies twee keer zo hoog zijn, omdat het uurtarief steeds hetzelfde blijft.

Het is gebruikelijker dat bij veranderende productie de kosten juist harder stijgen of dalen (dit wordt progressief genoemd) of juist minder hard (dit wordt degressief genoemd). Een voorbeeld van progressief variabele kosten zijn de extra kosten bij overwerk. Een voorbeeld van degressief variabele kosten is het kwantumvoordeel bij aanschaf van grote partijen goederen.

Een groot deel van de kosten in een instelling varieert niet of niet evenredig met de hoeveelheid zorg die wordt geleverd. Dit geldt met name voor de gebouwgebonden kosten en een groot deel van de personeelskosten (mensen in vaste dienst).

Figuur 5.3 Variabele kosten

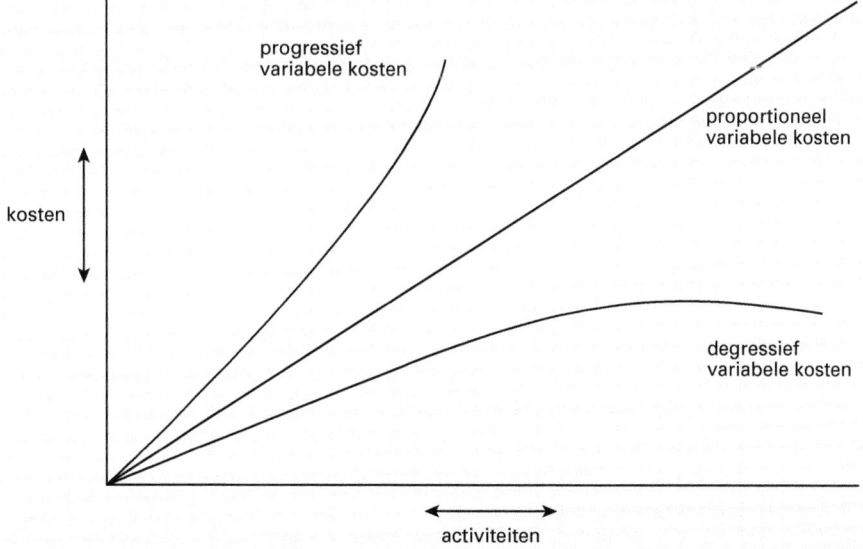

Om een groter deel van de personeelslast variabel te maken, zijn instellingen ertoe overgegaan personeelsleden variabele contracten te geven. Mensen krijgen dan een aanstelling voor een bepaald aantal uren, waarvoor ze in elk geval betaald worden.
Maar heeft de instelling ze meer uren nodig, dan kunnen ze opgeroepen worden. Op deze manier kan een instelling de kosten makkelijker verlagen als er minder werk is.
Uit bovenstaande kan worden opgemaakt dat het onderscheid tussen vaste en variabele kosten niet altijd even helder is als het misschien lijkt. Belangrijk element van vaste kosten is dat de kosten op korte termijn niet of weinig beïnvloedbaar zijn, maar op langere termijn zijn alle kosten natuurlijk beïnvloedbaar en dus variabel.

5.5 Directe en indirecte kosten

Directe kosten zijn kosten waarvan duidelijk kan worden aangegeven dat ze gemaakt zijn ten behoeve van een bepaalde specifieke dienst of een specifiek product. De loonkosten van de verpleegkundigen die werken op een bepaalde afdeling vormen de directe kosten van die afdeling.
Indirecte kosten zijn kosten waarvan het niet onmiddellijk duidelijk is dat ze gemaakt zijn voor een bepaalde dienst of een bepaald product. De administratie van een instelling werkt voor alle afdelingen; de kosten ervan kunnen dus niet op rekening van een enkele afdeling worden geschreven.
In hoofdstuk 9 over de berekening van kostprijzen komt dit onderscheid weer aan de orde. Daar zal duidelijk worden dat het onderscheid tussen directe en indirecte kosten van belang is als we het hebben over producten die een prijs moeten krijgen. Dan wordt het onderscheid tussen direct en indirect toegespitst op de vraag of kosten direct kunnen worden toegerekend aan een bepaald product (bijvoorbeeld een verpleegdag), waarvoor een rekening wordt gestuurd.
Het is dus van belang goed na te gaan vanuit welk perspectief wordt geredeneerd.
In de opgave aan het eind van dit hoofdstuk wordt bijvoorbeeld gevraagd of het salaris van de hoofdwijkverpleegkundige nu directe of indirecte kosten zijn. Als we de individuele patiënten als referentiepunt nemen zijn de kosten van de hoofdwijkverpleegkundige indirect (immers niet direct aan hen toe te rekenen), maar als we kijken naar het team van wijkverpleegkundigen waaraan de hoofdwijkverpleegkundige leidinggeeft, dan praten we over directe kosten.

5.6 Kostenplaatsen

In het voorgaande hebben we verschillende kostensoorten behandeld. Van belang voor een budgethouder is tevens het begrip kostenplaats. Alle kosten die binnen een instelling worden gemaakt, worden geboekt op een bepaalde kostenplaats.
In een budgetteringssituatie vormen de verschillende basiseenheden ofwel verpleegafdelingen allemaal kostenplaatsen, net zoals de directie, de huishoudelijke, de administratieve en de financiële diensten.
In figuur 5.3, waarin de kosten van een bepaalde instelling na aftrek van doorberekende kosten (kosten waarvoor aan derden een rekening gestuurd wordt) 31 miljoen

Tabel 5.1 Kostensoorten en kostenplaatsen

Personeelskosten				€ 24.000.000
dienst I			€ 6.000.000	
	afdeling A	€ 2.000.000		
	afdeling B	€ 1.500.000		
	afdeling C	€ 2.000.000		
	afdeling D	€ 500.000		
dienst II			€ 8.000.000	
dienst III			€ 7.000.000	
dienst IV			€ 3.000.000	
Overige materiële kosten				€ 6.000.000
dienst I			€ 500.000	
dienst II			€ 2.000.000	
dienst III			€ 500.000	
	afdeling A	€ 400.000		
	afdeling B	€ 100.000		
dienst IV			€ 3.000.000	
Kapitaalslasten (rente en afschrijvingen)				€ 2.000.000
				€ 32.000.000
Doorberekende kosten (opbrengst)				€-/-1.000.000
				€ 31.000.000

euro bedragen, zijn de kosten verdeeld naar kostensoorten en naar kostenplaatsen. De personeelskosten, materiële kosten en kapitaalslasten (kostensoorten) worden daar verdeeld over de verschillende diensten en afdelingen van de instellingen (kostenplaatsen). Van belang is het te vermelden dat bij iedere kostenplaats een budgetverantwoordelijke hoort. In onderstaand voorbeeld, kan de interne budgettering verschillende manieren zijn doorgevoerd. De budgethouders kunnen de diensthoofden zijn, maar het kan ook zijn dat de budgettering verder 'omlaag' is doorgevoerd. In dat geval zijn de afdelingshoofden ook budgethouder en zijn zij verantwoording schuldig aan de diensthoofden.

Een indeling zoals in tabel 5.1 wordt een organische indeling genoemd. Er wordt namelijk ingedeeld aan de hand van de organisatorische eenheden binnen de instelling (afdelingen, diensten). Ook is een functionele indeling mogelijk. Hierbij worden kosten ingedeeld naar de functie die de activiteiten hebben binnen de instelling. Functies binnen instellingen zijn: verpleging van patiënten, opleiden van personen, algemeen beheer, keuken, onderhoud.

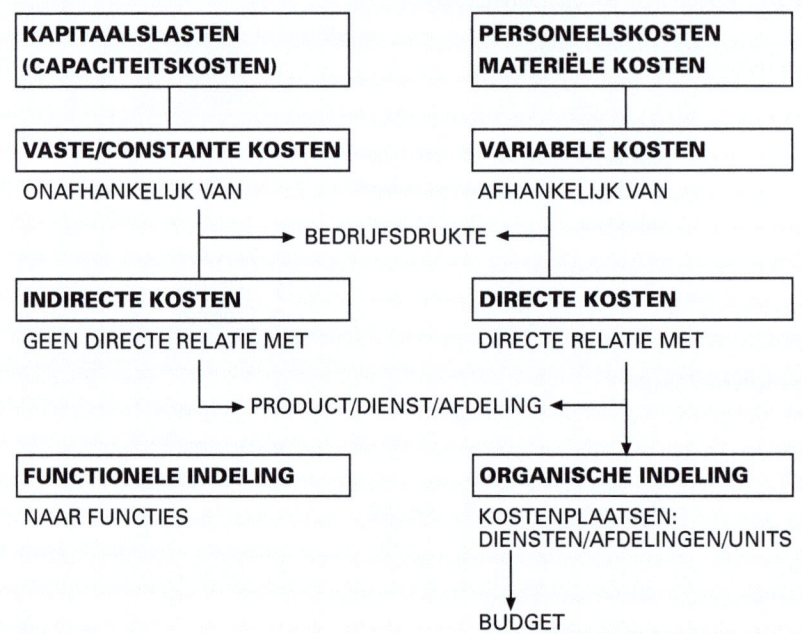

Figuur 5.4 Welke kosten in het (deel)budget?

5.7 Welke kosten in het budget?

In het voorgaande is een groot aantal kosten en kostensoorten behandeld. In figuur 5.4 zijn al deze begrippen nog eens opgenomen, maar dan bekeken vanuit het perspectief van het toedelen van een budget. Links staan de kosten die niet voor budgettering in aanmerking komen, rechts de kosten die daarvoor in principe wel in aanmerking komen.

Het criterium voor opname van een kostenpost in een budget is de mate waarin de budgethouder invloed kan uitoefenen op de kosten. Bij budgetten draait alles om beïnvloedbaarheid. Is daar geen sprake van, dan is er in feite ook geen sprake van een budget. Niet voor niets worden de aflossingen van het gebouw van de instelling nooit tot een onderdeel van de interne budgettering van een instelling gemaakt. Dit zijn kosten waarop eigenlijk alleen de hoogste leidinggevende binnen een instelling invloed kan uitoefenen door bijvoorbeeld een goedkopere lening af te sluiten. Aflossing komt natuurlijk wel voor op de externe begroting van de instelling en het is een post op het externe budget dat aan een instelling wordt toegekend, maar met interne budgettering heeft dat niets te maken.

Opgave

Bepaal van de volgende kostenposten van een basiseenheid in de thuiszorg of ze vast, variabel, direct of indirect zijn (meer antwoorden zijn mogelijk).

Kostensoort	Vast	Variabel	Direct	Indirect
Huur cursusruimte				
Autokilometers				
Pleisters				
Vergoeding stagiaire				
Hoog-laagbed				
Salaris oproepkracht				
Salaris kinderarts				
Salaris wijkverpleegkundige				
Salaris hoofdwijkverpleegkundige				
Telefoonabonnement				
Telefoontikken				
Afschrijving verbouwing				
Postzegels				
Uitzendkracht				
Declaratie docente zwangerschaps-gymnastiek				
Afschrijving dienstauto				

Deel II
De budgethouder

In dit deel worden de taken van de budgethouder besproken.

In het vorige deel is vastgesteld dat het budgethouderschap is ontstaan als een antwoord van gezondheidszorginstellingen op de veranderende externe omgeving. De taken van de budgethouder zijn een logisch gevolg van het proces van interne budgettering en de functies van een budget.

Aan elke taak is een apart hoofdstuk gewijd. Maar in hoofdstuk 6 zal eerst de situatie van een beginnend budgethouder en van de problemen die hij vaak aantreft worden geschetst en zal een handvat worden aangereikt om langzaam maar zeker greep te krijgen op het eigen budget.

De volgorde van de hoofdstukken in dit tweede deel is ontleend aan de gang van zaken bij de budgetprocedure (zie hoofdstuk 4), zij het dat begonnen wordt met een hoofdstuk over informatie, omdat informatie centraal staat in het werken als budgethouder.

6 De beginnende budgethouder: voorwaarden voor budgethouderschap

Leerdoelen: de student kan
- veelvoorkomende problemen bij het budgethouderschap benoemen;
- de voorwaarden benoemen waaronder budgethouderschap succesvol kan worden vervuld;
- aan de hand van een checklist de eigen budgetsituatie onderzoeken.

6.1 Inleiding

Vertrekpunt in dit hoofdstuk is de situatie die de beginnende budgethouder veelal aantreft (paragraaf 6.2. Er zal een aantal voorbeelden worden gegeven van de problemen die een beginnend budgethouder kan tegenkomen. In paragraaf 6.3 worden de voorwaarden voor budgethouderschap besproken. Op basis daarvan wordt in paragraaf 6.4 een checklist gepresenteerd die de beginnende budgethouder houvast geeft.

6.2 Veelvoorkomende (aanvangs)problemen bij het budgethouderschap

Interne budgettering en budgethouderschap zijn in de jaren dat dit boek op de markt is in toenemende mate normale verschijnselen geworden. De tijd dat er op hbo-v´s afstudeerscripties werden geschreven over de toen zeer relevante vraag of budgethouderschap wel verenigbaar was het teamleiderschap, is al lang en definitief voorbij. Je bezighouden met zaken die iets met geld te maken hebben wordt allang niet meer onverenigbaar geacht met het zorgen voor goede kwaliteit. Iemand die leidinggevende wordt, weet dat hij of zij in de meeste gevallen op de een of andere manier verantwoordelijk zal worden voor financiële kwesties. Dat is normaal geworden.

De problemen die zich rond interne budgettering kunnen voordoen, zijn helaas in veel gevallen niet allemaal opgelost.
Het personeel is niet betrokken bij de in- en uitvoering van interne budgettering. Het personeel denkt: 'O, weer zo'n maatregel van die lui van boven. Dat zal wel overwaaien.' Interne budgettering wordt technisch niet goed ondersteund. Dit kan verschillende oorzaken hebben.
- De technische voorzieningen zijn onvoldoende. Bij onvoldoende technische voorzieningen (in de meeste gevallen gaat het om de computerapparatuur) kan de door

het personeel gevraagde informatie, die benodigd is om als budgethouder te kunnen werken, vaak niet worden geleverd. Een veelvoorkomend verschijnsel is dat er computerapparatuur wordt aangeschaft die niet op zijn uiteindelijke taak berekend is. Gegevens waarvan later blijkt dat die nodig zijn, kunnen door een te geringe capaciteit van de apparatuur niet geleverd worden.
- Het personeel is niet goed geschoold. De nieuwe medewerkers beschikken over onvoldoende bedrijfseconomische kennis om meteen met een budget te kunnen omgaan: ze moeten door schade en schande wijs worden, hetgeen slecht is voor de werkresultaten en voor hun zelfvertrouwen.
- De mentaliteit in de instelling is er niet een van zuinig aan doen. In deze situatie staan niet alle neuzen dezelfde kant op; de ene budgethouder doet wel zuinig aan, de andere niet.
- Overleg over uitgaven behoort niet tot de cultuur van de instelling. 'Geld mag geen rol spelen' is een opvatting die nog steeds wordt gehoord. Er worden wel taken gedelegeerd, maar geen bevoegdheden. Medewerkers worden verplicht bepaalde taken te vervullen, bijvoorbeeld het realiseren van een aantal verpleegdagen in een bepaalde periode, maar mogen geen personeel inhuren als er veel zieken zijn. De productie wordt dan mogelijk niet gehaald.
- Het spel van interne budgettering moet worden gespeeld zonder duidelijke spelregels. De zuinige budgethouder houdt geld over, de minder zuinige niet. De directie besluit om het geld dat de zuinige budgethouder overhield in te zetten om het tekort te dekken van de minder zuinige. Zuinigheid wordt dan gestraft. De budgethouders kijken voortaan wel uit om nog geld over te houden. Zo worden efficiëntie en creativiteit in het omgaan met geld gefrustreerd.
In het budget zijn kosten opgenomen die door de budgethouder niet te beïnvloeden zijn. Dit kan geïllustreerd worden met het voorbeeld van de kok die als hoofd van de keuken verschillende kosten op zijn budget vond bijgeschreven die niet door hem gemaakt waren, en zijn budget was ruimschoots overschreden.
'Ja, dat is voor het personeelsfeestje en het jubileum en jouw budget is het enige waarop we kosten voor voedsel en drank kunnen wegschrijven,' was het laconieke antwoord van de administratie.
- De normen voor de te leveren prestaties zijn onduidelijk of ontbreken helemaal. Een werknemer wordt ter verantwoording geroepen omdat bepaalde prestaties niet zijn geleverd, terwijl niet was afgesproken dat dit de bedoeling was.

Bovengenoemde voorbeelden zijn met vele andere aan te vullen. Ze dienen om duidelijk te maken dat de praktische problemen bij de uitvoering van interne budgettering vaak groot zijn. Het gaat in veel gevallen om elementaire voorwaarden voor budgethouderschap die met enige moeite, in elk geval voor een deel, wel te realiseren zijn. Het veronderstelt – en dat is wel het belangrijkste - dat de instelling de problemen van de budgethouders serieus neemt.

Maar op deze plaats kan alvast gezegd worden dat ook als er serieus aandacht wordt besteed aan de voorwaarden, er toch er in veel gevallen knelpunten zullen blijven bestaan.

In de volgende paragrafen zullen eerst de voorwaarden voor budgethouderschap worden geformuleerd en daarna zal een checklist worden gepresenteerd waarmee de budgethouder zijn eigen situatie kan onderzoeken en een instrument heeft om die situatie te verbeteren.

6.3 Voorwaarden voor het goed functioneren als budgethouder

In het voorgaande is een aantal problemen opgesomd die een budgethouder nogal eens tegenkomt. Hieruit kan vrij gemakkelijk een aantal voorwaarden worden afgeleid die een situatie creëren waaronder de budgethouder wel goed kan opereren. Deze voorwaarden zijn samen te vatten in een aantal kernwoorden:
1 taakstelling;
2 informatie;
3 communicatie;
4 spelregels;
5 beïnvloedbaarheid;
6 betrokkenheid.

1 Taakstelling
Het is van groot belang dat duidelijk is wat de taak, de opdracht van de afdeling is, en ook wat de middelen zijn die ter beschikking staan. Een taak is verder altijd gekoppeld aan een bevoegdheid. Als dit niet het geval is, is er eigenlijk geen sprake van een budget, maar slechts van een kostenplaats (zie hoofdstuk 5). De taak moet afgeleid zijn van de doelstellingen die de instelling heeft. Dus het is niet voldoende dat de budgethouder een duidelijke taakstelling heeft, ook de instelling moet een duidelijke taak hebben. Er moet een bedrijfsgedachte zijn die leeft onder de werknemers.
Tegenwoordig wordt dit het *mission statement* genoemd. De taakstelling van de budgethouder moet, tot slot, in duidelijke, objectieve termen zijn vervat en eenvoudig meetbaar zijn.

2 Informatie
De budgethouder moet in voldoende mate geïnformeerd zijn. Zonder informatie kan een budgethouder niet sturen met een budget. Bij het budgethouderschap gaat het in de eerste plaats om kosten en productie, maar ook van belang is het hebben van relevante informatie over de kwaliteit van de arbeid en de kwaliteit van de zorg. Bovendien moet informatie tijdig worden geleverd en relevant zijn voor de gebruiker (zie hoofdstuk 7).

3 Communicatie
Voor een goed functioneren van interne budgettering is het van belang dat de budgethouders veel en vaak met elkaar in gesprek zijn, en ook met boven- en ondergeschikten. Budgethouders moeten hun eigen belangen bewaken, maar die van de andere budgethouders mogen niet uit het oog worden verloren. Een open communicatie draagt hieraan bij.

Het is niet alleen van belang dat de budgethouders goed geïnformeerd zijn over het eigen budget en dat van de andere budgethouders, bespreking ervan is minstens even belangrijk. Er zijn verschillende mogelijkheden om de budgetresultaten te bespreken (Schrijvers, 1982). Na het toezenden van de budgetoverzichten kunnen deze besproken worden binnen reguliere vergaderingen; de administrateur kan mondeling, schriftelijk of telefonisch een vraag stellen aan de budgethouder; de budgethouder kan uitgenodigd worden voor een gesprek bij de directeur. Nadelen van deze methoden zijn dat er nogal snel een dreiging van uitgaat. Een telefoontje van de administrateur ligt alleen voor de hand als er iets misgaat en een gesprek met de directeur wordt al snel opgevat als 'op het matje geroepen' worden. Het afzonderlijk bespreken van budgetoverzichten door budgettoewijzer en budgethouder ligt vooral voor de hand in geval er echt iets aan de hand is.

Een regelmatige bespreking van de budgetoverzichten in een regulier budgethoudersoverleg waarin alle budgethouders elkaars overzichten bespreken, verdient de voorkeur. Het nadeel dat het vaak moeilijk en duur is om alle budgethouders op één moment bij elkaar te roepen, moet daarbij op de koop toe worden genomen. Een regelmatig terugkerend budgethoudersoverleg is neutraal, er gaat in principe geen dreiging van uit. Het overleg biedt de mogelijkheid de pogingen te bespreken die budgethouders hebben gedaan om de kosten in de greep te houden en het afgesproken resultaat te bereiken. Het geeft budgethouders, die vaak in eenzelfde soort situatie zitten en met dezelfde problemen kampen, ook gelegenheid ideeën uit te wisselen over hoe bepaalde zaken kunnen worden aangepakt en hierover ervaringen uit te wisselen.

Het budgethoudersoverleg kan tevens een functie hebben in het tot stand brengen van een 'wij-gevoel'; het geeft de budgethouders de gelegenheid verder te kijken dan de eigen unit.

Er kan van het budgethoudersoverleg natuurlijk wel een dreiging uitgaan als een budgethouder onvoldoende zijn budget onder controle heeft of zijn afgesproken taak onvoldoende realiseert. Maar het in het overleg op tafel leggen van de ondervonden problemen kan juist een uitstekende bijdrage leveren aan het oplossen ervan. En, *last but not least,* er gaat van een dergelijk overleg de dreiging uit om onderuitgehaald te worden als men bepaalde afwijkingen niet kan verantwoorden. De morele druk die hiervan uitgaat kan uiterst effectief werken; niemand vindt het leuk om 'af te gaan'.

4 Spelregels

Het moet duidelijk zijn wat de spelregels zijn, bijvoorbeeld wat de sancties zijn als een budgethouder zijn budget overschrijdt of er juist onder blijft. Wordt dit getolereerd of wordt de budgethouder hierop aangesproken? Van groot belang is de motivatie voor de afwijking. Als een overschrijder niet wordt aangesproken, wordt zijn gedrag beloond. Dit heeft funeste gevolgen voor de motivatie van de andere budgethouders. 'Vals spelen' wordt dan aantrekkelijk.

Elk budgetsysteem moet ook een aantal positieve prikkels bevatten om de motivatie van de budgethouder en zijn team op peil te houden. Het instellen van de mogelijkheid van een 'vrije zoom' – wie geld overhoudt, mag dit binnen de doelstelling van de instelling of afdeling naar eigen goeddunken besteden – kan uitstekend werken.

5 Beïnvloedbaarheid

Een budgethouder moet kunnen sturen met zijn budget, hij moet invloed kunnen uitoefenen. Deze beïnvloedbaarheid kan betrekking hebben op de uitgavenkant; door handig te manoeuvreren kan de budgethouder komen tot een efficiënt inzetten van de beschikbare middelen. Ook kan het gaan om beïnvloedbaarheid van de productie (die uiteindelijk zorgt voor de inkomsten van de instelling). Hierbij zijn vragen aan de orde als: kan de budgethouder de bedbezetting (is immers productie) beïnvloeden, kan hij zorgen dat er zware of minder zware patiënten worden opgenomen in overeenstemming met de personele bezetting van de afdeling van dat moment?

Voldoende informatie en beïnvloedbaarheid vormen de basis van wat Schrijvers (1982) een 'snelle en eenvoudige budgetbewaking' noemt.

6 Betrokkenheid

Als aan de hiervoor genoemde voorwaarden is voldaan, ontstaat er vanzelf voldoende betrokkenheid van de mensen die met het budget te maken hebben. Betrokkenheid is zowel oorzaak als gevolg van een goed werkend budgetsysteem. Dit dubbele aspect wordt nogal eens vergeten.

Het personeel waar de middenkaderfunctionaris mee moet werken, moet in voldoende mate betrokken zijn bij de interne budgettering. Dit betekent dat het personeel steeds opnieuw doordrongen moet worden van het belang van efficiënt omgaan met de middelen. Goede informatie aan de ondergeschikten is hierbij van elementair belang, evenals voldoende scholing van diegenen die met budgetten moeten werken.

6.4 Checklist

Het ligt niet voor de hand dat aan alle voorwaarden ooit volledig zal worden voldaan. Er zullen altijd wel punten zijn die verbeterd kunnen worden, daarover hoeft geen enkele budgethouder zich illusies te maken. Wel is het van belang steeds goed in de gaten te houden hoe de situatie wat betreft het bestaande budgetteringssysteem ervoor staat.

De beginnende budgethouder (maar ook de gevorderde) kan veel houvast hebben aan de checklist in deze paragraaf. De checklist helpt bij het in beeld brengen van de situatie wat betreft budgettering en helpt bij het in de greep krijgen van het eigen budget. Het kan zinvol zijn de lijst na verloop van tijd nog eens na te lopen.

Aan het eind van dit hoofdstuk worden de tien geboden voor de beginnende budgethouder gepresenteerd. Deze zijn al in 1982 door Schrijvers geformuleerd, maar de meeste geboden hebben nog onverminderde geldingskracht. Wel is de oorspronkelijke formulering hier en daar iets aangepast. De checklist en de tien geboden vormen voor de budgethouder een goed houvast in de vaak lastige beginperiode.

Checklist voor de beginnende budgethouder
1 Is het duidelijk wie het budget vaststelt?
2 Is het overleg over de budgetvaststelling bevredigend?
3 Is de splitsing in deelbudgetten duidelijk en bevredigend?
4 Is het duidelijk welke kosten en/of activiteiten in welke budgetten zitten?
5 Is het duidelijk welke activiteiten moeten worden bekostigd?
6 Zijn de gehanteerde normen duidelijk en acceptabel?
7 Is de eigen beslissingsruimte voor elk (deel)budget duidelijk en bevredigend?
8 In hoeverre zijn de in de budgetten opgenomen kosten en activiteiten beheersbaar? En door wie?
9 Is er periodiek informatie beschikbaar met betrekking tot de realisering van de budgetten?
10 Komt deze informatie tijdig beschikbaar?
11 Worden de noodzakelijke gegevens geleverd?
12 Bevat de informatie niet te veel overbodige gegevens?
13 Is de informatie voldoende betrouwbaar?
14 Vindt er periodiek bespreking van de realiseringsgegevens plaats?
15 Zijn alle medewerkers op de hoogte van de budgetafspraken?
16 Is de afdeling ingesteld op efficiënt omgaan met de beschikbare middelen?
17 Is de afdeling erop ingesteld om de taakstelling te realiseren?
18 Zijn vergelijkingen met prestaties van andere budgethouders mogelijk?
19 Is de overeengekomen periode waarvoor een budget geldt redelijk in die zin dat resultaten van acties zich kunnen openbaren?

Tien geboden voor de beginnende budgethouder (bewerking van Schrijvers 1982)
1 Als er een budgetsysteem wordt ingevoerd, dring er dan op aan dat er binnen de instelling vooraf over meegesproken mag worden in zoveel mogelijk geledingen. Word zo mogelijk lid van de commissie die de invoering van het budgetsysteem voorbereidt.
2 Geef aan dat je mee wenst te spreken over het budget en dat je het niet opgelegd wilt krijgen.
3 Speel open kaart in de besprekingen met de budgettoewijzer en houd geen informatie achter. Vroeger of later komt hij er toch achter als je de kosten te hoog hebt begroot of je inkomsten te laag.
4 Pleit voor een budget met niet alleen je directe afdelingskosten, maar ook met gegevens van de onderlinge leveranties, dus met inkoop-, productie- en verkoopgegevens.
5 Bepleit een schriftelijke vastlegging van alle afspraken met de budgettoewijzer. Je kunt hierop terugvallen bij de budgettoetsing.

>>

>>
6 Bepleit bij de budgettoewijzer dat je de eerste versie van je budget maakt. Bereid deze voor met je medewerkers. Bespreek ook met hen de budgetbewaking.
7 Vraag de budgettoewijzer om gebruikersvriendelijke begrotingsformulieren en om eenvoudige, goed leesbare financiële overzichten.
8 Bespreek competentiekwesties over de verantwoordelijkheid van bepaalde uitgaven met de budgettoewijzer aan de hand van concrete voorbeelden en niet in het algemeen. Al doende is het budgetsysteem dan te verbeteren.
9 Laat het verzamelen van de (financiële) gegevens die je nodig hebt niet volledig van anderen afhangen. Houd van een aantal belangrijke uitgavenposten zelf een kleine administratie bij.
10 Stap bij budgetoverschrijding, en ook als je eronder blijft, zelf op de budgettoewijzer af. Je haalt hem dan de wind uit de zeilen en verkleint de kans op negatieve sancties.

7 Het verzamelen en interpreteren van informatie

Leerdoelen: de student kan
- het verschil benoemen tussen gegevens en informatie;
- benoemen over welke informatie een budgethouder moet kunnen beschikken;
- benoemen aan welke eisen de benodigde informatie moet voldoen;
- beschikbare cijfermatige gegevens interpreteren.

7.1 Inleiding

Dit hoofdstuk is een uitwerking van de eerste van de negen taken van de budgethouder die in paragraaf 4.5 zijn beschreven: het verzamelen en interpreteren van gegevens. Een budgethouder is eigenlijk altijd op zoek naar informatie, informatie die hem wegwijs kan maken in de steeds veranderende wereld van productie, productiecapaciteit, formatie, afwegingen, doelstellingen, doelgroepen en andere zaken die voor het bewaken van een budget van belang zijn.

De laatste jaren is het jaarplan binnen instellingen een steeds belangrijkere rol gaan spelen. Dit hebben we in hoofdstuk 4 gezien. We zullen ons in dit hoofdstuk dan ook vooral richten op informatie met betrekking tot dit jaarplan.

In paragraaf 7.2 wordt allereerst het onderscheid tussen gegevens en informatie besproken.

In paragraaf 7.3 wordt besproken welke informatie een budgethouder nodig heeft, en in paragraaf 7.4 welke eisen aan informatie mogen worden gesteld.

Als bekend is welke informatie nodig is en welke eisen aan informatie mogen worden gesteld, dan wordt de vorm waarin de informatie wordt aangeboden vastgesteld in paragraaf 7.5.

In paragraaf 7.6 wordt de oude en nieuwe situatie in instellingen besproken met betrekking tot de taakverdeling in instellingen. Het verstrekken van informatie door financiële afdelingen blijkt lang niet overal vanzelfsprekend te zijn. De budgethouders zullen, individueel of als groep, hiermee om moeten gaan en afspraken over informatieverstrekking maken.

In paragraaf 7.7 wordt de interpretatie van gegevens besproken aan de hand van een aantal voorbeelden.

7.2 Gegevens en informatie

We hebben in hoofdstuk 6 gezien dat goede informatie een belangrijke voorwaarde is om als budgethouder te opereren. In dit hoofdstuk zullen we behandelen welke problemen optreden bij het verkrijgen van voldoende informatie en het interpreteren ervan. Aan het begin van dit hoofdstuk is het onderscheid tussen gegevens en informatie van belang. Deze twee begrippen worden vaak door elkaar gehaald. Een *gegeven* is niets meer dan een bepaald feit. Het feit, en daarmee het gegeven, krijgt pas betekenis als het in een bepaald referentiekader wordt geplaatst: gegevens worden *informatie* genoemd wanneer ze van betekenis zijn voor de ontvanger van die gegevens.

In instellingen zijn heel veel gegevens aanwezig. Het verzamelen van deze gegevens gebeurt door verschillende afdelingen, waarvan de belangrijkste voor ons onderwerp de financiële administratie is. Het gaat hier om:
- financieel-economische gegevens;
- personeelsgegevens;
- identificatie en registratie van patiënten;
- medische, verpleegkundige en zorggegevens.

Voorbeeld 1
Voor een budgethouder in de thuiszorg is het niet echt van belang te weten in welke straat een nieuwe cliënt woont. Een dergelijk gegeven krijgt pas betekenis (wordt informatie) als het adres van een nieuwe patiënt erg ver van de normale route van de wijkverpleegkundigen afligt. Op dat moment wordt namelijk de inzet van de wijkverpleging minder efficiënt, omdat dan meer tijd nodig is om bij de cliënt te komen.

Voorbeeld 2
In de intramurale sector werden de budgethouders in de beginperiode van de budgettering bedolven onder dikke pakken papier die rechtstreeks uit de computer kwamen: zeer veel gegevens, compleet met alle betaalde premies en belasting. Dit soort gegevens is voor de administratie van belang, maar is voor de budgethouders geen bruikbare informatie.

Het is de kunst om in een organisatie het verzamelen van gegevens zodanig te organiseren dat daardoor zoveel mogelijk gewenste informatie wordt verschaft aan degenen die daar behoefte aan hebben.
Bij het vaststellen welke informatie nodig is, kunnen we twee invalshoeken kiezen. Wie de smalle opvatting van budgethouderschap verkiest, zal met name gegevens over kosten en productie willen hebben; wie de brede opvatting aanhangt, zal daarnaast ook gegevens over kwaliteit, arbeidsomstandigheden en de beoordeling van de klanten willen hebben. De budgethouders zelf spelen in dit proces een belangrijke rol, zij weten beter dan wie ook welke informatie ze nodig hebben. Het is van belang regelmatig te laten weten welke informatie (nog meer) nodig is.

Overigens is het over het algemeen zo dat de verschillende partijen die bij interne budgettering betrokken zijn verschillende soorten informatie over hetzelfde onderwerp nodig kunnen hebben. Zo is voor een budgethouder informatie over het ziekteverzuim van de eigen eenheid met name van belang om te weten hoeveel hij gemiddeld kwijt is aan vervanging, maar voor een directeur is het ziekteverzuim van de gehele instelling vooral van belang in verband met zijn verantwoordelijkheid voor de arbeidsomstandigheden.

7.3 Waarover moet een budgethouder nu eigenlijk informatie hebben?

7.3.1 Inleiding

In de eerste plaats moet een budgethouder informatie hebben over het reilen en zeilen van de eigen afdeling, de eenheid waaraan leiding wordt gegeven. Dit wordt in paragraaf 7.3.2 verder uitgewerkt. Daarnaast is het zinvol te proberen steeds de eigen afdeling te vergelijken met andere afdelingen binnen of buiten de instelling (paragraaf 7.3.3).
In paragraaf 7.3.2. en paragraaf 7.3.3. wordt de min of meer normale gang van zaken bekeken aan de hand van vooraf geïdentificeerde prestatie-indicatoren. Maar een compleet normale gang van zaken bestaat niet, wat vandaag normaal is hoeft dat volgend jaar helemaal niet meer te zijn. Er doen zich voortdurend nieuwe fenomenen voor. Ook die verdienen aandacht (paragraaf 7.3.4).

7.3.2 Het afdelingsjaarplan

In hoofdstuk 1 en in de appendix is behandeld hoe in een instelling het budget tot stand komt. Een budget is een hoeveelheid geld waarmee een bepaalde taak moet worden uitgevoerd. Dat betekent dat bekeken moet worden of binnen het budget moet worden gebleven, en of de afgesproken productie ook wordt gehaald. Daarnaast moet de kwaliteit van de zorg voldoende zijn en moet in de gaten worden gehouden in welke mate de arbeidsomstandigheden van de medewerkers naar behoren zijn en medewerkers tevreden zijn (zie ook Van Dorsten 2005)
Kortom, er zijn vier terreinen waarover de budgethouder geïnformeerd moet zijn:
- productie;
- kosten;
- kwaliteit van arbeid;
- kwaliteit van zorg.

In een afdelingsjaarplan doet een leidinggevende een voorstel voor de te bereiken resultaten op alle vier de gebieden, overlegt hierover met zijn bovengeschikte en maakt uiteindelijk definitieve afspraken voor het jaar waar het plan betrekking op heeft. Over alle vier de aspecten zijn in de ideale situatie afspraken gemaakt, iets wat in de praktijk wel niet altijd het geval zal zijn. De budgethouder moet dus goed geïnformeerd zijn over de mate waarin hij bezig is zijn afspraken te realiseren. Er zijn in zo'n geval prestatie-indicatoren geformuleerd, tezamen met streefwaarden waaraan voldaan moet worden. Er moet dus registratie plaatsvinden om na te kunnen gaan in hoeverre de streefwaarden worden gehaald. In de rest van dit boek zullen we ons vooral richten op productie en kosten, de andere twee onderwerpen zullen in mindere mate worden behandeld. Een voorbeeld van een beknopt jaarplan wordt gepresenteerd in tabel 7.1.

Tabel 7.1 Jaarplan gehandicaptenzorg, afdeling Dagbesteding

Resultaatgebied Productie

KSF*	Toelichting/analyse	Doel 2005	Activiteiten
Aanwezigheidsdagen	Productie 6375 wordt tot nu toe gehaald; er is sprake van toegestane groei met acht AWBZ-plaatsen die dit jaar worden gerealiseerd	8415	Registreren dagbesteding en begeleid werken scheiden; onderzoeken en in kaart brengen van cliëntaanwezigheid; ondersteuning vragen van afdeling Automatisering
Zorgvernieuwing: cursus/training	Cliënten vragen vaker om cursusgericht aanbod dat niet aanwezig is	Product is ontwikkeld op basis van cliëntvraag	Cursusvragen vanuit SWP (samenwerkplan – red) inventariseren; aanbod ontwikkelen; bekostiging uitwerken
Zorgvernieuwing: Vrijetijdsbesteding	Cliënten vragen om ondersteuning bij vrijetijdsbesteding; geen passend aanbod aanwezig	Product is ontwikkeld op basis van cliëntvraag	Inventariseren van exacte vraag; sociale kaart vrijetijdsbesteding maken; passende vormen vrijetijdsbesteding ontwikkelen; bekostiging uitwerken

*KSF = Kritische Succes Factor
Bron: De Noorderbrug te Groningen

Resultaatgebied Kosten

KSF	Toelichting/analyse	Doel 2005	Activiteiten
Personeelsformatie vast	Vaste formatie 8,2 fte tot nu toe voldoende; uitbreiden met 1 fte als gevolg van productiegroei	9,2 fte	Overleggen met regiomanager over gewenste profiel i.v.m. zorgvernieuwing; werven/selecteren vóór 1-10-2004
Personeelsformatie flex	Geen terugkoppeling ingezette uren waardoor overschrijding vervangingsbudget met € 11.000	€ 43.600; binnen vier weken zijn invalgegevens beschikbaar	Vraag aanreiken bij administratie; ingezette uren volgens min-max, inval en restant volgens 4,9%-norm
Materiële kosten	Lichte onderschrijding van € 9450 op budget van € 210.000; uitbreiden als gevolg van groei met acht plaatsen	€ 270.000	Kosten per activiteitenplaats berekenen
Vervoerskosten	Vervoerder geeft geen inzicht in specificaties waardoor geen zicht op kostenverloop	Duidelijk zicht op rekening in verband met vervoersverrichting	Overleg met vervoersbedrijf inzake gespecificeerde rekeningen; mogelijk concurrerend aanbod inventariseren

Resultaatgebied Kwaliteit van zorg

KSF	Toelichting/ analyse	Doel 2005	Activiteiten	Kosten
Omgang met en bejegening van cliënten	Cliënten geven de indruk tevreden te zijn op het AC over omgang met medewerkers maar geen meetgegevens beschikbaar	Er is een meetinstrument waarmee cliënttevredenheid in kaart kan worden gebracht	Realiseren van enquête op instellingsniveau en periodiek uitvoeren van meting	Centraal
Beschikbaarheid van zorg	Er is een wachtlijst van tien weken voor vijf cliënten; door uitbreiding met acht plaatsen kan wachtlijst worden teruggebracht	Minder dan drie weken wachttijd	Uitbreiden met acht plaatsen in 2005; wachtlijstgegevens monitoren	Zie kosten
Zorgafstemming	Cliënten zijn ontevreden over het zorgaanbod in relatie tot hun vraag; structurele toename van klachten: gemiddeld zes per maand; toename van ADL-ondersteuning waardoor minder continuïteit in de activiteit	Minder dan twee klachten per maand; Cliënten zijn tevreden over aanbod	Toename ADL-ondersteuning in kaart brengen en vertalen naar inzet van formatie; duidelijke informatie geven aan cliënten over aard van ondersteuning en gewenste aanbod	
Beschikbaarheid van vervoer	Cliënten zijn ontevreden over het vervoer; vervoersbedrijf komt afspraken niet na; driemaal per week komen cliënten te laat op AC	Minder dan twee klachten per maand	Contract en afspraken met vervoersbedrijf aanscherpen; consequenties duidelijk maken: bij voortduren van klachtenpatroon contract beëindigen	-
Protocollering: respect voor elkaar	Protocol hiervoor is nog niet uitgewerkt, daardoor is de instellingsvisie niet concreet voor het AC; onzekerheid bij medewerkers hoe om te gaan met conflicten en agressie	Cliënten zijn tevreden over deze aspecten; protocol is uitgewerkt	Deelnemen aan projectgroep in samenwerking met cliëntenraad	Tien dagen inzet AC-medewerker

Resultaatgebied Kwaliteit

KSF	Toelichting/ analyse	Doel 2005	Activiteiten	Kosten
Ziekteverzuimpercentage	Verzuim 11%; Twee gevallen van langdurig verzuim; enkele frequente verzuimers	≤ 9%	Verzuimbeleid stringent uitvoeren; coaching/ extern advies vragen voor effectievere aanpak	-
Functioneringsgesprekken	Komt nog onvoldoende uit de verf; 80% van de medewerkers heeft één gesprek per jaar	100% medewerkers heeft één gesprek per jaar	Functioneringsgesprekken houden met alle medewerkers; ondersteuning gespreksvaardigheid P&O	-
Deskundigheidsbevordering	Medewerkers ervaren rolspanning als gevolg van rol als begeleider van individuele collega's én medewerkers in groepsverband én het functioneren als contactpersoon tegelijk	Medewerkers kunnen omgaan met verschillende rollen	Aanbieden van training rolhantering door afdeling Opleidingen aan vier medewerkers; overleg heeft plaatsgevonden; start in februari 2005	€ 480 per medewerker = €1920

Bron: Dorsten, T. van. De zorg als bedrijf. Bohn Stafleu van Loghum, Houten 2003

7.3.3 Benchmarking: de vergelijking met andere afdelingen

Waar mogelijk moet de budgethouder de gegevens die hij over het feitelijk functioneren van zijn afdeling krijgt, vergelijken met andere afdelingen. Het liefst met afdelingen binnen de eigen instelling, maar waar mogelijk ook met cijfers van buiten de instelling. Benchmarkgegevens kunnen ook zeer zinvol zijn. Hierbij doemt een groot probleem op. Het is de vraag of gegevens van de ene afdeling wel vergelijkbaar zijn met die van de andere. Het antwoord op die vraag is vaak 'nee', op de ene afdeling worden soms zaken meegerekend die op een andere afdeling niet worden meegenomen. Zo is het ziekteverzuim in ene instelling inclusief langdurig zieke en zwangere collega´s terwijl dat cijfer in een andere instelling wordt opgeschoond. Toch is het nuttig dergelijke benchmarks zo veel mogelijk op te sporen en te kijken wat dat kan opleveren. Vaak levert het zinnige aanknopingspunten op voor een discussie over een bepaald onderwerp.

7.3.4 Het scherp houden van de zaag

In de voorgaande twee paragrafen is er steeds van uitgegaan dat het mogelijk is een afdeling te sturen op basis van een beperkt aantal indicatoren. Meten is weten, maar omgekeerd geldt dus ook, wat je niet meet, weet je ook niet. De maatschappelijke werkelijkheid is voortdurend onderhevig aan veranderingen en die hebben ook invloed binnen instellingen. Zo had 20 jaar geleden nog niemand van RSI gehoord, nu kent iedereen dat fenomeen en weet men dat het een belangrijke oorzaak is van ziekteverzuim. Ongetwijfeld zullen er in het begin van het optreden van RSI leidinggevenden zijn geweest die hun medewerkers verdachten van het voorwenden van klachten en zal het afgedaan zijn als een poging om onder vervelende klusjes uit te komen.

Daarom is een budgethouder niet alleen op zoek naar 'reguliere' informatie, zaken die in budgetoverzichten en benchmarks tot uiting komen, maar is hij ook steeds op zoek naar datgene wat niet vanzelfsprekend is, naar datgene waarvan achteraf zegt: 'had ik dat maar eerder gezien, dan had ik veel eerder maatregelen kunnen nemen'.

Het is een bekend fenomeen in de psychologie dat mensen vooral dat zien wat ze verwachten te zien. Wat ze niet verwachten, zien ze vaak over het hoofd. Kan een budgethouder zich wapenen tegen het niet verder kijken dan zijn neus lang is? Tegen beroepsdeformatie? Tegen kortzichtigheid, om het even onvriendelijk te zeggen?

Dat kan, maar het is moeilijk. Het vereist een frisse blik, het vermogen om steeds opnieuw naar de dingen te kijken alsof je ze voor het eerst ziet. Het heeft te maken met wat Covey stelt in zijn wereldboek 'het scherp houden van de zaag'. Een zeer aan te bevelen boek voor managers.

In elk geval veronderstelt het ook een systematisch streven om op de hoogte te blijven van wat zich allemaal in en rond de zorg afspeelt. Het RIVM maakt sinds een aantal jaren bijvoorbeeld een 'Zorgbalans'.

Deze bevat relevante informatie over alles wat zich in de zorg afspeelt en waarover aan de borreltafel heel wat gepraat wordt. Of alle beweringen van de borreltafel kloppen kunt u onder andere in die Zorgbalans eens nazoeken.

Interessant is in dit verband de Nederlandse vertaling van de titel van het boek van Covey, dat in het Engels *Seven Habits of Highly Effective People* heet. Dus letterlijk 'Zeven eigenschappen van mensen die in hoge mate effectief zijn'. In het Nederlands heet het boek echter 'De zeven eigenschappen van effectief leiderschap'. Wij prefereren de oorspronkelijke titel, want wat Covey zegt is niet alleen van belang voor managers, maar voor iedereen die iets van zijn leven wil maken.

7.4 Eisen die gesteld mogen worden aan informatie

Over welke onderwerpen een budgethouder ook informatie nodig heeft, aan informatie kunnen altijd de volgende eisen worden gesteld.
- Relevantie. De beschikbare gegevens moeten betrekking hebben op de activiteiten van de budgethouder en de gegevens moeten voldoende specifiek zijn. Met betrekking tot de personeelslasten bijvoorbeeld is het meestal niet voldoende het totale bedrag weer te geven; een uitsplitsing naar deskundigheidsniveau is vaak ook nodig.
- Beschikbaarheid. Sommige gegevens worden niet verzameld, andere gegevens worden wel verzameld maar niet gepresenteerd op een voor de budgethouder zinvolle manier. In beide gevallen is bepaalde informatie in feite niet beschikbaar.
- Betrouwbaarheid. De informatie moet voldoende betrouwbaar zijn.
- Voldoende frequente beschikbaarheid. De meeste gegevens die een budgethouder

nodig heeft, hebben betrekking op een periode van een maand, omdat veel uitgaven maandelijks worden gedaan (salarissen, huur, enzovoort). De gegevens moeten dan ook per maand beschikbaar zijn.
- Tijdige beschikbaarheid. De gegevens moeten zo snel mogelijk na een bepaalde periode beschikbaar zijn. Informatie over personele en materiële kosten moet zo snel mogelijk na afloop van de maand beschikbaar zijn.
- Leesbaarheid op het niveau van de budgethouder. De gegevens moeten zodanig worden aangeleverd dat de budgethouder zelfstandig de gegevens kan lezen en analyseren.
- Gestandaardiseerdheid. De informatie moet voor alle afdelingen die hetzelfde doen, op dezelfde manier worden gepresenteerd en er moeten dezelfde prestatie-indicatoren worden gebruikt.

7.5 Het budgetoverzicht

In paragraaf 7.3 en paragraaf 7.4 is vastgesteld welke informatie nodig is of kan zijn (afhankelijk van de situatie van de budgethouder) en welke eisen aan informatie mogen worden gesteld. Nu kan worden vastgesteld in welke vorm een budgetoverzicht aan de budgethouder moet worden aangeboden. In elk geval moet in een budgetoverzicht een tweetal zaken terug te vinden zijn:
1. Confrontatie begroting en resultaat. In de gegevens moeten de begrote activiteiten en kosten worden weergegeven en geplaatst worden naast de feitelijke activiteiten en kosten. Beide dienen in dezelfde eenheden te worden weergegeven.
2. Periodecijfers en cumulatieve cijfers. In een budgetoverzicht moeten de gegevens over de betreffende periode worden weergegeven wat betreft de begroting en het resultaat. Ook moet worden aangegeven wat over de hele betreffende periode was begroot en wat het resultaat was. Een budgetoverzicht dat op deze manier is opgezet, geeft het meeste inzicht in de verwachte ontwikkelingen, feitelijke ontwikkelingen en in de verschillen daartussen.

Verder kan in een budgetoverzicht nog sprake zijn van:
3. Referentiegegevens. Eventueel kan ter vergelijking ook informatie uit dezelfde periode van een voorgaand jaar worden toegevoegd of informatie over prestaties van andere afdelingen (gemiddeld). Deze extra gegevens verhogen de informatieve waarde van de budgetoverzichten en fungeren dan in feite als kengetallen.

Dit brengt ons tot een raamwerk van het budgetoverzicht (zie tabel 7.2). Het raamwerk zal altijd de elementen moeten bevatten die in deze tabel zijn aangegeven. Hier gaat het om een budgetoverzicht over de maand juni 2010. Hieronder hebben we alleen gegevens over productie en kosten weergegeven. Gegevens over kwaliteit van zorg en kwaliteit van arbeid kunnen ook in soortgelijk overzicht worden ondergebracht. Het cumulatieve aspect wordt daarbij natuurlijk weggelaten. Over dit soort gegevens kunnen dan streefcijfers en realisatiecijfers worden geregistreerd, cumulatieve cijfers nemen dan de vorm aan van de feitelijke gerealiseerde waarden over de periode januari tot en met juni.

Tabel 7.2 Het budgetoverzicht

	Periode juni 2010			
	juni 2010 begroot (budget)	juni 2010 feitelijk (budget)	jan./juni cumulatief begroot	jan./juni cumulatief feitelijk
Productie Aantal verzorgingen (of: aantal verpleegdagen of: dagverzorging bezettingsgraad)				
Productie Aantal formatieplaatsen vast variabel kosten				

Voor kwaliteit van zorg kunnen gegevens worden verzameld over bijvoorbeeld:
- de tevredenheid van de klanten;
- hoelang klanten moeten wachten in de wachtkamer of aan de telefoon.

Voor kwaliteit van arbeid kunnen gegeven worden verzameld over bijvoorbeeld:
- werkdruk/werklast;
- arbeidsomstandigheden;
- ziekteverzuim;
- aantal ziekmeldingen.

7.6 Het verzamelen van informatie

Als alles goed geregeld is, heeft een budgethouder niet veel werk aan het verzamelen van voldoende en adequate informatie. In veel instellingen is het een vanzelfsprekendheid dat alle benodigde informatie aan de budgethouders wordt geleverd op budgetformulieren en andere overzichten.

De benodigde informatie wordt de budgethouder regelmatig automatisch toegezonden, kort na het verstrijken van de periode waarop de cijfers betrekking hebben. Uit de cijfers is eenvoudig af te lezen wat de taak van de budgethouder was en in hoeverre deze erin geslaagd is die taak met de ter beschikking gestelde middelen te realiseren. Maar zoals we in hoofdstuk 5 gezien hebben, is de beschikbaarheid van adequate informatie niet altijd vanzelfsprekend. Eén van de redenen hiervoor is de cultuur die in veel instellingen in de loop van de jaren is ontstaan. Elke dienst had zijn eigen taak: de verpleging verpleegde, de kok kookte en de administrateur administreerde. Als alle schoenmakers maar bij hun leest bleven en zich niet met andermans zaken bemoeiden, liep alles goed. Als interne budgettering wordt ingevoerd, gaat het spreekwoord van de schoenmaker niet meer op. Informatie, en met name financiële informatie, is voor de kok en verpleegkundige een absolute *must* om goed te kunnen werken. En de aanwezigheid van die informatie, zeker als we een brede invulling aan het budgethouderschap geven, is helemaal niet zo vanzelfsprekend.

Wel kunnen we uit het voorgaande regel 1 en regel 2 voor het werken met cijfers afleiden. Aan het eind van het hoofdstuk zal een aantal vuistregels voor het omgaan met cijfers worden gegeven. Hieronder volgen de belangrijkste twee.

Regel 1   Zet je weerstand tegen het werken met cijfers en cijfermatig gepresenteerde informatie even aan de kant.

Regel 2   Stel vragen als je onvoldoende op de hoogte bent van bepaalde (financiële) kwesties.

Als de kok en de verpleegkundige hun weerstand hebben overwonnen, betreden ze het terrein van de administrateur (in grotere instellingen gaat het om het hoofd economisch-administratieve dienst).

Waar de administrateur vroeger bepaalde welke rekening op welke post werd geboekt, gaan nu de verpleegkundige en de kok (en de andere middenkaderfunctionarissen die budgethouder zijn geworden) daarover meepraten. Sterker nog, ze willen soms heel andere indelingen van kostenposten, want de bestaande indelingen leverden in de meeste gevallen niet de informatie die de budgethouders in de nieuw ontstane situatie nodig hebben. Zo worden personeelslasten vaak bij de invoering van een budgetsysteem nog niet onderverdeeld naar afdeling, zodat de budgetten van de verschillende budgethouders onder één kostenplaats vallen. Specificering is dan nodig.

Het feit dat collega's opeens willen gaan meepraten over hoe zaken geadministreerd worden, heeft in veel instellingen een soort cultuurschok veroorzaakt. De werkvloer moest leren de goede vragen te stellen, de administratie moest leren om te gaan met allerlei indringers in het eigen koninkrijkje.

Een reactie van de administratie in de zin van: 'Gaan jullie nou maar verplegen en koken en laat ons maar administreren, dan komt alles goed', was niet ongebruikelijk. Uit de beschreven verandering kunnen twee conclusies getrokken worden.

1   Interne budgettering is niet alleen maar een rekenkundig gebeuren, het heeft ook veel te maken met hoe mensen in een instelling met elkaar omgaan. Interne budgettering houdt in dat de meeste leidinggevenden anders moeten gaan werken en vaak ook op een andere manier met elkaar te maken krijgen dan voorheen. Dit betekent dat er aandacht besteed moet worden aan het totstandkomen van nieuwe sociale verhoudingen binnen een instelling (zie ook hoofdstuk 12 over het onderhandelen over een budget).
2   Het invoeren van interne budgettering vereist in veel gevallen het bijhouden en ordenen van andere gegevens dan voorheen of het op een andere manier ordenen van gegevens. Dit geldt in het bijzonder voor benchmarkgegevens.

Hieruit volgt nog een regel.

Regel 3   Je hoeft nooit zonder meer genoegen te nemen met het aangeboden cijfermateriaal.

Tips voor het opbouwen van een goede relatie met de administratie
- Bereid je goed voor, zorg dat je je standpunt goed kunt beargumenteren (wat voor de gemiddelde verpleegkundige vanzelfsprekend is, hoeft dat voor de gemiddelde boekhouder helemaal niet te zijn).
- Laat merken dat je wel degelijk enige kennis hebt op economisch terrein als dat zo is (maar wend geen kennis voor die je niet hebt).
- Neem de klachten en problemen van de administratie serieus.
- Accepteer dat de administratie, net zoals alle mensen en afdelingen, ook haar beperkingen heeft in tijd, middelen en persoonlijke kwaliteiten.
- Probeer sámen alternatieven te zoeken, misschien niet voor nu, maar in elk geval voor over een bepaalde, vaste tijdsperiode.
- Nodig de betrokkenen eens uit op je eigen afdeling om te laten zien wat jouw afdeling eigenlijk doet.
- Houd een schaduwboekhouding bij (zodat je niet met lege handen staat als je vermoedt dat er ergens een fout is gemaakt).

Wat kan de budgethouder zelf doen?

Informatievoorziening is een van de grootste problemen die instellingen hebben bij de invoering van interne budgettering. Als er onvoldoende informatie (tijdig) beschikbaar is, moet de budgethouder niet verwachten dat dat op korte termijn beter wordt. Zeker als de instelling de zaken degelijk aanpakt en bijvoorbeeld een informatiebeleidsplan gaat schrijven, is het eerder een kwestie van jaren dan van maanden voordat een deugdelijk systeem van informatievoorziening operationeel is. Er is in die tijd vaak wel sprake van experimentele informatievoorziening, van waaruit met vallen en opstaan steeds betere informatievoorziening op gang kan komen.

Ondertussen moet de budgethouder wel verder. Het voeren van een schaduwboekhouding kan dan (soms) uitkomst bieden. De budgethouder houdt daarin zelf globaal bij hoeveel (extra) mensen en middelen worden ingezet. Vooral door afwijkingen zelf bij te houden kan in veel gevallen een heel redelijk beeld worden verkregen van het verloop van de kosten.

Veel budgethouders blijken een verrassend goed fingerspitzengefühl te ontwikkelen voor het werken met hun budget.

Het bijhouden van een schaduwboekhouding is overigens ook aan te bevelen als de informatievoorziening wel goed is. Er kan op de administratie altijd een fout gemaakt worden en in geval van nood is bovendien de eigen boekhouding altijd sneller beschikbaar dan die van de administratie.

7.7 Het interpreteren van cijfermateriaal

Cijfers spreken nooit voor zich, ze spreken pas op grond van de interpretatie die eraan gegeven wordt. En die interpretatie kan heel goed verschillen van de interpretatie die een ander eraan geeft. Cijfers zijn immers een afspiegeling van de werkelijkheid die

Tabel 7.3 Uitgaven zorgsector als percentage van het Bruto Binnenlands Product

	1975	1985	1995
Uitgaven zorgsector (× mld. euro)	9,1	18,4	27,8
BBP (× mld. euro)	99,8	190,1	301,2
Uitgaven zorg als percentage van het BBP	9,1	9,7	9,2

	2000	2005	2010
Uitgaven zorgsector (× mld. euro)	37,0	46,5	53,0
BBP (× mld. euro)	421	509	
Uitgaven zorg als percentage van het BBP	8,8	9,1	

Bronnen: Financieel Overzicht Zorg 1992, Zorgnota 2001

zich op de afdeling afspeelt en een ander is vaak niet zo goed van de werkelijkheid op de hoogte als de budgethouder zelf. De kunst is de cijfers te zien als een vertaling van die werkelijkheid.

Bekijk tabel 7.3. Stel je voor: je bent politicus en je ontvangt op de derde dinsdag van september de Zorgnota (voorheen Financieel Overzicht Zorg) die tegelijk met de miljoenennota wordt aangeboden aan de Tweede Kamer. De Zorgnota kan worden beschouwd als de begroting van de zorgsector, waarin alle inkomsten en uitgaven voor het komende jaar staan opgesomd. De Zorgnota verschijnt dus jaarlijks. Nu zijn er twee mogelijkheden.

1 Jouw opvatting als politicus is dat er veel te veel geld uit wordt gegeven aan de collectieve sector, waartoe de zorgsector grotendeels behoort. Kun je in figuur 7.4 een argument vinden om te beweren dat de kosten voortdurend sterk stijgen?
2 Jouw opvatting als politicus is dat voorzieningen in de zorgsector ruim beschikbaar moeten zijn voor de gehele bevolking en dat er nog wel wat meer voorzieningen in het ziekenfondspakket kunnen worden opgenomen. Kun je in figuur 7.4 een argument vinden om te beweren dat het met die kostenstijgingen nog wel meevalt?

Het merkwaardige is dat voor beide opvattingen een argument te vinden is in de gegeven cijfers. De kosten stijgen in *absolute zin*: het bedrag wordt steeds hoger, soms miljarden per jaar. De interpretatie die hieraan gegeven kan worden, is dat de kosten voortdurend sterk stijgen.

Maar als we het in *relatieve zin* bekijken door de kosten van de gezondheidszorg uit te drukken in een percentage van het Bruto Binnenlands Product, dan zien we dat het percentage vanaf 1985 tot 2000 is gedaald. De interpretatie die hieraan gegeven kan worden is dat het in die jaren nog wel meeviel met die kostenstijgingen. Maar na 2005 is er sprake van stijging zowel in absolute zin, als in relatieve zin. Klopt dit nog als de cijfers van 2010 beschikbaar zijn?

We geven nu een voorbeeld van het lezen van cijfers.

Hoe te kijken naar cijfers?
Karakteristieken productie in 2001 (VS = 100)

	Productie per hoofd	Gewerkte uren	Participatie- graad	Productie per uur
Verenigde Staten	100,0	100,0	100,0	100,0
Noorwegen	84,9	73,7	103,1	111,8
Denemarken	77,8	82,5	103,8	90,9
Ierland	77,7	91,0	91,0	93,9
Nederland	74,6	72,1	102,3	101,1
Frankrijk	72,1	82,5	82,3	106,3
België	71,8	83,2	80,5	107,1
Zweden	70,6	86,9	99,2	81,9

De cijfers zijn ontleend aan Van de Klundert, 2005

Als er alleen naar productie per hoofd van de bevolking gekeken zou worden, verdienen de Verenigde Staten meer geld dan de Europese landen. Zijn de Europese landen dan minder welvarend? Om die vraag te beantwoorden, dient er ook naar andere zaken gekeken te worden. Door naar de rest van de tabel te kijken, blijkt waar het verschil vandaan komt en kunnen er andere conclusies getrokken worden.
- De Europese landen hebben een even hoge of hogere productie per uur.
- Bij productie per uur steekt Noorwegen erbovenuit die de hoge productie per uur aan zijn rijke grondstoffen te danken heeft.
- De participatiegraad ligt soms hoger, maar verschilt weinig.
- De Europese landen werken minder en hebben dus meer vrije tijd wat ook als welvaart gezien kan worden.

Negen tips bij het gebruik van cijfers
1 Probeer je weerstand tegen cijfers even aan de kant te zetten.
2 Stel vragen.
3 Neem nooit zonder meer genoegen met het aangeboden cijfermateriaal.
4 Verzamel pas gegevens als je weet wat je ermee wilt.
5 Probeer relaties te leggen tussen de verschillende groepen van cijfers.
6 Ga na of het cijfermateriaal wel betrouwbaar is.
7 Durf conclusies te trekken.
8 Doe iets met de conclusies.
9 Gebruik je intuïtie (ga op je gevoel af).

Opgaven

Opgave 1
In vrijwel alle sectoren in de zorgsector zijn of worden benchmarkonderzoeken gedaan. Ga na of er benchmarks voor je eigen instelling beschikbaar zijn. Probeer de landelijke gegevens met die van je eigen instelling te vergelijken. Welke conclusie trek je hieruit en wat ga je hiermee doen?

Opgave 2
Zoek in de begroting van het Ministerie van VWS of in de Zorgbalans voor je eigen veld de gegevens op, zoals die behandeld zijn in het voorbeeld over de kraamzorg, en probeer te achterhalen waar de kostenstijgingen in de afgelopen jaren vandaan komen. (De ontwikkeling in lonen en prijzen is veelal ook in de Zorgnota te vinden.)

Opgave 3
Iemand beweert: 'De mensen in Nederland gaan steeds meer pillen slikken.' Hij laat als bewijs een krantenknipsel zien waarin de volgende gegevens vermeld staan:

Tabel 7.4

	Realisatie uitgaven in mln euro's			Raming uitgaven
	1995	2000	2005	2010
Farmaceutische hulp	2.432,3	3.424,7	4.553,7	5.352,2

Bron: FOZ 1995, Zorgnota 2001/2003 en Rijksbegroting VWS 2009

Kun je het zonder meer met deze bewering eens zijn?

8 Het maken van een begroting en het beïnvloeden van het resultaat

Leerdoelen: de student kan:
- de kenmerken van een begroting benoemen;
- een begroting maken voor de besteding van een budget;
- bepalen welke delen van een begroting beïnvloedbaar zijn.

8.1 Inleiding

Dit hoofdstuk is een uitwerking van de tweede van de negen taken van de budgethouder die in paragraaf 4.5 zijn beschreven: het maken van een begroting en het beïnvloeden van het resultaat. Aan vrijwel elk budget ligt een begroting ten grondslag.
In dit hoofdstuk zal eerst worden behandeld welke kenmerken een instellingsbegroting heeft (paragraaf 8.2).
Daarna zal in paragraaf 8.3 het maken van een begroting door de budgethouder zelf worden behandeld. Een begroting vormt immers de basis van het budget waar de budgethouder mee moet gaan werken. Er zullen verschillende begrotingen worden behandeld, die de basis vormen voor verschillende typen budgetten.
De relatie begroting-budget wordt behandeld in paragraaf 8.4.
In paragraaf 8.5 wordt de mate van beïnvloedbaarheid van kosten door de budgethouder besproken. Overigens wordt in dit hoofdstuk voortgeborduurd op hoofdstuk 5, waarin de voor dit boek relevante bedrijfseconomische principes zijn behandeld.

8.2 De instellingsbegroting: bedrijfseconomisch weerbericht of grondslag voor budgettering?

Een begroting is een schatting waarin vooraf wordt geprobeerd weer te geven wat de financiële gevolgen zullen zijn van de plannen die een instelling heeft.
Deze plannen kunnen een bepaald project of een bepaalde periode betreffen. Dan gaat het meestal om een periode van een jaar.
Er zijn verschillende typen begroting.
- De investeringsbegroting: deze heeft betrekking op de kosten die de aanschaf van duurzame bedrijfsmiddelen met zich meebrengt en de manier waarop deze investeringen worden gefinancierd.
- De exploitatiebegroting: deze heeft betrekking op alle kosten en opbrengsten in de begrotingsperiode. In een bedrijfsmatige opzet is de exploitatiebegroting (voor een belangrijk deel) afgeleid van het productieplan van de instelling.

- De liquiditeitsbegroting: deze heeft betrekking op de inkomsten en uitgaven van de instelling in een bepaalde periode. Met behulp van een liquiditeitsbegroting kan worden bepaald of een instelling voldoende geldmiddelen vrij beschikbaar heeft of binnen afzienbare tijd krijgt om de verplichtingen die zij heeft te voldoen.

De begroting die voor ons in dit verband het meest van belang is, is de exploitatiebegroting. Deze vormt de grondslag voor de uiteindelijke budgettering binnen instellingen. Aan de exploitatiebegroting zullen we in dit boek dus de meeste aandacht besteden (de exploitatiebegroting zal hierna worden aangeduid als 'de begroting'). De liquiditeitsbegroting zal in dit boek verder niet worden besproken. De exploitatiebegroting heeft een aantal kenmerken, die we hierna kort zullen behandelen.

Schatting

Elke begroting is een *schatting*, een schatting die vooraf wordt gemaakt.
Omdat de toekomst niet met zekerheid voorspeld kan worden, bevat een begroting altijd een zekere mate van onzekerheid. Je kunt bijvoorbeeld een begroting maken van energiekosten, maar een zachte winter levert een lagere gasrekening op dan een strenge winter, en dat is niet van tevoren in te schatten. Maar ook andere zaken onttrekken zich aan een accurate voorspelling. In de wijk is de vraag naar zorg bijvoorbeeld niet voorspelbaar; in de ene periode zijn er meer mensen die zorg vragen dan in een volgende. Het feitelijke kostenniveau kan dus verschillen van dat wat vooraf werd verwacht.
Hier zit een knelpunt dat in dit boek nog regelmatig aan de orde zal komen. De leiding van een instelling en de budgethouders die een deel van de middelen van de instelling beheren, willen graag precies weten wat de kosten zullen zijn in de komende periode en welke opbrengsten hiertegenover zullen staan. Naarmate het beter lukt om vooraf goed in te schatten wat de inkomsten en de uitgaven zullen zijn, vermindert de onzekerheid en zal de instelling beter in staat zijn de financiële situatie in de hand te houden.
Of anders gezegd: de taakstelling die de instelling heeft, in combinatie met de beperkte hoeveelheid geld, dwingt tot een accurate schatting van de inkomsten en uitgaven. Iedereen kent wel voorbeelden van begrotingen die uiteindelijk fors werden overschreden. De tunnel onder het Kanaal is bijvoorbeeld drie keer zo duur geworden als men dacht toen de plannen op de tekentafel lagen. De Betuwelijn is een ander roemrucht voorbeeld en meer recent lijkt de Noord-zuidmetrolijn in Amsterdam een bodemloze put te zijn, die de gemeente ieder jaar meer geld lijkt te kosten.
In de gezondheidszorg zelf liggen de voorbeelden ook voor het oprapen. Jarenlang overschreden de medisch specialisten de met hen afgesproken budgetten. De kosten van medicijnen zijn ook voortdurend hoger dan door de overheid is begroot.
Lijkt een begroting daarmee niet sterk op een weerbericht? Het weer wijkt immers ook nogal eens af van de voorspelling, er is geen peil op te trekken.
Soms lijkt een begroting daar wel op. Toch zijn er ook wezenlijke verschillen met het weerbericht. Er kan bij het maken van een begroting veel worden gedaan om ervoor te zorgen dat de onzekerheid wordt verminderd. Net zoals het aanbrengen van glasisolatie het verschil in kosten tussen een zachte en warme winter kan afvlakken. Ook

kosten die worden veroorzaakt door de vraag naar zorg kunnen enigermate worden beïnvloed, ook al is dit veel moeilijker. We zullen dit in de latere hoofdstukken nog uitgebreid zien.

Naarmate de beïnvloedbaarheid (en natuurlijk ook de feitelijke beïnvloeding in de goede richting) toeneemt, wordt de kans groter dat het resultaat dichter bij de begroting komt te liggen.

Een ander verschil met het weerbericht is dat achteraf vaak kan worden verklaard waarom een bepaalde afwijking plaatsvond. Deze verklaring kan helpen om de betreffende kosten in een volgende periode nauwkeuriger in te schatten. Er valt dus van het verleden veel te leren.

Een van de vaardigheden die een budgethouder snel onder de knie moet krijgen, is het aanvoelen welke posten mogelijkerwijs overschreden zullen worden, en vooral *hoe* op *welke* posten invloed is uit te oefenen. Eén van de manieren om dat te leren, is door te kijken naar het verleden.

Plan

Een tweede kenmerk van een begroting is dat deze een *plan* is.

In de vorige hoofdstukken hebben we gezien dat budgetten vertalingen in financiële termen zijn van de (productie)plannen die de instelling heeft.

Een conceptbegroting fungeert als basis voor de onderhandelingen van de instelling met verzekeraars. Daarin doet de instelling voorstellen voor uitbreiding of inkrimping van activiteiten en voor nieuwe activiteiten en daarin bespreekt men de vergoedingen die instellingen krijgen voor de verschillende activiteiten (zie hoofdstuk 1). Als overeenstemming is bereikt met de financiers, wordt het externe budget vastgesteld en daarmee is de financiële ruimte van de instelling bekend. Over de interne budgettering kunnen vervolgens definitieve afspraken worden gemaakt.

Voor een deel zal totstandkoming van de interne budgetten parallel lopen met de totstandkoming van de externe budgettering, maar pas als het externe budget definitief is vastgesteld, kunnen ook over de interne budgettering definitieve afspraken worden gemaakt.

Kosten en opbrengsten

Een derde kenmerk dat bespreking verdient, is dat een begroting een opsomming van *kosten en opbrengsten* is.

Kosten zijn alle uitgaven die op enig moment gedaan zijn of gedaan zullen worden, geheel of gedeeltelijk *ten behoeve van* de begrotingsperiode.

Een voorbeeld om dit te verduidelijken: een instelling spreekt in september 2003 met een scholingsinstituut af dat er in het najaar een cursus werken met zorgplannen wordt gegeven. Deze cursus loopt in december af en het scholingsinstituut stuurt eind december een rekening die pas in januari 2004 wordt betaald. De uitgave geschiedt dan pas in 2004, maar de kosten van de cursus worden toch geboekt als kosten van het boekjaar 2003.

Opbrengsten zijn ontvangen of nog te ontvangen geldmiddelen voor in de betrokken periode verleende diensten of goederen.

Het is van belang te vermelden dat instellingen tot nu toe alleen kosten mochten maken die door de Nederlandse Zorgautoriteit NZa werden aanvaard. Alleen de aanvaardbare kosten kwamen voor vergoeding (weliswaar gebudgetteerd, dus van tevoren aan een maximum gebonden) of subsidie in aanmerking. Andere kosten dan de aanvaardbare mochten door de instelling natuurlijk wel gemaakt worden, maar daarvoor moest de instelling dan zelf een dekking zoeken.

Het terugtreden van de overheid en de toegenomen concurrentie hebben ertoe geleid dat de NZa langzaam maar zeker een minder grote rol gaat spelen. Nu gaat het erom of instellingen met verzekeraars of gemeenten afspraken kunnen maken over het vergoeden van hun activiteiten. Meer en meer zullen het dus de verzekeraars of gemeenten zijn die in de onderhandelingen bepaalde kosten al of niet 'aanvaardbaar' vinden en daarvoor dan gelden beschikbaar stellen middels productieafspraken (en iets dergelijks geldt natuurlijk voor de persoongebonden budgetten, daar gaat de budgethouder bepalen wat wel of niet aanvaardbaar is). De productie van de instelling zal in de komende jaren dus steeds sterker de inkomsten van de instelling bepalen.

Maar hoe dit ook zij, de instellingsbegroting blijft de basis van de budgetten die uiteindelijk worden toegewezen. En daarmee is de begroting een – weliswaar soms gebrekkig – instrument om de activiteiten van de instelling te sturen.

Kernpunt blijft dat in een begroting de (productie)plannen van de instelling hun financiële neerslag vinden.

8.3 Het maken van een begroting

8.3.1 Uitgangspunten

Bij het tot stand komen van een begroting die uiteindelijk een budget moet worden zijn de volgende zaken van belang:
- informatie;
- beïnvloedbaarheid;
- budgetsoort.

Informatie
Bij de benodigde informatie dient informatie over de geschatte productie (of afspraken daarover) en productiecapaciteit als vertrekpunt.
Productie: wat zijn de taken van de afdeling, welke productie moet worden gehaald en hoe wordt dit gemeten?
Productiecapaciteit: hoeveel mensen (op welke deskundigheidsniveaus) en middelen kunnen worden ingezet en gebeurt dat voldoende efficiënt?

Beïnvloedbaarheid
Van belang bij het opstellen van een begroting is verder een inschatting van de mogelijkheden om de vraag naar (ofwel de afzet van), dan wel de kwaliteit (en daarmee de kosten) van het product te beïnvloeden. Verder is de beïnvloedbaarheid van de kosten van belang. Als er geen sprake is van beïnvloedbaarheid, dan is er eigenlijk ook geen sprake van een budget.

De beïnvloedbaarheid heeft – gegeven een bepaalde omvang van een budget – betrekking op:
- efficiëntie: kan ik met evenveel middelen mogelijkerwijs meer doen?
- effectiviteit: kan ik met dezelfde middelen in grotere mate voldoen aan de gestelde normen?

Ook speelt informatie over de mate waarin klanten tevreden zijn een rol. Als er een grote mate van ontevredenheid is, zal mogelijk op een aantal punten meer geld moeten worden ingezet om dit te verbeteren. Hetzelfde geldt voor informatie over de arbeidsomstandigheden.

Een eenvoudig voorbeeld kan dit verhelderen. De meeste ziekenhuizen hadden tot voor kort de gewoonte om van iedere patiënt de temperatuur op te nemen. Dit fenomeen kan bekeken worden uit efficiëntieoogpunt (wordt dit werk wel voldoende snel gedaan?) of uit het oogpunt van effectiviteit (wordt aan de norm dat iedere patiënt elke dag moet worden getemperatuurd voldaan?). Het derde criterium vraagt: is dit eigenlijk wel nodig, is dit in het belang van de patiënt, vinden patiënten dit plezierig? Het antwoord op deze laatste vraag is in veel gevallen ontkennend. Men mag aannemen dat het opnemen van de temperatuur, dat ongetwijfeld efficiënt en effectief gebeurde, in de meeste gevallen helemaal niet tot een grote tevredenheid leidde, zeker niet als dit 's morgens om zes uur gebeurde, waarna iedereen wakker was en vaak niet meer in slaap kon komen. Er is uitgerekend dat dit overbodige 'temperaturen' een middelgroot ziekenhuis wél een volle formatieplaats kostte.

In een zeer leesbaar Engelstalig boek worden door Walsh en Ford (1992) tientallen *nursing rituals*, verpleegkundige rituelen, beschreven. Rituelen zijn zaken die weliswaar door de verpleegkundigen worden gedaan, maar die niet effectief zijn, geen relatie hebben met wat nodig is voor de patiënt of met datgene waar hij behoefte aan heeft. Voorbeelden hiervan zijn het zeer vroeg wakker maken van de patiënten, hen nuchter (gedurende een onnodig lange periode) laten zijn voorafgaande aan een operatieve ingreep, het scheren van een (vaak veel te) groot oppervlak van het lichaam waar de ingreep gaat plaatsvinden. Een ander voorbeeld is de eis die sommige dokters uitspreken dat iedere patiënt elke dag wordt gewogen.

Walsh en Ford hebben hun boek geschreven vanuit een inhoudelijke invalshoek; zij hebben niet speciaal een economische invalshoek. Maar een aantal van de beschreven rituelen heeft wel degelijk een economisch aspect.

Het ligt dus voor de hand om steeds opnieuw te kijken of bepaalde handelingen geen rituelen zijn (geworden). Het opheffen van die rituelen kan mogelijk een hoop geld besparen. Andersom kan het meer tegemoetkomen aan de wensen van de patiënt natuurlijk ook leiden tot extra inzet van middelen.

Het invoeren van integrerende verpleegkunde kan opgvat worden als het verhogen van de excellentie van de verpleegkunde (het komt meer tegemoet aan de wensen van de patiënt, doordat de patiënt voor alle handelingen in principe te maken krijgt met een enkele verpleegkundige).

Het is dus van belang te blijven zoeken naar mogelijkheden om de efficiëntie te verhogen, de effectiviteit te verbeteren en steeds opnieuw te kijken of dat wat gebeurt wel nodig is en in het belang is van de patiënt. Tevens moet steeds gekeken worden naar de gevolgen van alle maatregelen voor de arbeidsomstandigheden.

Budgetsoort

Er bestaan verschillende soorten budgetten (zie schema 8.1):
- het vaste budget;
- het variabele budget;
- het gemengde budget;
- het flexibele budget.

Deze verschillende budgetten onderscheiden zich van elkaar door de mate waarin de hoogte ervan wordt aangepast als de vraag naar (en dus de afzet van) het product wijzigt. Bij het vaste budget wijzigt de omvang van het budget niet als de productie verandert. Dit is voor de budgettoewijzer het ideale budget. Immers, dan weet hij van tevoren precies hoeveel geld hij kwijt is. Problemen ontstaan als de vraag groter is dan verwacht en aan die vraag beantwoord moet worden, zoals in de thuiszorg vaak het geval is.

Het variabele budget varieert met de productie (meer geld bij meer productie). Dit is ideaal voor de budgethouder als de productie sterk wijzigt. Voor de budgettoewijzer is dit een uiterst lastige budgetvorm, omdat van tevoren niet kan worden gepland wat de kosten zullen zijn. In de nieuwe financieringsvormen die de komende jaren gaan gelden, waarin meer productie de instelling meer geld gaat opleveren, zal het variabele budget

Figuur 8.1   Grafische voorstelling van de budgetsoorten

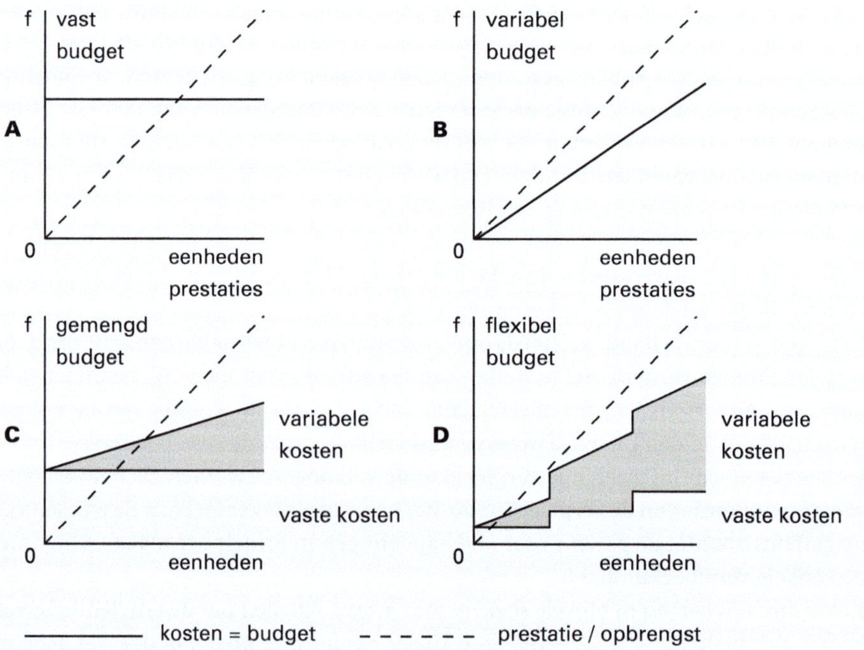

Bron: Van Sluijs, 2001

meer opgeld doen. Afgesproken kan dan worden dat meer productie ook meer geld mag kosten; wel zal die extra productie dan waarschijnlijk niet onevenredig veel extra kosten met zich mee mogen brengen. Er kan gewerkt gaan worden met kengetallen, bijvoorbeeld een uur extra thuiszorg mag dan niet meer dan € 20 of € 30 extra kosten.

Het gemengde budget is een mengvorm van deze twee principes. Het budget is deels vast en deels variabel.

Het flexibele (getrapte) budget is een variant van het gemengde budget, waarbij het budget een vast deel heeft en een variabel deel dat verspringt bij een bepaalde waarde. Als over een *budget* gesproken wordt, wordt in de meeste gevallen het *vaste budget* bedoeld. De budgethouder staat voor de taak binnen het vaste bedrag of binnen de hem toegemeten vaste formatie te blijven.

In de voorbeelden die in de volgende paragrafen zullen worden behandeld, zal – tenzij anders vermeld – steeds van het vaste budget worden uitgegaan.

8.3.2 Waar is het budget voor bedoeld?

Een budget wordt vastgesteld op basis van een begroting (zie ook paragraaf 8.4). Budgetten kunnen verschillende vormen aannemen:
- budgetten voor formatie in uren;
- budgetten voor formatie in geld;
- budgetten voor activiteiten;
- budgetten voor materiële middelen.

Hier zal een voorbeeld van een begroting worden behandeld die ten grondslag ligt aan een budget voor formatie in geld.

In de hierna behandelde begrotingen is het niet zozeer van belang dat er uiteindelijk een bepaald getal wordt berekend; het is veel belangrijker dat de budgethouder een behoorlijk idee heeft welke factoren afwijkingen kunnen veroorzaken en hoe hij daar (liefst vooraf al) invloed op kan uitoefenen.

Invloed uitoefenen kan zowel betrekking hebben op de totale kosten (via efficiëntiemaatregelen) als op de manier van de besteding van de beschikbare middelen (op welk tijdstip, welke deskundigheden) en de aard van de productie (welke patiënten, welke en hoeveel zorg) die dat oplevert.

8.3.3 Begroting voor formatie in geld

Een voorbeeld uit de intramurale zorg
Een afdeling van een intramurale instelling wordt gebruikt voor 'uitbehandelde verkeerde-bedproblematiek', dat wil zeggen, er liggen mensen die uitbehandeld zijn in het algemeen ziekenhuis en die een indicatie hebben voor het verpleeghuis, waar ze niet terecht kunnen omdat daar een wachtlijst is. De afdeling omvat zeventien bedden.

>>

>> De personele bezetting is afgestemd op een bedbezetting van 88%. Bij een dergelijke bedbezetting komt ook voldoende geld binnen van de verzekeraar om de onkosten te dekken.
De afdeling heeft de beschikking over veertien formatieplaatsen, alle personeelsleden zijn in vaste dienst:

1 verpleegkundig teamleider	€ 31.200 per persoon
4,5 verpleegkundigen	€ 25.200
7 ziekenverzorgenden	€ 22.600
1,5 bejaardenverzorgenden	€ 20.000
onregelmatigheidstoeslag	8%
vakantietoeslag	8%
sociale lasten	25%
sociale lasten moeten ook berekend worden over vakantietoeslag en onregelmatigheidstoeslag	

Voor een budgethouder is het bij het maken van de begroting natuurlijk van belang te weten wat vermoedelijk de kosten zullen zijn, gegeven de gewenste productie. Ook is van belang welke factoren eventuele afwijkingen in kosten en productie zullen veroorzaken en tevens welke mogelijkheden de budgethouder heeft om kosten en productie te beïnvloeden.

Totale verwachte kosten:

teamleider	€	31.200
verpleegkundigen	€	113.400
ziekenverzorgenden	€	158.200
bejaardenverzorgenden	€	30.000
subtotaal	€	332.800
onregelmatigheidstoeslag 8 procent	€	26.624 –
subtotaal	€	359.424
vakantietoeslag 8 procent	€	28.754
subtotaal	€	388.178
sociale lasten 25 procent	€	97.044
Totaal	€	485.222

De belangrijkste factoren die een afwijking kunnen veroorzaken in de te maken kosten zijn over het algemeen ziekte en een hogere bedbezetting. Vervanging van zieken leidt automatisch tot hogere kosten. Meer aanbod van patiënten, wat in elk geval een hogere productie betekent, kan ook leiden tot een grotere personele inzet. >>

>> Op korte termijn zijn de mogelijkheden om de kosten te verlagen beperkt. Alle personeelsleden zijn immers in vaste dienst. Wel kan geprobeerd worden in rustige perioden zoveel mogelijk personeel uit te lenen aan andere afdelingen. Op langere termijn kan bekeken worden of hogere deskundigheidsniveaus kunnen worden vervangen door lagere. Inschakeling van poolkrachten, die alleen opgeroepen worden in drukke perioden, is een andere mogelijkheid. Een deel van de vaste formatie wordt dan flexibeler inzetbaar, afhankelijk van de vraag naar zorg. Dit vergroot de beïnvloedbaarheid van de kosten door de budgethouder sterk. In het geval dat de budgethouder vreest de gewenste bedbezetting niet te zullen halen, staan hem verschillende mogelijkheden ter beschikking.
Verhoging van de productie kan door in de instelling een systeem in te voeren waardoor mensen die op de afdeling verpleegd zouden kunnen worden, daar ook zo snel mogelijk terechtkomen. De bekendheid van de afdeling is in dit verband natuurlijk van belang.
Verhoging van de productie kan ook door mensen niet onmiddellijk naar het verpleeghuis te laten overplaatsen zodra daar wel plaats is.

8.4 Van begroting naar budget

In het proces van de totstandkoming van een budget is sprake van verschillende fasen, zoals we gezien hebben in paragraaf 4.2, waar de hoofdlijnen van het proces van interne budgettering zijn behandeld.

Als een budgethouder zelf een begroting heeft opgesteld voor zijn eigen budget, staat nog lang niet vast dat die begroting ook daadwerkelijk de status van budget zal krijgen. In de discussie over de verdeling van de gelden van de instelling over de afdeling kunnen nog allerlei zaken een rol spelen die van invloed zijn op de vaststelling van de budgetten.

Een aantal factoren speelt hierbij een rol.
- De instelling stelt andere efficiëntienormen vast dan waarvan de budgethouder zelf was uitgegaan, bijvoorbeeld als gevolg van een landelijke efficiëntiekorting die de overheid heeft doorgevoerd. Zo kan de instelling beslissen de bezetting in het weekend te verlagen.
- De instelling stelt andere effectiviteitnormen vast dan de budgethouder had gebruikt, met andere woorden, er is sprake van kwaliteitsvermindering of vermeerdering. Op dit punt gaan we in hoofdstuk 9 nader in.
- Er wordt onderhandeld en de ene onderhandelaar ziet kans meer zijn zin te krijgen dan de andere. Dit onderwerp wordt in hoofdstuk 12 behandeld.

Wordt een begroting uiteindelijk een budget, dan staat vast welke middelen de budgethouder ter beschikking staan en welke prestaties hij daarvoor moet leveren. In ons geval kan er dus een budget van € 485.222 voor het komende jaar worden vastgesteld met als taak een bezetting van 88 procent te realiseren (en dus $365 \times 0,88 \times 17$ bedden = 5460 verpleegdagen).

Een budget is dus een taakstellende begroting.

8.5 Beïnvloeding van kosten door de budgethouder

De mogelijkheden van de budgethouder om de kosten van de eigen eenheid te beïnvloeden zijn wisselend. Hiervoor zijn verschillende mogelijkheden besproken. Maar: hogere doelmatigheid en minder kosten zijn een zaak van de instelling als geheel. Als de instelling wat dat betreft de mogelijkheden goed benut, worden de mogelijkheden van de budgethouder vanzelf beperkt; dan zijn de budgetten en de taken die daarbij horen goed op elkaar afgestemd.

Mogelijkheden om de kosten te verlagen blijven er voor de budgethouder echter altijd. Aan het eind van deze paragraaf wordt hiertoe een aantal tips gegeven.
De belangrijkste kosten binnen een instelling zijn, zoals in hoofdstuk 5 al aangegeven, de personeelskosten, de materiële kosten en de kosten voor duurzame bedrijfsmiddelen. Ook voor de budgethouder zijn dit de belangrijkste kosten. Maar de manier waarop personeelslasten beïnvloed kunnen worden, is heel anders dan de manier waarop materiële lasten of duurzame bedrijfsmiddelen beïnvloed kunnen worden. In hoofdstuk 10 wordt hier verder op ingegaan, als de budgethouder onaanvaardbare overschrijdingen van zijn budget constateert.

> **Tips bij het zoeken naar mogelijke besparingen (naar Van Sluijs, 2001)**
> 1 Verspil geen energie aan onderzoek naar kosten die moeilijk te beïnvloeden zijn.
> 2 Bedenk dat een procentueel lage besparing op een hoog bedrag toch een behoorlijk bedrag kan opleveren.
> 3 De ervaring leert dat de geschatte besparingen dikwijls niet helemaal gehaald worden. Laat je daardoor niet uit het veld slaan.
>
> Nog enkele praktische wenken voor je onderzoek:
> 1 Ga bij uitbestede werkzaamheden na of het zelf doen goedkoper kan zijn en ga omgekeerd na of bepaalde werkzaamheden die je zelf doet niet beter kunnen worden uitbesteed.
> 2 Probeer pieken in de bedrijfsdrukte af te vlakken.
> 3 Is piekdrukte onafwendbaar, ga dan na of je hiervoor de meest efficiënte oplossing hebt gekozen. Het inzetten van parttimers, invalkrachten of uitzendkrachten kan in zulke gevallen nuttig en goedkoper zijn.
> 4 Benut je de eventuele leegloopuren voldoende? Kun je daarin uitbesteed werk in eigen beheer laten verrichten? Als voorbeelden:
>   – het keukenpersoneel de groente laten schoonmaken enzovoort, in plaats van kant-en-klaar inkopen;
>   – in plaats van uitzend- of invalkrachten oproepen bij ziekte, door tijdelijke overplaatsing het werk opvangen;
>   – de afdeling op rustige uren ruimten of gedeelten ervan laten schoonhouden.
> 5 Maak gebruik van kortingen door gezamenlijke inkoop en sluit contracten af voor het verkrijgen van bepaalde condities voor meerdere goederen.

>>

6 Worden niet al te gemakkelijk dure materialen gebruikt, terwijl goedkopere goed bruikbaar zijn? Stel eventueel commissies in om dit deskundig te laten onderzoeken.
7 Bepaalde verstrekkingen of faciliteiten zijn soms ingesleten, terwijl ze in feite niet nodig zijn.
8 Is energiebesparing voldoende aangepakt, of kan er nog veel meer gebeuren door technische en/of organisatorische maatregelen?
9 Ga na of voorraden op de juiste plaats en het juiste niveau worden aangehouden.

Deze suggesties zijn in de praktijk met vele aan te vullen. Het is dikwijls nuttig erop te worden geattendeerd om veel zaken en handelingen ook vanuit de kostenkant te bekijken. Denk er daarbij steeds om dat besparingen niet om de besparing zelf worden gezocht, maar om andere, nuttigere zaken mogelijk te maken, of te voorkomen dat belangrijkere zaken niet kunnen blijven voortbestaan. Het gaat dus steeds om afweging van belangen en dat is steeds een belangrijke beleidsmatige aangelegenheid.

Opgaven

Opgave 1

De situatie
De financiële afdeling stelde tot voor kort altijd de begroting van de instelling op. De begroting werd derhalve nooit gezien als iets wat met de invulling van de zorgvraag te maken had. Inmiddels weten de managers van onze instelling dat zorguren en de productiviteit een rechtstreekse relatie hebben met kosten en opbrengsten.
Het managementteam is van mening dat de activiteitenplannen vanuit de teams opgebouwd moeten worden. Deze plannen zullen uiteindelijk ook voorzien moeten worden van een begroting.
Het is voor het eerst dit jaar dat je samen met je acht collega-thuiszorgmanagers en je rayonmanager de zorgvraag in je rayon moet gaan vertalen in een jaarbegroting. Dat is even wennen, want dat was voorheen niet gebruikelijk. In de toekomst zullen jullie ook de hulp van de financiële administratie kunnen inroepen.

De zorgvraag
Er zijn drie niveaus van zorgvragen. De zorgvraag wordt altijd bijgehouden in het centraal planningsysteem van je rayon. Na bestudering van de lijst komen jullie tot de conclusie dat er dat jaar op het eerste niveau 648 cliënten zorg vragen. Voor het tweede en derde niveau is dat 195 en 65 cliënten. Uit ervaring is inmiddels bekend dat er voor niveau 1 tot en met 3 respectievelijk een kwartier, een half uur en een uur gemiddelde zorgduur per bezoek is. Dit geldt voor alle dagen van het jaar.

Het aanbod van personeel
Binnen je instelling is een paar jaar geleden afgesproken dat er gewerkt wordt met drie niveaus van deskundigheid. Jullie hebben verder binnen jullie team het uitgangspunt dat personeel van niveau 3 de zorg van 2 mag en soms ook moet doen. Dit geldt ook voor niveau 2 ten aanzien van de zorg van niveau 1. Het omgekeerde mag vanwege jullie kwaliteitsrichtlijnen niet. Er zijn 28 fte's in dienst a op niveau 1, 29 op niveau 2 en 20 op niveau 3.

De kosten
Voor het personeel gelden de volgende kostenaspecten:

1 Rayonmanager	€ 45.000
Thuiszorgmanager	€ 33.000
Medewerker niveau 1	€ 15.000
Medewerker niveau 2	€ 20.000
Medewerker niveau 3	€ 25.000

Voor overhead en materiële kosten wordt voor je rayon met een opslagpercentage van vijftien procent gerekend.
De inzetbaarheid uit de managementrapportage van het afgelopen jaar worden de volgende gegevens gehaald.

	Niveau 1	Niveau 2	Niveau 3
Bruto uren inzetbaar 1 fte = 1.872 uur	100%	100%	100%
Vakantie		10%	10%
Ziekte	1%	15%	10%
Reistijd	5%	4%	6%
Overigen		8%	20%
Netto in te zetten	94%	63%	54%

De tarieven
De financiële afdeling heeft laten weten dat de tarieven voor niveau 1 € 9, voor niveau 2 € 27 en voor niveau 3 € 50 zijn.
Het zorgkantoor heeft vervolgens nog een aantal zorgvernieuwingsprojecten goedgekeurd. Het project moet dit jaar beginnen. Er worden 2,5 fte extern personeel aangetrokken en 2,5 fte wordt uit het eigen rayon ingezet. Het gewenste niveau is 3. De kosten van 5 fte op niveau 3 worden door de verzekeraar in zijn geheel vergoed.

De vragen
1 Bepaal de totale kosten.
2 Bepaal de totale opbrengsten.
3 Wat is het financiële resultaat oftewel winst of verlies?

4 Hoe zou je aan de zorgvraag kunnen voldoen en wat zijn dan de uitkomsten voor de kosten, opbrengsten en het resultaat?
5 Maak de keuzes die je gemaakt hebt helder in het begrotingsgesprek met je rayonmanager.

Opgave 2

Je wordt budgethouder van een eenheid binnen je instelling.
Maak een begroting voor volgend jaar voor elke afzonderlijke maand voor je eenheid, rekening houdend met de volgende gegevens:
- de vraag naar de zorg die je instelling levert, kan sterk variëren;
- je krijgt een budget uitgedrukt in formatieplaatsen (dus niet in geld);
- je hebt de beschikking over twintig fte's (formatieplaatsen);
- het ziekteverzuim is gemiddeld acht procent; een zieke mag voor vijftig procent worden vervangen;
- in de wintermaanden (januari, februari en maart) wil je 1,8 fte meer in kunnen zetten dan in de rest van het jaar;
- je hebt minstens 16.8 fte nodig om je eenheid minimaal te kunnen laten functioneren;
- je wilt steeds 0,1 fte in reserve hebben om onverwachte pieken te kunnen opvangen.

Opgave 3

Op een afdeling is – gegeven een vrij stabiele zorgvraag – een bezetting nodig zoals hierna gegeven:

vroege diensten	3
late diensten	2
nachtdiensten	2

a Bereken het aantal benodigde diensten per jaar, ervan uitgaande dat er 7 dagen per week diensten nodig zijn.
b Bereken het aantal benodigde personeelsleden (op fulltime basis) dat deze afdeling nodig heeft, ervan uitgaande dat een personeelslid gemiddeld 205 dagen per jaar dienst kan doen (dus 205 diensten kan draaien).
c Bereken de totale kosten als de kosten per fulltime medewerker € 36.000 bedragen (inclusief werkgeverslasten).
d Gesteld dat het onder c berekende bedrag lager zou moeten zijn, welke mogelijkheden kun je hiervoor dan bedenken?
e Gesteld dat je tien procent meer ter beschikking hebt dan het onder c berekende bedrag, welke besteding zou je hieraan dan geven?

9 Het berekenen van een kostprijs

Leerdoelen: de student kan
- een kostprijs berekenen volgens de integrale, de differentiële en de marginale methode;
- benoemen op welke manier de kostprijs van een bepaald product kan worden gebruikt als maatstaf voor efficiëntie;
- benoemen op welke punten de kostprijs van een bepaald product te beïnvloeden is.

9.1 Inleiding

Dit hoofdstuk is een uitwerking van de derde van de negen taken van de budgethouder die in paragraaf 4.5 zijn beschreven: het berekenen van een kostprijs.
In hoofdstuk 2 is uitgelegd dat de verzakelijking in de gezondheidszorg ertoe heeft geleid dat instellingen steeds duidelijker hun producten moeten definiëren en per product een prijs moeten vragen. Om dit te kunnen doen, moeten de instellingen de kosten van de door hen geleverde producten gaan berekenen. In de gezondheidszorg worden de laatste jaren alle mogelijke vormen van kostprijsberekening gedaan, hier wordt alleen de systematiek van kostprijsberekening uiteengezet, zonder in te gaan op de vele varianten die binnen de verschillende sectoren van de zorg nu aan de orde zijn. Op internet zijn de verschillende methodes eenvoudig te vinden, bijvoorbeeld op de site van de NZa.
Overigens zal het middenkader niet vaak zelf een kostprijsberekening hoeven te maken; wel zal men regelmatig te maken krijgen met de gevolgen van die berekeningen. Het is dus van belang de systematiek ervan te kunnen beoordelen.

Voorafgaande aan de uitleg over kostprijzen zal in paragraaf 9.2 eerst uiteengezet worden met welke 'prijzen' een instelling allemaal te maken heeft.
Daarna volgt het berekenen van een kostprijs. Dit kan op verschillende manieren. In paragraaf 9.3 zal de integrale kostprijs worden behandeld, in paragraaf 9.4 de differentiële kostprijs en de marginale kostprijs.
In paragraaf 9.5 zal gekeken worden naar de kostprijs als kengetal, als een manier om iets te weten te komen over de mate waarin de instelling efficiënt met zijn middelen omgaat. Ook zal gekeken worden naar manieren waarop de instelling de efficiëntie kan beïnvloeden.
In paragraaf 9.6 zal *direct costing* worden behandeld als een bijzondere manier van kostprijsberekening.

In paragraaf 9.7 zal de problematiek tussen directe en indirecte kosten worden verhelderd aan de hand van een aantal voorbeelden, in het bijzonder de zogenoemde *activity-based costing* (ABC).

9.2 Prijzen

Iedere aanbieder van goederen of diensten heeft te maken met verschillende soorten prijzen:
- de kostprijs;
- de prijs die de concurrent vraagt;
- de prijs die de klant kan betalen (koopkracht);
- de prijs die de klant wil betalen (koopmotief);
- de consumentenprijs of tarief (de prijs die de klant of de verzekeraar moet betalen voor een bepaald product).

Voor een goed begrip van deze verschillende soorten prijzen zal eerst een algemene beschouwing worden gegeven en daarna zal bekeken worden in hoeverre de soorten prijzen van toepassing zijn op de gezondheidszorg die, zoals we gezien hebben, nog steeds een markt in wording is.

Prijzen en prijsvorming onder marktwerking
Om te kunnen vaststellen wat voor een prijs een producent gaat vragen aan een klant, moet eerst berekend worden wat het product kost. Dat wil zeggen, berekend moet worden welke kosten de producent eerst zelf moet maken om een verkoopbaar product te krijgen. De kosten die nodig zijn om één product te maken, noemt men de kostprijs. In meer formele termen:
De kostprijs = de kosten per eenheid product of de totale kosten gedeeld door het totale aantal producten.
Bij de kostprijs gaat het om de totale kosten die voor een enkel product gemaakt moeten worden. Als de kosten bekend zijn, is ook bekend wat je minstens moet vragen om geen verlies te lijden op het te verkopen product.
Welke prijs de klant uiteindelijk moet betalen, hangt van verschillende zaken af. Het hangt af van de prijs die de concurrent vraagt voor een (soort)gelijk product, het hangt ook af van de koopkracht en van de voorkeur van de klant.
Het mag duidelijk zijn dat een producent, als er concurrentie is, niet te ver van de prijs van de concurrent af mag gaan zitten, tenzij het product van een heel bijzondere kwaliteit is. Want dan is er sprake van een onderscheidend voordeel – in feite is er dan sprake van een monopolie – waardoor de klanten als vanzelf komen, mits er sprake is van voldoende koopkracht en belangstelling voor het product.
Naarmate er minder concurrentie is en de vraag naar het product groot genoeg is, kan de instelling een hogere prijs voor het product vragen. Dit houdt in dat de kostprijs kan worden verhoogd met een 'opslagpercentage' (voor bijvoorbeeld risicodekking en/of winst).

Zo wordt duidelijk dat het berekenen van de kostprijs een kwestie is van bedrijfseconomie; het vaststellen van de prijs die aan de klant wordt gevraagd, is in laatste instantie een kwestie van marketing.

De kostprijs geeft de prijs aan die minstens voor het product gevraagd moet worden. De marketingoverwegingen over de juiste prijs-kwaliteitverhouding, de veronderstellingen over wat de klant kan en wil betalen en overwegingen over hoe men de concurrent het beste het hoofd kan bieden, al deze zaken kunnen een rol spelen bij de vaststelling van de uiteindelijke consumentenprijs.

Prijzen in de gezondheidszorg

In de gezondheidszorg bepaalt de overheid – meer in het bijzonder de Nederlandse Zorgautoriteit (voorheen het College Tarieven Gezondheidszorg (CTG)) – sinds jaar en dag de prijzen. Met prijzen worden hier bedoeld de tarieven die de aanbieders (instellingen en vrije beroepsbeoefenaren) in rekening mogen brengen bij de verzekeraars voor bijvoorbeeld een uur zorg of een dag verpleging.

Van een vrije prijsvorming was lange tijd geen sprake (uitzonderingen zoals de prijsvorming van medicijnen daargelaten). De laatste jaren is daar verandering in gekomen. De fysiotherapeuten stellen nu in onderhandeling met de verzekeraars de tarieven vast. Over een deel van de diagnosebehandelcombinaties (DBC´s) wordt in toenemende mate onderhandeld tussen ziekenhuizen en verzekeraars. Ook in de Wet maatschappelijke ondersteuning (WMO) staan prijzen niet van overheidswege vast. Daar spelen de gemeenten een belangrijke rol in de prijsvorming.

Bij dit alles speelt het principe van de kostprijs een belangrijke rol en het belang ervan zal alleen maar toenemen. Instellingen zullen in de onderhandelingen met de verzekeraars moeten weten tegen welke prijs zij bijvoorbeeld een operatie, een behandeling of een dag verzorging van een bepaalde groep kunnen aanbieden.

9.3 De integrale kostprijs

De eenvoudigste manier om een kostprijs te berekenen is door de totale kosten in een instelling te delen door de totale productie. Bij het berekenen van een kostprijs wordt uitgegaan van een begroting, dus net als een begroting bevat een kostprijs die vooraf wordt berekend een aantal onzekere factoren.

$$\text{kostprijs} = \frac{\text{verwachte totale kosten}}{\text{totaal aantal producten dat naar verwachting kan worden verkocht}}$$

(De definitie die hier gegeven wordt, is dus die van de vooraf berekende, de zogenoemde voorcalculatorische kostprijs. In hoofdstuk 10 zullen we een aantal voorbeelden zien van de nacalculatorische kostprijs.)

Eenvoudige voorbeelden zijn die van het verzorgingshuis en het verpleeghuis. Daar konden de totale kosten gedeeld worden door het aantal verzorg- of verpleegdagen, en dat leverde dan de pensionprijs, respectievelijk de prijs voor een verpleegdag op. (Sinds deze instellingen ook andere producten zijn gaan aanbieden, zoals dagverpleging, meerzorg, tafeltje-dek-je, is het minder eenvoudig om de kostprijs te berekenen. We zullen dit zien in de paragraaf over differentiële kostprijsberekening.)

Een eenvoudig voorbeeld uit de thuiszorg. In het onderstaande zal – uitgaande van de begroting van een thuiszorgorganisatie – de kostprijs uitgerekend worden van een uur wijkverpleging.
We gaan er hierbij in eerste instantie van uit dat deze instelling slechts één product heeft, namelijk wijkverpleging. In een volgend voorbeeld zal gekeken worden naar een situatie waarin de instelling meerdere producten heeft.

> **Voorbeeld kostprijs van een uur wijkverpleging**
> Gegevens voor een begroting van een fictieve thuiszorgorganisatie.
> personeel:
> - 1 directeur (50%) € 2.250 per maand
> - 1 hoofdwijkverpleegkundige € 2.500 per maand
> - 5 wijkverpleegkundigen € 2.000 per maand
> - 1 administrateur (50%) € 1.500 per maand
>
> (bedragen zijn bruto en gebaseerd op fulltime aanstellingen);
> - 8% vakantietoeslag;
> - 25% werkgeversaandeel sociale lasten;
> - pensioenpremie € 15.000 totaal voor alle medewerkers voor het hele jaar;
> - vervoerskostenregeling, totaal vijfmaal 100 km per week à € 0,22 m;
> - overige onkostenvergoedingen € 2.000 voor het hele jaar.
>
> We zullen nu de personeelslasten van deze thuiszorgorganisatie voor het hele jaar berekenen. Vervolgens zullen we duidelijk maken hoe de kostprijs van een uur wijkverpleging berekend kan worden en wat daarbij in de gaten moet worden gehouden.
> Bij de kostprijsberekening moeten in elk geval nog de volgende kosten worden meegenomen:
> - € 20.000 materiële budgetten;
> - € 20.000 specifieke materiële budgetten;
> - € 20.000 personeel niet in loondienst;
> - € 30.000 gebouwgebonden kosten.
>
> De totale kosten van deze instelling bedragen dus € 375.970. De kostprijs kan berekend worden door het aantal uren te berekenen dat geproduceerd wordt. Om dit te kunnen berekenen moet eerst het volgende bedacht worden: Wat is het product van de instelling en wie leveren dat? In dit geval zijn de wijkverpleegkundigen degenen die het product van de instelling leveren, en omdat het een kleine organisatie betreft, gaan we ervan uit dat ook de hoofdwijkverpleegkundige voor de helft van haar tijd uitvoerend werk doet. Het product wordt dus geleverd door 5,5 wijkverpleegkundigen gedurende 52 weken maal 5 dagen is 260 dagen (de instelling is immers het hele jaar gedurende kantooruren open). >>

>> **Tabel 9.1 De personeelslasten in euro's (met daarna de andere kosten) per jaar**

directeur	€ 27.000	
hoofdwijkverpleegkundige	€ 30.000	
wijkverpleegkundigen	€ 120.000	
administrateur	€ 18.000	
		+
subtotaal		€ 195.000
8% vakantietoeslag	€ 15.600	
		+
subtotaal		€ 210.600
25% sociale lasten	€ 52.650	
		+
subtotaal		€ 263.250
pensioenkosten	€ 15.000	
reiskosten	€ 5.720	
overige	€ 2.000	
		+
totaal personeelslasten		€ 285.970
overige kosten	€ 20.000	
	€ 20.000	
	€ 20.000	
	€ 30.000	
		+
totaal algemeen		€ 375.970

Vervolgens moeten we ons afvragen of we deze 260 dagen ook allemaal als productieve dagen kunnen aanmerken. Het ligt voor de hand dat dit niet zo is. In de eerste plaats is de instelling wel 52 weken per jaar open, maar de wijkverpleegkundigen hebben ook vakantie en ADV, verder is er sprake van ziekteverzuim en zijn er uren nodig voor bijscholing. Volgens een normale bruto-nettoberekening (zie appendix) is er sprake van gemiddeld 44 dagen vakantie en ADV, 33 dagen ziekteverzuim en 3 dagen bijscholing.

Als we deze gegevens aanhouden, komen we uit op 180 productieve dagen per jaar. Tot slot moeten we ons afvragen hoeveel uren productie er in die 180 dagen wordt gerealiseerd. Immers, de wijkverpleegkundigen werken wel 40 uur per week, maar ze zijn niet allemaal 40 uur per week met de klant bezig. We moeten om de kostprijs goed te kunnen bepalen vaststellen hoeveel uren de zorgverleners direct met de klant bezig zijn. Dat aantal directe uren is hooguit 5,5 uur per dag, dus zo'n 27,5 uur per week. En veel hoger kan het ook niet zijn; de rest van de tijd is nodig als reistijd, vergadertijd, invullen formulieren enzovoort. (In sommige instellingen is door niet-effectieve planning en te weinig klanten het aantal directe uren nog een stuk lager dan 27,5).

>>

>> Nu kan de kostprijs berekend worden:

$$\text{kostprijs} = \frac{\text{totale kosten}}{\text{aantal wvp} \times \text{uren/dag} \times \text{productieve dagen}} =$$

$$\frac{€\,375.970{,}-}{(5{,}5 \times 5{,}5 \times 180) = 5.445} = €\,69{,}05$$

Directe en indirecte kosten: van belang voor de productiviteit

We kunnen nu het belang van het verschil tussen directe en indirecte kosten duidelijk maken.

Stel je voor: de instelling breidt de personeelsformatie uit met één persoon. Men kiest tussen ofwel een extra wijkverpleegkundige (die direct bij de zorgverlening betrokken is), ofwel een automatiseringsmedewerker (die niet bij de zorgverlening betrokken is). De personeelskosten per jaar zijn gelijk.

Het is duidelijk dat de kostprijs bij een extra wijkverpleegkundige omlaag gaat (omdat er meer productie wordt gemaakt) en bij een extra automatiseringsmedewerker omhoog. Hierbij moet wel een kanttekening worden geplaatst.

Een automatiseringsmedewerker kan wel degelijk bijdragen aan een stijging van de productiviteit (en dus aan een lagere kostprijs) door betere roosterplanning. Dus een strikt onderscheid tussen directe en indirecte kosten is niet helemaal zuiver. Indirecte kosten moeten worden beoordeeld op de mate waarin ze bijdragen aan het scheppen van betere voorwaarden voor het bedrijfsproces (zie hoofdstuk 3). Dus ook een stijging van de indirecte kosten kan bijdragen aan een stijging van de productie van de instelling.

In het geval dat de instelling meerdere producten gaat verkopen, zal een onderverdeling gemaakt moeten worden naar kosten die specifiek voor een bepaald product gemaakt moeten worden (directe kosten) en kosten die niet specifiek voor een bepaald product worden gemaakt. De opgaven aan het eind van het hoofdstuk omvatten een aantal vraagstukken waarin dit probleem aan de orde komt (opgave 2, 3 en 4).

9.4 De differentiële en marginale kostprijs

Bij de differentiële kostprijsberekening worden alleen die kosten meegerekend die verschillen met de kosten die sowieso gemaakt moeten worden.

In de gezondheidszorg is de differentiële kostprijsberekening een veelvoorkomend verschijnsel. Via de AWBZ-kas krijgen instellingen een budget voor de reguliere diensten die ze op grond van die AWBZ moeten aanbieden. Daaruit worden alle kosten betaald die hierboven bij de berekening van integrale kosten zijn opgenomen. Het ontplooien van nieuwe activiteiten gebeurt vaak door gebruik te maken van het gebouw en de overhead (administratie, directeur, apparatuur) die toch al door de AWBZ worden betaald. Deze kosten stijgen niet of niet veel als nieuwe producten worden aangeboden en dus ligt het voor de hand dat die nieuwe producten relatief goedkoop kunnen zijn. We borduren nog even voort op ons (fictieve) voorbeeld uit de vorige paragraaf.

In het gebouw van onze thuiszorgorganisatie is nog ruimte voor extra medewerkers. De leidinggevenden en de administrateur hebben nog wel wat tijd over, zodat het aannemen van extra personeel weinig extra kosten met zich meebrengt. In het kader van de aanvullende intensieve thuiszorg wil de instelling twee wijkverpleegkundigen aannemen om zelf ook die zorg te gaan verlenen. Deze verpleegkundigen kosten totaal € 65.000 per jaar, de overige kosten (extra telefoon, extra bureaus, extra reiskosten, extra materiaal) bedragen € 10.000.

Met deze gegevens kan de differentiële kostprijs van een uur aanvullende thuiszorg berekend worden. We gaan hierbij uit van hetzelfde aantal productieve dagen als in het voorgaande voorbeeld en zeven productieve uren per dag (omdat intensieve thuiszorg veelal bij terminale patiënten plaatsvindt, is het aantal directe uren veel hoger dan bij de reguliere thuiszorg).

Nu kan de kostprijs berekend worden:

$$\text{kostprijs} = \frac{\text{totale kosten}}{\text{aantal wvp} \times \text{uren/dag} \times \text{productieve dagen}} =$$

$$\frac{€\ 75.000,-}{(2 \times 7 \times 180) = 2.520} = €\ 29{,}76$$

Welke kosten meegerekend worden en wat dus de kostprijs wordt, hangt hier af van verschillende motieven. Als deze instelling zal willen concurreren met andere instellingen die een scherpe prijs hanteren, zal er veel aan gelegen zijn om een lage kostprijs te berekenen. Maar als men er vrij zeker van is dat een hogere prijs ook betaald zal worden omdat er weinig concurrentie is, dan kan men tot een hogere kostprijs komen door bijvoorbeeld een deel van de huur en een deel van de activiteiten van de directeur, hoofdwijkverpleegkundige en administrateur in de berekeningen mee te nemen.

9.5 De kostprijs als kengetal voor efficiëntie

De (integrale) kostprijs is vaak een goede graadmeter voor de efficiëntie van de instelling.
Instellingen kunnen op grond van hun kostprijs met elkaar vergeleken worden; inefficiënte organisaties (met een hoge kostprijs) springen er door vergelijking uit. Zij zullen – om te overleven in een situatie van concurrentie – hun productieproces gaan aanpassen en goedkoper worden. Over de hele linie zullen dus de kostprijzen van zorg omlaaggaan.

Tabel 9.2 Gemeten kostprijzen veldonderzoek 40 instellingen (ecl. kapitaallasten)

	Aantal waarnemingen	Gemiddelde EURO's/uur	Gewogen gemiddelde, EURO's/uur				
			AWBZ	GHZ	V&V	TSZ	GGZ
Huishoudelijke verzorging	10	31,20	24,56	–	33,50	24,48	
Persoonlijke verzorging	37	43,93	39,65	44,92	38,78	36,77	56,70
Verpleging	38	48,22	49,09	46,21	42,75	52,34	58,57
Ondersteunende begeleiding	36	50,57	52,36	52,95	44,67	37,61	66,59
Activerende begeleiding	38	53,86	57,43	56,43	47,12	43,75	72,14
Behandeling	26	87,63					
Verblijf (per dag)	35	47,72					

GHZ= gehandicaptenzorginstelling
V+V= verpleging en verzorginginstelling
TSZ= thuiszorg instellingen
GGZ= geestelijke gezondheidszorginstelling

We hebben een drietal belangrijke oorzaken voor hoge kostprijzen gezien:
1 indirecte kosten: veel overhead in de vorm van ondersteunend personeel of een duur gebouw;
2 bovenstaande geldt des te meer naarmate het ondersteunend apparaat werkt voor te weinig uitvoerende mensen, de schaalgrootte werkt dan nadelig;
3 veel indirecte uren bij het personeel dat de directe zorgverlening voor zijn rekening neemt (leegloop, onderbezetting) (zie hoofdstuk 8 opgave 1).

Figuur 9.1 illustreert de mate waarin kostprijzen in de thuiszorg in werkelijkheid kunnen variëren. Er kunnen vrij grote verschillen worden geconstateerd (deze verschil-

Figuur 9.1 Direct costing en het break-evenpunt

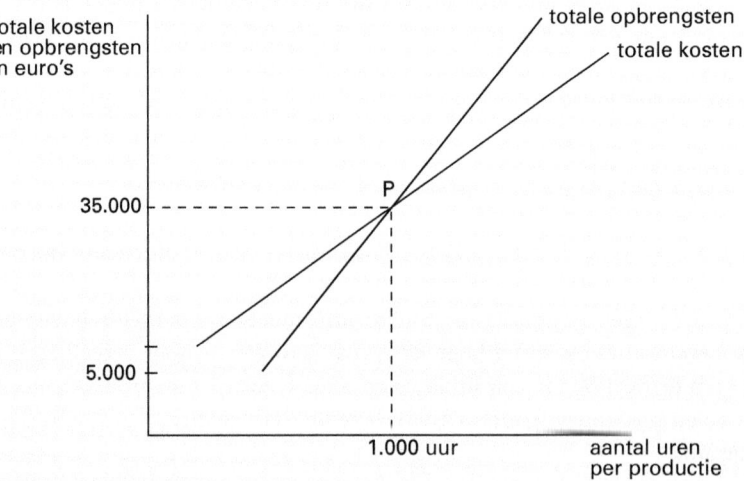

len in kostprijs – de kosten per verpleegdag – bestaan overigens ook in de intramurale sector).

Er zijn tientallen voorbeelden van verschillen in kostprijzen die iets zeggen over de mate van efficiëntie. In alle benchmarkonderzoeken wordt gekeken naar de doelmatigheid van instellingen (zie hiervoor figuur 4.4 bouwsteen 1). Dat zijn steeds pogingen om zicht te krijgen op de mate van efficiëntie van instellingen. We volstaan hier met een enkel voorbeeld. In tabel 9.2 wordt verslag gedaan van een onderzoek naar de kostprijzen van de verschillende functies die in de AWBZ worden onderscheiden. De verschillen zijn groot.

Tegelijk is het ook de vraag of ondersteunende begeleiding in de ene sector wel helemaal vergelijkbaar is met de andere. Hoe reëel de vraag naar benchmarks ook is en hoe nuttig het is ook instellingen met elkaar te vergelijken, het blijft een ingewikkelde materie waarbij meestal geen eenvoudige antwoorden te vinden zijn. Zeker is wel dat in de systematiek van de functiegerichte financiering de vraag naar efficiency onverminderd aan de orde zal blijven in de komende jaren (zie ook appendix 1).

9.6 Direct costing en het break-evenpunt

Aan het eind van dit hoofdstuk is het zinvol nog een vierde manier aan de orde te stellen om een kostprijs te berekenen, een methode die in het bedrijfsleven veel wordt gebruikt. Bij deze methode worden de variabele kosten als uitgangspunt genomen.

> Een instelling wil voor een bepaalde groep patiënten een specifiek zorgaanbod gaan doen. De verzekeraar wil € 35 betalen voor een uur van dat nieuwe zorgproduct.
> De instelling heeft voor dit product aan variabele kosten € 30 per uur en € 5.000 aan vaste kosten per jaar.
> Is het aantrekkelijk voor de instelling om met de verzekeraar in zee te gaan? Dat hangt ervan af. De instelling mag per uur dus € 5 berekenen bovenop de € 30, de kosten die men per uur in elk geval heeft (de € 30 worden beschouwd als de direct costs).
> Er moeten dus minstens:
>
> Nu kan de kostprijs berekend worden:
>
> $$\frac{5.000}{5} = 1.000 \text{ uur}$$
>
> zorg worden verleend, wil de instelling quitte draaien op dit product. Wordt er een productieafspraak gemaakt van minder dan duizend uur, dan is het voor de instelling financieel nadelig; is de productieafspraak groter dan duizend uur, dan houdt de instelling geld over.

Bij direct costing wordt dus een (soms procentuele) opslag berekend op de variabele kosten, dit levert het bedrag op waaruit de vaste kosten moeten worden betaald. Het aantal uren zorg dat verleend moet worden om quitte te draaien wordt het break-evenpunt genoemd.

9.7 Directe en indirecte kosten en de kostprijs

9.7.1 Inleiding

Een probleem dat in de bedrijfseconomie steeds opnieuw opduikt, is dat van de toerekening van de indirecte kosten. In de gegeven voorbeelden zijn we er steeds van uitgegaan dat een instelling slechts een enkel product heeft. Alle kosten – zowel directe als indirecte – kunnen in dat geval aan dat ene product worden toegerekend. Maar vrijwel geen enkele instelling brengt slechts een enkel product op de markt. De meeste instellingen hebben vele producten. En dan ontstaat het probleem aan welk product de kosten moeten worden toegerekend, die niet betrekking hebben op een specifiek product. We hebben het dan over de administratie, de huisvesting, de directie. Opgave 3 en 4 aan het eind van dit hoofdstuk laten zien dat een andere toerekening van kosten aan verschillende producten zeer grote verschillen teweegbrengt in de kostprijs.

Voor dit probleem zijn verschillende oplossingen bedacht, die afhankelijk van de situatie meer of minder voldoen. We behandelen hier de opslagmethode, de kostenplaatsenmethode en activity-based-costing (de zogenoemde ABC-methode).

9.7.2 De opslagmethode

De opslagmethode lijkt sterk op de direct-costingmethode; maar terwijl het daar gaat om de problematiek rond vaste en variabele kosten, gaat het hier om de verdeling van de directe en indirecte kosten.
Als een instelling slechts één product heeft en € 20.000 aan directe kosten en € 5000 aan indirecte kosten, dan zal aan ieder product 25% opslag moeten worden berekend om alle indirecte kosten in rekening te kunnen brengen.
De formule voor het opslagpercentage is

$$\text{Opslagpercentage} = \frac{\text{indirecte kosten} \times 100\%}{\text{directe kosten}}$$

Bij een productie van 1.000 zijn de directe kosten per product € 20. Het opslagpercentage is dan 25%, zodat de kostprijs € 25 wordt.

9.7.3 Kostenplaatsen en verdeelsleutels

Bij de methode van de kostenplaatsen worden alle kosten ingedeeld naar de afdelingen waar ze gemaakt zijn en die er verantwoordelijk voor zijn. Er kan worden gekozen voor een functionele indeling, bijvoorbeeld productiekosten, inkoopkosten en verkoopkosten. Meestal wordt gekozen voor een *organische indeling*. Daarbij gaat het om alle voor de kosten verantwoordelijke eenheden in een organisatie (afdelingen, diensten, werkmaatschappijen). Deze eenheden zijn meestal direct af te leiden uit de organisatiestructuur en het organogram.

We nemen als voorbeeld een industrieel productiebedrijf met de volgende afdelingen: directie, administratie, P&O, technische dienst, productiehal X, productiehal Y, afdeling inkoop, afdeling marketing.

Elk van deze afdelingen is een kostenplaats, want zij is een onderdeel van de organisatie waar één soort prestatie wordt geleverd. Een aantal afdelingen levert hulpdiensten, andere afdelingen vervullen de kernactiviteiten. Deze afdelingen kunnen worden ingedeeld in zelfstandige kostenplaatsen en hoofdkostenplaatsen.

Zelfstandige kostenplaatsen zijn ondersteunende afdelingen en diensten die niet rechtstreeks deelnemen aan de productie, maar er diensten aan verlenen (de overhead in een organisatie). In het voorbeeld zijn dit: directie, administratie, P&O, technische dienst, afdeling inkoop, afdeling marketing. Hier worden vanuit de organisatie gezien veelal indirecte kosten gemaakt, die via verdeelsleutels naar de hoofdkostenplaatsen moeten worden toegerekend.

Hoofdkostenplaatsen zijn de afdelingen waar de eindproducten/diensten worden gemaakt/geleverd. In het voorbeeld zijn dit: productiehal X en productiehal Y. Hier worden vanuit de organisatie gezien veelal directe kosten gemaakt. Bovendien moeten er soms nog hulpkostenplaatsen worden gevormd op papier. Hulpkostenplaatsen zijn geen afdeling van de organisatie, maar alleen een kostengroepering die voor de kostentoeberekening noodzakelijk is. Een voorbeeld is de hulpkostenplaats 'huisvesting'.

Alle afdelingen zijn gehuisvest, maar de kosten ervan zijn niet aan één afdeling toe te wijzen. Er wordt dan gebruikgemaakt van een fictieve hulpkostenplaats. In elke afdeling (orgaan) worden kosten gemaakt die duidelijk en specifiek zijn voor die afdeling. Dit zijn de directe kosten voor de desbetreffende kostenplaats. Wanneer we een goede indeling van de kostenplaatsen hebben opgezet, kunnen we alle kostensoorten als directe kosten toerekenen aan een kostenplaats. Omdat de ene kostenplaats diensten levert aan de andere kostenplaats, moeten er onderlinge doorberekeningen plaatsvinden.

Met behulp van verdeelsleutels worden de kosten van de hulpkostenplaatsen een voor een verdeeld over de andere, nog overblijvende kostenplaatsen. De verdeelsleutels kunnen worden gebaseerd op het aantal vierkante meters van de afdelingen, het aantal personeelsleden per afdeling of elke andere maatstaf voor de omvang van de onderlinge dienstverlening. Uiteindelijk worden op deze wijze alle kosten doorberekend aan de eindproducten of het uiteindelijke dienstenpakket. Schematisch verloopt de methode van de kostenplaatsen als volgt:

>>

Tabel 9.3 Methode van de kostenplaatsen (bedragen in euro's)

Kostensoort	Totaal	Zelfstandige kostenplaats			Hoofdkostenplaats	
Directe kosten		A	B	C	I	II
grondstoffen	15.000				8.000	7.000
loon	18.500				7.000	11.500
Totaal directe kosten	33.500				15.000	18.500
Indirecte kosten						
salarissen	3.500	1.000	2.000	500		
overige kosten	5.000	1.000	500		1.000	2.500
Totaal indirecte kosten	8.500	2.000	2.500	500	1.000	2.500
Doorberekenen A		2.000 ->	300	200	1.000	500
			2.800			
Doorberekenen B			2.800 ->	300	1.000	1.500
				1.000		
Doorberekenen C				1.000 ->	700	300
					18.700	23.300
Aantal geleverde diensten					1.870	1.165
Kostprijs per geleverde dienst					10	20

Deze methode geeft de meest zuivere bepaling van kostprijzen, omdat alle indirecte kosten in de organisatie (alle overhead) in de kostprijs worden opgenomen. Bovendien geeft deze methode inzicht in de mate waarin bepaalde afdelingen op de kostprijs drukken. Het effect van bezuinigingen op bepaalde afdelingen op de kostprijs van de eindproducten is gemakkelijk af te lezen. Bovendien kan vanuit deze methode een kostenbudgettering per afdeling worden opgesteld (Verstegen 2002).

9.7.4 Activity-based costing: een praktisch voorbeeld

Hierna is een voorbeeld weergegeven van de ABC-methode die stap voor stap leidt tot het gewenste resultaat, namelijk een kostprijs van een product op basis van geleverde activiteiten.

We gaan uit van een verzorgingshuis waarin ook verpleeghuiszorg wordt geboden via een meerzorgregeling.

Stap 1: Wat zijn de productiemiddelen?
In dit voorbeeld is sprake van:

zes verplegenden/verzorgenden kosten totaal: € 160.000
één leidinggevende: € 35.000

Stap 2: Wat is de productie?
De producten zijn hier verpleegdagen en dagbehandelingen.
In ons voorbeeld gaan we uit van een productieafspraak met de verzekeraars van:
- 4.000 verzorgingsdagen;
- 1.000 verpleegdagen.

Stap 3: Welke zijn de relevante activiteiten?
In ons voorbeeld gaan we ervan uit dat de belangrijkste activiteiten zijn:
- het leveren van zorg;
- het leveren van meerzorg;
- vergaderen (en overige overheadactiviteiten).

Stap 4: De verdeling van de productiemiddelen over de activiteiten

	Verpleegkundigen/ verzorgenden	Leidinggevende	Verpleegkundigen/ verzorgenden	Leidinggevende	Totaal
Zorg	60%	30%	€ 96.000	€ 10.500	€ 106.500
Meerzorg	10%	-	€ 16.000	-	€ 16.000
Vergaderen	30%	70%	€ 48.000	€ 24.500	€ 72.500

Stap 5: Het verdelen van de activiteiten naar productie

	Zorg	Meerzorg	Vergaderen
Verzorgingsdagen	80%	-	70%
Verpleegdagen	20%	100%	30%

En dit leidt dan tot onderstaande bedragen:

	Zorg	Meerzorg	Vergaderen
Verzorgingsdagen	€ 85.200	-	€ 50.750
Verpleegdagen	€ 21.300	€ 16.000	€ 21.750
Totaal	€ 106.500	€ 16.000	€ 72.500

>>

>> **Stap 6: Het berekenen van de ABC-kostprijs**
Hiertoe moeten de totale kosten die voor een bepaald product worden gemaakt worden gedeeld door de totale productie.

	Zorg per dag	Meerzorg per dag	Vergaderen	Totaal
Kostprijs verzorgingsdag	85.200/4000	-	50.750/4000	
	€ 21,30		€ 12,69	€ 33,99
Kostprijs Verpleegdagen	21.300/1000	16.000/1000	21.750/1000	
	€ 21,30	€ 16,00	€ 21,75	€ 59,05

Opgaven

Opgave 1

a Bereken de kostprijs per dag van de afdeling die is besproken in paragraaf 7.3.3. Eerst bij een bezetting van 88% (dit betekent dat gemiddeld 15 van de 17 bedden bezet zijn), daarna bij 94% (bedbezetting gemiddeld zestien). Gebruik hierbij de volgende aanvullende gegevens:
 • er mag bij deze berekening van uitgegaan worden dat de personele lasten bij een bezetting van 94% niet veranderen;
 • de vaste kosten (gebouwgebonden kosten enzovoort) per dag bedragen € 7;
 • variabele kosten:
  – kosten van voeding € 5;
  – huishoudelijke kosten € 2;
  – energiekosten € 3;
  – algemene kosten € 3;
  – andere kosten kunnen buiten beschouwing worden gelaten.

b Volgens het tarief van de Nza staat € 144 per dag ter beschikking voor de behandeling van deze categorie patiënten. Is deze vorm van opvang dan financieel aantrekkelijk voor de instelling?

Opgave 2
Bereken de kostprijs van een uur wijkverpleging door de kruisorganisatie die in paragraaf 9.3. behandeld is bij indienstneming van:
 • situatie 1: een extra wijkverpleegkundige;
 • situatie 2: een systeembeheerder.

Er mag vanuit worden gegaan dat de loonkosten voor deze beide nieuwe medewerkers identiek zijn en € 28.000 per jaar bedragen.

Opgave 3

Berekening kosten bij twee producten.

Een commerciële instelling in de gezondheidszorg heeft twee zorgproducten. De instelling levert een intramurale voorziening (klinische verpleging) en een dagbehandelingproduct.

Van deze instelling zijn de volgende gegevens bekend.
- De gebouwgebonden kosten van de instelling bedragen een miljoen euro.
- Het aantal verpleegdagen bedraagt volgens een schatting vooraf totaal 10.000.
- Het aantal dagen dagbehandeling bedraagt – eveneens vooraf – naar schatting totaal 10.000.
- De gebouwgebonden kosten komen voor 4/5 deel op rekening van de verpleegdagen en voor 1/5 deel op rekening van de dagbehandeling. Dit betekent dat per verpleegdag € 80 in rekening moet worden gebracht en per dagbehandeling € 20.
- De overige kosten van de instelling (vooral verplegend personeel) bedragen drie miljoen euro. Het personeel werkt afwisselend mee aan het ene en aan het andere product.

a Stel dat een verdeelsleutel voor de inzet van het personeel wordt bedacht van 2/3 (verpleegdag) en 1/3 (dagbehandeling).
Wat is dan de kostprijs van de beide producten?

b Stel dat de instelling de producten gaat verkopen met de kostprijs zoals berekend onder opdracht a met een winstopslag van 10%.
  1 Hoeveel verpleegdagen moeten dan gemaakt worden om quitte te spelen?
  2 Hoeveel dagen dagbehandeling moeten dan gemaakt worden om quitte te spelen?
  3 Bereken de opbrengst van de instelling na afloop van een jaar als 9.000 verpleegdagen zijn gemaakt en 11.000 dagbehandelingen.
  4 Het blijkt dat het 'product' verpleegdag verlieslijdend is en het 'product' dagbehandeling winstgevend.
     Dit kan worden opgelost door een groter deel van de overige kosten aan het winstgevende product toe te rekenen. Stel dat voor het volgende jaar op hetzelfde aantal verpleegdagen en dagbehandelingen gerekend wordt.
     Bereken wat in dat geval de kosten en opbrengsten zijn als slechts 60% van de overige kosten aan de verpleegdagen wordt toegerekend en 40% aan het product dagbehandeling. De prijzen voor de producten worden niet veranderd.

Opgave 4

Producten binnen een budget.

Een instelling heeft een tweetal producten. De zorgverzekeraars betalen een tarief van € 175 voor product a en € 350 voor product b. Voor product a is een productieafspraak gemaakt van 15.000 dagen en voor product b een productieafspraak van 30.000 dagen. Betaling door de zorgverzekeraar vindt alleen plaats voor zover de productie ook daadwerkelijk wordt gehaald.

a Bereken de begrote opbrengst voor product a en voor product b.

b De totale kosten van product a bedragen 2,2 miljoen en van product b tien miljoen. Welke productie geldt voor beide producten als break-evenpunt?

c Nu blijkt na afloop van het jaar dat de geleverde productie van product a 12.000 dagen is geweest en de productie van product b 30.000 dagen. Wat is de opbrengst?

d Om de kosten van product a lager te maken wordt 0,5 miljoen van de kosten van product a voortaan als kosten van product b opgevoerd. Wat zijn nu de break-evenpunten (de prijs voor de producten blijft gelijk)?

e Geef aan wat de effecten zijn als:
 1 Product a niet meer wordt geleverd (voor zowel product a als b is sprake van een percentage vaste lasten van 60%, als product a niet meer wordt geleverd komen de vaste lasten van a op rekening van product b).
 2 Een reclamecampagne wordt gestart (à raison van € 100.000) met als doel de verkoop van product a te verhogen naar 20.000. Er mag van uitgegaan worden dat de campagne succesvol is.
 3 Een nieuw product c op de markt wordt gebracht waardoor de vaste lasten van product a en product b dalen naar 50%.

Opgave 5
Een instelling overweegt een apparaat te vervangen en berekent de kosten in de oude situatie en in de nieuwe situatie. De kosten om de nieuwe situatie te realiseren zijn als volgt:

verbouwingskosten (afschrijving in twintig jaar)	€ 40.000
inventaris (afschrijving in tien jaar)	€ 200.000
rentelasten per jaar	€ 8000
overige materiële kosten per product	€ 30
salariskosten per product	€ 10

Het verwachte aantal verrichtingen per jaar is 2000.

De huidige kosten zijn:

situatie materiaalkosten per product	€ 20
situatie salariskosten per product	€ 50

Het huidige aantal verrichtingen is 1000.
Is de investering rendabel?

10 Het bewaken van een budget

Leerdoelen: de student kan:
- beschikbare informatie interpreteren ten behoeve van de budgetbewaking;
- een verschillenanalyse maken;
- bij ongewenste afwijkingen tussen de begrote en de feitelijke budgetuitgaven tolerantiemarges bepalen.

10.1 Inleiding

Dit hoofdstuk is een uitwerking van de vierde van de negen taken van de budgethouder die in paragraaf 4.5 zijn beschreven: het bewaken van een budget.
De begroting zoals die is gemaakt is door de budgethouder en het budget dat op grond daarvan wordt vastgesteld (zie hoofdstuk 8), leiden uiteindelijk tot een bepaald resultaat: met de beschikbare productiecapaciteit wordt een productie gerealiseerd waarvoor kosten worden gemaakt. Informatie hierover komt beschikbaar in budgetoverzichten. Deze budgetoverzichten moeten door de budgethouder worden gelezen en geïnterpreteerd.
Afwijkingen in de begrote productie of in de begrote uitgaven kunnen verschillende oorzaken hebben. In paragraaf 10.2 worden de mogelijke oorzaken op een rijtje gezet. In paragraaf 10.3 wordt een rekenvoorbeeld van een verschillenanalyse gegeven. Tot slot is in paragraaf 10.4 het nagaan van wat acceptabele en van wat niet meer acceptabele afwijkingen zijn aan de orde, en wat de te volgen handelwijze moet zijn.

10.2 Verschillen

Afwijkingen die in de budgetoverzichten geconstateerd worden, kunnen worden veroorzaakt door vijf factoren:
1. capaciteitsverschil;
2. bezettingsverschil;
3. prijsverschil;
4. kwaliteitsverschil;
5. efficiëntieverschil.

Voordat deze factoren besproken worden, is het van belang te benadrukken dat deze verschillen kunnen voorkomen bij alle kostensoorten die deel uitmaken van een budget, dus zowel bij personeelskosten en/of materiaalkosten als bij de kosten van duurzame bedrijfsmiddelen.

Capaciteitsverschil
Het kan voorkomen dat de geplande capaciteit afwijkt van de feitelijke capaciteit. Er kunnen bijvoorbeeld wijzigingen worden aangebracht in:
- de vaste (of tijdelijke) formatie van een basiseenheid;
- het aantal bedden;
- het aantal machines of apparaten.

Bezettingsverschil
Van bezettingsverschil is sprake als de geplande bezetting afwijkt van de feitelijke bezetting. Hiervan kan sprake zijn bij machines of bedden die intensiever of minder intensief worden gebruikt. Bij het personeel is hier sprake van als het aantal patiënten op een afdeling sterk toeneemt (de bezetting van bedden stijgt dan) en alle verpleegkundigen er een patiënt bij nemen.

In een verzorgingshuis kan het voorkomen dat ten gevolge van slechte informatievoorziening een kamer niet snel genoeg wordt aangemeld als leeg, waardoor een kamer langer leegstaat dan strikt noodzakelijk. De bezettingsgraad van de kamers kan dan dalen. Een bezettingsverschil leidt altijd tot verandering in de productie en in veel gevallen tot afwijkingen in de kostenontwikkeling.

Prijsverschil
Bij wijzigingen in de prijs ontstaan prijsverschillen. Prijsverschillen zijn lang niet altijd te voorzien, zoals bij energiekosten en kosten van voedingsmiddelen. Soms zijn ze ook wel te voorzien, zoals bij CAO-onderhandelingen, maar dan is de mate van verandering vaak niet te voorspellen.

Kwaliteitsverschil
Een kostenverschil kan ook worden veroorzaakt doordat de kwaliteit van de zorgverlening op de een of andere manier verandert.

Er kan bijvoorbeeld een ander deskundigheidsniveau worden ingezet bij bepaalde zorgverlening. Het inzetten van wijkziekenverzorgenden in de plaats van wijkverpleegkundigen of van afdelingsassistenten in de plaats van verzorgenden is een kwaliteitsverandering die leidt tot minder kosten.

Ook kan de inzet van méér personeel in bepaalde groepen in een instelling veroorzaakt worden door een streven naar een kwalitatief betere zorgverlening.

Efficiëntieverschil
Efficiëntieverschil ontstaat als meer (of juist minder) middelen nodig zijn om bepaalde doelstellingen te halen. Er wordt dan minder doelmatig (of juist doelmatiger) gewerkt dan van tevoren was aangenomen.

In de thuiszorg kan het bijvoorbeeld voorkomen dat de verpleegkundigen door slechte roostering in bepaalde uren geen productie maken. Algemeen geldt dat het inzetten van een medewerker van een te hoog deskundigheidsniveau vermoedelijk wel leidt tot het gewenste resultaat, maar dat dit in feite inefficiënt inzetten van personeel is.

Efficiëntieverschillen komen ook veel voor in de sfeer van de materiële middelen. Bij een laag kostenbewustzijn van de medewerkers in instellingen worden verbandmiddelen en dergelijke in ruimere mate gebruikt dan in instellingen waar men een hoger kostenbewustzijn heeft.

We hebben in het voorgaande een vijftal oorzaken besproken die de verschillen tussen begroting en resultaat kunnen verklaren. Wie deze vijf oorzaken goed beschouwt, komt tot de conclusie dat ze in feite terug te brengen zijn tot twee kernen.

1 prijsverschil: de productie is goedkoper of duurder geworden;
2 hoeveelheidsverschil: er wordt meer of minder geproduceerd – en er zijn dus ook meer of minder kosten.

En dat is ook logisch; we hadden immers gezien in hoofdstuk 5 dat de formule voor kosten is prijs × hoeveelheid. Afwijkende kosten kunnen dus over het algemeen rekenkundig met behulp van deze formule worden verklaard.

Prijs- en hoeveelheidverschillen zijn dan ook de twee verklaringen waarmee in de hiernavolgende paragraaf zal worden gewerkt. Daarnaast wordt in de bedrijfseconomie vaak een derde oorzaak apart in de berekeningen opgenomen:

3 bezettingsverschil: de beschikbare productiecapaciteit wordt intensiever of minder intensief gebruikt. Dit leidt tot afwijkende productie en vaak ook tot afwijkende variabele kosten, omdat vaak meer of minder middelen worden ingezet. Het bezettingsverschil zal in de hiernavolgende berekeningen ook apart terugkomen.

10.3 Verschillenanalyse

In deze paragraaf wordt een voorbeeld behandeld van verschillenanalyse. Verschillen in productie die leiden tot verschillen in kosten worden geanalyseerd om de oorzaken ervan te achterhalen. Bekendheid met de oorzaken van de verschillen is immers de basis voor effectief ingrijpen, mocht de budgethouder tot de conclusie komen dat er sprake is van onacceptabele verschillen.

10.3.1 Voorbeeld

Een thuiszorgorganisatie wil aanvullende thuiszorg gaan aanbieden op commerciële basis. Men maakt in oktober voorafgaande aan het begrotingsjaar een begroting van de te verwachten kosten om een kostprijs te kunnen vaststellen. De coördinatie wordt gedaan door de organisatie zelf en de kosten daarvan worden buiten de begroting gehouden.

Vaste kosten:
huur € 5.000
diverse kosten (inclusief vervanging bij vakantie en ziekte) € 7.000
Variabele kosten:
loonkosten 2 medewerkers samen 40 uur € 30.000

>>

>> Wat is nu de kostprijs?
Productieve uren: 52 weken × 30 uur = 1.560 uur per jaar.
(We gaan hier uit van zes productieve uren per dag, dus 30 per week.)

De vaste kosten per uur zijn dus 12.000/1.560 =	€	7,70
De variabele kosten per uur zijn 30.000/1.560 =	€	19,23 +
Kostprijs	€	26,93

Bij een tarief van € 26,93 en 1560 productieve uren worden alle kosten gedekt, dus is dan de thuiszorg kostendekkend. Omdat er geen winst hoeft te worden gemaakt, wordt het tarief op € 26,93 vastgesteld en wel voor de periode van één jaar.

Na afloop van het jaar wordt gekeken wat de feitelijke kosten waren:
- In de CAO-onderhandelingen is landelijk afgesproken dat de lonen met 5% stijgen, met terugwerkende kracht tot het begin van het begrotingsjaar.
- Het blijkt dat de arbeidskrachten niet 40 maar 50 uur per week in touw waren om de gevraagde diensten te leveren (het project slaat aan).

We berekenen nu de feitelijke kosten en vergelijken deze met de begrote kosten. Uitgaande van 37,5 productieve uren per week komen we uit op 52 weken × 37,5 = 1.950 productieve uren per jaar.

	begroot	feitelijk
Vaste kosten	€ 12.000	€ 12.000
Loonkosten	€ 30.000	€ 39.375 +
Totaal	€ 42.000	€ 51.375

De feitelijke totale loonkosten komen op € 51.375 doordat de oorspronkelijke € 42.000 loonkosten eerst met 5% loonsverhoging moet worden verhoogd en vervolgens met 25% vanwege de extra productie.

Berekening:

5% van 30.000 =	€	1500
	€	30.000 +
	€	31.500
25% van 31.500 =	€	7875 +
	€	39.375

>>

>> We zitten dus met een verschil van € 9375. Dit moet verklaard worden. Twee verklaringen liggen voor de hand:
1 de hoger geworden salariskosten (prijsverschil);
2 het groter aantal gemaakte uren (hoeveelheidsverschil).

> ad 1 De ingehuurde verpleegkundigen zijn € 20,19 (39.375/1.950) per uur gaan kosten in plaats van de € 19,23 in de begroting. Er zijn 1.950 uren gemaakt, dus er is – vanwege de hogere salarissen – 1.950 keer € 0,96 meer uitgegeven. Dit betekent in totaal € 1.872 extra kosten.
> ad 2 Er zijn veel meer uren gemaakt dan verwacht, namelijk 1950 in plaats van 1560. Er zijn dus 390 extra uren gemaakt, het hoeveelheidsverschil bedraagt 390 maal de oorspronkelijke uurprijs van € 26,93 = € 10.502,70.

Merkwaardig genoeg is hiermee niet het totale verschil verklaard. Volgens deze berekening zou namelijk het verschil € 12.374,70 moeten bedragen. Blijkbaar is er ook een soort besparing opgetreden. En dat klopt.
Als je namelijk kijkt naar de oorspronkelijke kostprijs van € 26,93, dan zie je dat daarin een bedrag van € 7,70 is opgenomen voor het dekken van de vaste lasten. Maar deze € 7,70 was berekend op basis van 1560 uur. Feitelijk is er 1.950 uur gemaakt en zijn er voor 390 keer € 7,70 geen extra kosten gemaakt. De vaste kosten zijn immers gelijk gebleven. Dit is een bedrag van € 3003. Omdat er meer uren zijn gedraaid dan verwacht, wordt een zogenoemde bezettingswinst geboekt: ook al zijn er meer uren gedraaid dan verwacht was, de vaste lasten worden niet hoger dan € 12.000.
Hiermee is het verschil van € 9375, - verklaard (afgezien van een klein verschil dat ontstaan is door afrondingsverschillen).

10.3.2 Formules

We kunnen vaststellen dat een begroting en een budget rekenkundig kunnen afwijken van het feitelijke resultaat door drie oorzaken:
1 prijsverschillen ('de nominale component');
2 hoeveelheidsverschillen ('de volumecomponent');
3 bezettingsverschillen.

De formule voor het prijsverschil is:

$hw \times (pw - pc)$

In woorden: de werkelijke hoeveelheid (hw) wordt vermenigvuldigd met het verschil tussen de werkelijke prijs (pw) en de van tevoren berekende (gecalculeerde) prijs (pc).

De formule voor het hoeveelheidsverschil is:

(hw − hc) × pc

In woorden: het verschil tussen de werkelijke hoeveelheid (hw) en de voorgecalculeerde hoeveelheid (hc) wordt vermenigvuldigd met de prijs uit de voorcalculatie (pc).

De formule voor het bezettingsverschil is:

(hw − hc) × kc

In woorden: het verschil tussen het werkelijke aantal geproduceerde eenheden (hw) en het voorgecalculeerde aantal (hc) wordt vermenigvuldigd met de voorgecalculeerde constante kosten per eenheid (kc).

In de praktijk van een budgethouder zal zullen deze formules misschien niet vaak gebruikt hoeven te worden. Bij het bestuderen van elk budgetoverzicht moet goed gekeken worden welke van de drie hierboven genoemde oorzaken de verschillen veroorzaakt (een voorbeeld hiervan is het in de opgaven opgenomen budgetoverzicht: een goede lezer kan alle drie de factoren in dit overzicht terugvinden). Immers, beslissingen om afwijkingen van het budget bij te stellen, kunnen alleen maar goed worden genomen als je een goede financiële analyse hebt gemaakt.

10.4 Tolerantiemarges en ingrijpen

10.4.1 Inleiding

In deze paragraaf wordt voortgeborduurd op datgene wat in hoofdstuk 8 aan de orde is geweest bij het maken van een begroting. Een deel van de inschattingen die bij het opstellen van de begroting zijn gemaakt, blijkt achteraf niet te kloppen. De vraag is nu: wanneer moet er ingegrepen worden?
Het ingrijpen van een budgethouder kent over het algemeen twee aanleidingen:
1 te hoge kosten;
2 te lage productie.

Overigens hangen deze twee zaken vaak samen. Het bepalen van 'tolerantiemarges' en het bepalen wanneer er ingegrepen moet worden hangen af van de concrete situatie waarin de budgethouder verkeert en er zijn dan ook nauwelijks vaste regels voor te geven. Vertrekpunt van de budgethouder is natuurlijk wel altijd een verschillenanalyse, zodat duidelijk is wat de oorzaak is van de afwijkingen. Iedere budgethouder moet voor zichzelf − eventueel in overleg met de budgettoewijzer − uitmaken of hij 2% of 5% overschrijding aanleiding vindt om in te grijpen.
Wel is het verstandig dat de budgethouder vooraf (bijvoorbeeld bij het opstellen van de begroting) de overschrijdingsmarge vaststelt die hij voor zichzelf nog acceptabel

vindt. Verder is het verstandig niet te lang te wachten met het melden van overschrijdingen.

Aan de hand van een voorbeeld wordt hieronder geprobeerd de lezer een idee te geven van hoe op grond van een verschillenanalyse wordt gekomen tot een beslissing om in te grijpen.

10.4.2 Voorbeeld: te weinig productie en te hoge personeelskosten

Een budgethouder stelt halverwege het jaar (begin juli) vast dat hij 1000 verpleegdagen te weinig heeft gemaakt. Tegelijkertijd heeft hij 10.000 euro aan personeelskosten te veel uitgegeven. Moet de budgethouder ingrijpen? En zo ja, hoe? We zullen deze vraag beantwoorden aan de hand van de verschillende oorzaken die de verschillen kunnen verklaren. Hierbij zal gebruik worden gemaakt van de vijf oorzaken die we in paragraaf 10.2 hebben besproken.

Er is sprake van capaciteitsverschil

Het aantal erkende bedden op de afdeling is verlaagd, waardoor het logisch is dat er minder verpleegdagen zijn gemaakt. De verminderde productie is dus logisch, de hogere personeelskosten niet.

Het is mogelijk dat de personeelsformatie niet is aangepast aan de geringere activiteit, maar er is zelfs nog meer uitgegeven dan de bedoeling was. Dit kan op grond van het capaciteitsverschil niet verklaard worden (wel door kwaliteitsverschillen, efficiëntieverschillen of prijsverschillen).

Moet de budgethouder ingrijpen?

Ja en dit had hij al veel eerder moeten doen. Een hogere personeelslast bij lagere productie is in dit geval onacceptabel. Er zal onmiddellijk overlegd moeten worden met de budgettoewijzer, om vast te stellen hoe de personeelsformatie in overeenstemming kan worden gebracht met de lagere capaciteit.

Er is sprake van bezettingsverschil

De bezetting op de afdeling is lager geweest. Het aantal bedden dat ter beschikking stond is niet verminderd, zoals hierboven, maar een aantal heeft regelmatig leeggestaan.

Oorzaken hiervoor kunnen velerlei zijn. Zo kan de vraag naar het product van de afdeling verminderd zijn doordat hetzelfde product ook in dagbehandeling wordt aangeboden. Ook kan het zijn dat de planning voor opnamen onvoldoende is geweest. Het jaargetijde kan een rol spelen.

De hogere personeelskosten kunnen op grond van het bezettingsverschil niet verklaard worden. Het bezettingsverschil zou eerder hebben moeten leiden tot lagere personeelskosten.

Moet de budgethouder ingrijpen?

Een groot bezettingsverschil is meestal reden om iets te doen. Vermoedelijk had de budgethouder al eerder aan de bel moeten trekken. Misschien dat betere opnameplanning kan helpen of grotere bekendheid bij de verwijzers. De lage bezetting zal in elk geval omhoog moeten, anders ligt het voor de hand dat, op termijn, het aantal bedden zal worden verminderd.

Er is sprake van kwaliteitsverschil

De afdeling heeft besloten om een geringer aantal patiënten intensiever te begeleiden. Hiertoe is ook hoger gekwalificeerd en dus duurder personeel aangenomen.

Moet de budgethouder ingrijpen?

Nee, aangenomen mag worden dat de budgethouder zelf een rol heeft gespeeld bij de kwaliteitsverhoging. De verhoging van de personeelskosten is een logisch gevolg van de gemaakte keuzes. Wat betreft het kwaliteitsverschil ligt het voor de hand verder te gaan op de ingeslagen weg.

Er is sprake van efficiëntieverschil

Er is meer personeel op de afdeling ingezet dan was toegestaan. De werkomstandigheden zijn niet veranderd, maar er is slecht gepland, zodat er regelmatig te veel mensen aanwezig waren. Daarnaast waren er veel zieken, voor wie vervanging is gekomen, hetgeen gezien de lage productie eigenlijk niet voor de hand lag.

Moet de budgethouder ingrijpen?

Ja, hij zal de personeelsinzet veel beter moeten bewaken. De noodzaak om bij ziekte of vakantie te vervangen zal uiterst kritisch moeten worden bekeken.

Er is sprake van prijsverschil

De personeelsleden zijn allemaal duurder geworden door een salarisverhoging, voortkomend uit de CAO en hun periodiek. Ook is een verzorgende vervangen door een verpleegkundige, die duurder is. De lagere productie kan op grond van prijsverschil niet worden verklaard.

Moet de budgethouder ingrijpen?

Was de salarisverhoging op grond van de CAO niet voorzien, dan kan de budgethouder weinig uitrichten. Was deze wel bekend, dan kan vastgesteld worden dat hij verkeerd begroot heeft. Hetzelfde geldt voor de periodieke verhoging die voorzien had moeten worden (door de budgethouder of door de financiële administratie). Voor een duurdere kracht was binnen het budget blijkbaar geen ruimte. Wat betreft dit laatste zit de budgethouder duidelijk fout.

De verschillen in dit voorbeeld kunnen niet verklaard worden door een enkele oorzaak. En dat is heel vaak het geval. De budgethouder zal, in een aantal gevallen in overleg met zijn bovengeschikte, moeten bepalen welke oorzaken het meest van invloed zijn. De aandacht zal hierbij vooral uit moeten gaan naar factoren die door de budgethouder te beïnvloeden zijn. Op die factoren zal het ingrijpen van de budgethouder gericht moeten zijn.

Opgaven

Opgave 1
Het budget voor kopieerkosten in een instelling is ruimschoots overschreden. Bedenk hiervoor verklaringen, analoog aan de oorzaken die in de verschillenanalyse worden aangegeven (capaciteitsverschil, bezettingsverschil, prijsverschil, kwaliteitsverschil, efficiëntieverschil). Welke mogelijkheden heb je als budgethouder om deze kosten, die op je budget drukken, te verminderen?

Opgave 2
Een afdeling in een verpleeghuis heeft dertig bewoners. Deze bewoners moeten dagelijks gewassen en verzorgd worden. Voor een bepaald jaar wordt hiervoor een begroting opgesteld.
Verwacht wordt dat het wassen en verzorgen van een patiënt vijfendertig minuten tijd kost. Het brutosalaris van een gediplomeerd verzorgende bedraagt € 17 per uur. Op basis van deze gegevens komt de afdeling tot een berekening van de verwachte kosten. Deze bedragen 17,5 uur (dertig bewoners maal vijfendertig minuten) × 365 dagen × € 17 = € 108.587,50 per jaar. Na afloop van het jaar worden de werkelijke kosten berekend. Deze blijken € 131.009,25. Maak een verschillenanalyse met gebruikmaking van de volgende feiten:
- door de uitbreiding van het aantal bedden bedroeg het werkelijke aantal bewoners dat gewassen en verzorgd moest worden 32;
- ten gevolge van loonontwikkelingen werd het bruto-uurloon halverwege het jaar verhoogd tot € 17,75.

(Ontleend aan Kedziersky en Vlemmix 2001.)

Opgave 3
Een hoofd economisch-administratieve dienst (HEAD) legt de budgethouders van een instelling na het eerste kwartaal een aantal cijfers voor. Hij geeft aan hoeveel iedere budgethouder over heeft gehouden of tekortkwam op zijn invalbudget voor vakantie en ziekte.

Afdeling 1	positief	€	5.000
Afdeling 2	positief	€	9.000
Afdeling 3	positief	€	20.000
Dagbehandeling	positief	€	1.000
Recreatie	negatief	€	2.000
Keuken	positief	€	5.000
Receptie	positief	€	1.000

De conclusie van de tevreden HEAD luidt – op grond van een totaal positief resultaat van € 39.000 – dat de budgethouders uitstekend hun budget hebben bewaakt en dat aan het eind van het jaar een overschot kan worden geboekt van ruim € 150.000. Deel je het optimisme van de HEAD?

Opgave 4

Je instelling gaat in 2010 maaltijden leveren aan omwonenden. Dit is een extra activiteit, want je instelling levert ook maaltijden voor de bewoners.

De werkelijke (kost)prijs voor de maaltijden is € 6. Hierbij wordt uitgegaan van 3.000 maaltijden per jaar. Er is van uitgegaan dat de variabele kosten € 4 per maaltijd bedragen. De vaste lasten per maaltijd bedragen € 2. Dit bedrag is tot stand gekomen doordat is besloten dat deze extra maaltijdvoorziening elk jaar een bedrag van € 6000 moet opleveren voor de instelling.

  a Nu blijkt begin 2011 dat je 4000 maaltijden hebt verkocht. En verder dat de variabele kosten per maaltijd € 4,50 waren. Maak een verschillenanalyse.

  b De verkoop van maaltijden valt tegen. Begin 2011 blijkt dat er slechts 2900 maaltijden zijn verkocht, de variabele kosten waren € 4,40. Maak een verschillenanalyse.

Opgave 5

Bekijk het budgetoverzicht in schema 10.1 (op de volgende pagina) en probeer te achterhalen hoe de afdeling de afgelopen maand(en) gedraaid heeft. Probeer specifiek te letten op bezettingsverschillen, hoeveelheidsverschillen en prijsverschillen.

In dit overzicht zijn van de andere resultaatgebieden van kwaliteit van zorg en kwaliteit van arbeid geen prestatie-indicatoren opgenomen. Toch kunnen op grond van de hier wel gepresenteerde cijfers, wel enige vermoedens over deze resultaatgebieden worden uitgesproken. Welke?

Tabel 10.1 Een budgetoverzicht

Budgetoverzicht
(in euro's)

Periode: juni

Budgethouder(s):

	Jaarbudget	Maand-budget	Maand werkelijk	Cumulatief budget	Cumulatief werkelijk
Productiegegevens					
Verpleegdagen	9600	800	500	4800	4000
Gemiddelde verpleegduur bezette bedden	26	26	17	23,1	22
Dagverpleging	400	33	20	198	251
Kostenoverzicht					
Salaris (aantal/bedrag)	25/660.000	25/55.000	26/57.000	25/330.000	26/350.000
Overwerk	0	0	0	0	0
Overwerktoeslag	0	0	0	0	0
Onregelmatigheidstoeslag	57.000	4750	5000	28.500	27.000
Sociale lasten	180.000	15.000	15.000	90.000	95.000
Personeel (niet in loondienst) (aantal/bedrag)	0.0/0	0.0/0	1.2/4000	0.0/0	0.8/10.000
Subtotaal (aantal/bedrag)	25/897.000	25/74.750	27.2/81.000	25/448.500	27.3/482.000
Dienstkleding	100	8	0	50	34
Voedingsmiddelen	15.000	1250	650	7500	7000
Schoonmaakmiddelen	300	25	22	150	130
Afvoer huisvuil	2000	167	183	1000	1040
Disposables	2900	242	150	1450	1182
Toiletmiddelen	200	17	0	100	5
Overige huishoudelijke kosten	300	25	24	150	129
Kantoormiddelen	350	29	32	175	201
Drukwerk door derden	2400	200	180	1200	1002
Reis- en verblijfskosten	200	17	62	100	62
Verband	9200	767	696	4600	4902
Toedieningssystemen	700	58	0	350	27
Afnamesystemen	2000	167	160	1000	1100
Hechtmateriaal	500	42	0	250	0
Verzorgings-, onderzoeks-, behandelingsmiddelen	22.000	2000	1800	11.000	14.811
Registratiemiddelen	100	8	6	50	6
Totaal kosten	955.250	79.772	84.965	477.625	513.631

11 Omgaan met schaarste

'If we, as a society, wish to settle for a lower level of quality in order to save money, we ought openly and honestly to say so. We owe at least that to the people who look to us for help and guidance.' (Donabedian 1989)

Leerdoelen: de student kan:
- de vier manieren benoemen waarop met schaarste kan worden omgegaan;
- benoemen welke mogelijkheden de budgethouder heeft om kwaliteitsvermindering zoveel mogelijk te voorkomen.

11.1 Inleiding

Dit hoofdstuk is een uitwerking van de vijfde van de acht taken van de budgethouder die in paragraaf 4.5 zijn beschreven: omgaan met schaarste.
Ondanks het feit dat de laatste jaren de beschikbare gelden voor de zorgsector flink zijn verruimd, blijft de overheid voortdurend op zoek naar mogelijkheden om de kosten van de gezondheidszorg te drukken. De problematiek van de schaarste van middelen binnen instellingen blijft daarmee actueel. In dit hoofdstuk zal besproken worden welke mogelijkheden er zijn om binnen instellingen met schaarste om te gaan en welke mogelijkheden de budgethouder heeft om kwaliteitsverlies vanwege beperkte middelen zoveel mogelijk te voorkomen.
In paragraaf 11.2 wordt begonnen met de betekenis van het begrip schaarste.
In paragraaf 11.3 worden vier manieren beschreven waarop met schaarste kan worden omgegaan.
In paragraaf 11.4 wordt apart ingegaan op vermindering van kwaliteit als vierde mogelijkheid om een oplossing voor het schaarsteprobleem te vinden. Ook volgt een beschouwing over de positie van de budgethouder in de discussie die rondom schaarste wordt gevoerd en de daarin gebruikte argumenten.

11.2 Schaarste in de gezondheidszorg

Het is goed allereerst onder de aandacht te brengen dat het begrip schaarste dat in de economie wordt gebruikt afwijkt van het begrip schaarste zoals dat in het dagelijkse taalgebruik voorkomt.

Volgens economen zijn alle goederen en diensten schaars. Daarmee wordt bedoeld dat mensen veel wensen en behoeften hebben, en dat ze tegelijkertijd vrijwel altijd te weinig middelen hebben om al die wensen en behoeften te vervullen. Goederen zijn volgens deze redenering schaars omdat de beperkt beschikbare middelen staan tegenover vrijwel onbeperkte behoeften.

Dit schaarstebegrip wordt ook wel relatieve schaarste genoemd: ook al zijn alle goederen die men zou willen hebben beschikbaar, de beperktheid van de middelen dwingt tot keuzes.

In het dagelijkse taalgebruik wordt onder schaarste een tekort aan aanbod terwijl er wel vraag is verstaan. Dit schaarstebegrip wordt ook op de gezondheidszorg toegepast en in de rest van dit hoofdstuk wordt schaarste voornamelijk in deze betekenis gebruikt. Hieronder volgt een korte beschouwing over schaarste in de gezondheidszorg.

De afgelopen jaren is zorg een goed geworden, dat niet voor iedereen meer (onmiddellijk) beschikbaar is. Dat komt bijvoorbeeld door de eigen bijdragen (thuiszorg of verpleeghuiszorg) of wachtlijsten (voorkomend in de gehele zorgsector).

De verruiming van de budgetten heeft geleid tot meer geld, maar niet overal tot verruiming van het aanbod. Bovendien bestaat de kans dat de overheid door de gestegen kosten de voorzieningen waar zij zich garant voor stelt, zal verminderen. Beperkte beschikbaarheid van voorzieningen voor een steeds groter wordende groep zal een blijvend verschijnsel blijken.

Tegelijkertijd zijn daar de zorgverleners die allemaal nog steeds achter uitgangspunten als 'de patiënt staat centraal' en 'kwaliteit van zorg' staan. Het ligt voor de hand dat schaarste en kwaliteit de komende jaren steeds meer met elkaar op gespannen voet zullen komen te staan. Deze uitspraak geldt natuurlijk vooral voor dat deel van de gezondheidszorg dat door de overheid wordt gegarandeerd (zie hoofdstuk 1). De verzekeraars krijgen voor de kosten van de voor iedereen beschikbare AWBZ en de zorgverzekeringswet een budget per verzekerde. Het ligt voor de hand dat dit budget aan de krappe kant zal zijn, zodat hier het schaarstevraagstuk zeer manifest zal worden. Het zal leiden tot ingewikkelde discussies, waarvan de contouren in dit hoofdstuk geschetst zullen worden.

In het deel dat niet meer door de overheid wordt gegarandeerd, dat van de aanvullende verzekeringen, zal de schaarstediscussie vermoedelijk een minder grote rol spelen. De uitgaven die de verzekeraars daarvoor maken, zullen niet meer door de overheid aan banden gelegd zijn. Als de kosten ervoor stijgen, kunnen de verzekeraars de (nominale) premies voor die verzekeringen zelf verhogen. De kwaliteit hoeft dan niet te worden aangetast.

Dit hoofdstuk zal betrekking hebben op het schaarstevraagstuk in het collectief gefinancierde deel van de gezondheidszorg.

11.3 Vier manieren om met schaarste om te gaan

Schrijvers (2001) beschrijft vier vormen van gedrag die hulpverleners kunnen vertonen ingeval er onvoldoende middelen beschikbaar zijn om alle zorg te verlenen die gevraagd wordt.

De vier strategieën zijn:
1 het verminderen van de vraag;
2 prioritering;
3 verhogen van de efficiëntie;
4 verminderen van de kwaliteit.

1 Het verminderen van de vraag

Dit gebeurt meestal voordat de patiënt in zorg wordt genomen, maar kan ook voorkomen als de patiënt al in zorg is. Voor het verminderen van de vraag zijn allerlei strategieën mogelijk. Van belang is hierbij onderscheid te maken tussen doelbewustzijn en kostenbewustzijn. Onder doelbewustzijn wordt verstaan het voortdurend alert zijn op de mogelijkheid om andere wegen in te slaan om het doel te bereiken. Onder kostenbewustzijn wordt verstaan het met zo weinig mogelijk middelen de al bekende weg naar het doel bewandelen.

Schrijvers geeft een voorbeeld waarin beide vormen van bewustzijn aan de orde komen:

'Een wijkverpleegkundige kan maximaal een uur per dag bij een patiënt thuis komen. Deze heeft echter drie uur nodig. Vanuit haar doelbewustzijn mobiliseert zij extra menskracht in de buurt en binnen de familie om de patiënt die andere uren bij te staan. Ook deelt zij haar werkzaamheden gedurende dat ene uur wat efficiënter in. Zij is ook kostenbewust.'

Bij dit voorbeeld van Schrijvers moet natuurlijk aangetekend worden dat het mobiliseren van mantelzorg de laatste jaren in toenemende mate problematisch is. De mantelzorg moet beschikbaar en bereid zijn. Daarnaast laat de patiënt zich in een tijd waarin de klant centraal staat niet meer zomaar door iedereen verzorgen.

Uit de thuiszorg kan ook een heel ander voorbeeld worden gegeven. In veel gevallen kan een patiënt heel goed een aantal dingen zelf, bijvoorbeeld douchen, als daarvoor maar minimale voorzieningen beschikbaar zijn. De aanwezigheid van een aangepaste douche en een douchestoel kan een deel van de zorg van professionals overbodig maken. Zaak is dan wel dat deze voorzieningen tijdig en adequaat worden aangebracht, iets wat jammer genoeg niet vanzelfsprekend is.

Vraagvermindering is ook te bereiken door substitutie: door het aanbieden van verpleeghuiszorg thuis kan in veel gevallen een verkorting van de wachtlijst voor het verpleeghuis worden bereikt.

Figuur 11.1 Omgaan met schaarste (Schrijvers, 2001)

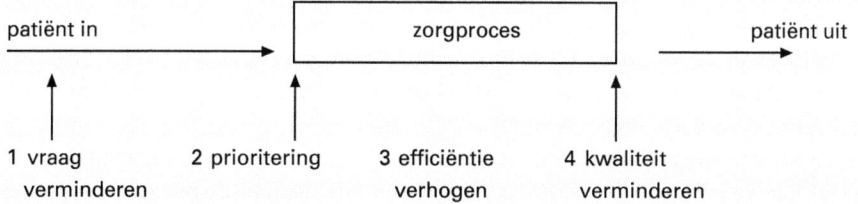

Verder kan gebruik worden gemaakt van 'omgekeerde marketing'. Als instellingen voor thuiszorg in kleinere gemeenten of dorpen bekend laten worden dat de instelling het druk heeft, vermindert de vraag vaak vanzelf. Blijkbaar veronderstellen de potentiële klanten dan dat een aanvraag geen zin heeft en zoeken ze andere oplossingen. Schrijvers koppelt de mogelijkheden voor vraagvermindering terecht aan de financiering van de instelling. Als een instelling te kampen heeft met een te hoge werkdruk onder de personeelsleden, heeft het maken van minder verpleegdagen (bijvoorbeeld door minder mensen op te nemen) geen zin als vervolgens de inkomsten van de instelling verminderen omdat de instelling de productieafspraken niet haalt. Voorbeelden hiervan zullen in hoofdstuk 14 worden behandeld.

2 Prioritering

Prioritering is het bepalen wie wel en wie niet of minder in aanmerking komt voor zorgverlening. Dit gebeurt meestal op het moment dat de vraag naar zorg wordt gesteld. In de voorgaande hoofdstukken is dit onderwerp al aan de orde geweest. Het formuleren van strategische doelstellingen houdt onder andere in dat de instelling vaststelt op welke groepen zij zich in het bijzonder wil richten. Dit kan tot gevolg hebben dat voor bepaalde groepen geen (expliciet) aanbod wordt gedaan.

Tot het onderwerp van de prioritering behoort ook het vraagstuk van de patiëntenselectie. Schrijvers besteedt hier uitgebreid aandacht aan. Zo is het een goed gebruik dat mensen die in een levensbedreigende situatie verkeren, voorgaan op mensen voor wie dit niet geldt. Ook leeftijd is een criterium voor selectie. Op grond van leeftijd beslissen artsen soms om niet meer tot een bepaalde behandeling over te gaan, omdat ze de ingreep voor iemand op hoge leeftijd te riskant vinden.

Andere criteria kunnen zijn:
- medische criteria die van invloed zijn op het succes van de ingreep;
- leeftijd;
- het aantal levensjaren dat wordt gewonnen door een bepaalde ingreep (QALY's);
- wie het eerst komt...
- de manier waarop de klacht door de patiënt wordt gepresenteerd;
- de maatschappelijke status van een patiënt (het topvoetballereffect);
- de werkdruk;
- wie gezond leeft gaat voor.

Ik geef hier verder een aantal voorbeelden uit de instellingspraktijk.
- De indicatiecriteria worden vaak scherper gehanteerd als een instelling het druk heeft, of de indicatiecriteria worden minder scherp gehanteerd als een instelling het minder druk heeft. Weliswaar heeft het Centrum Indicatiestelling Zorg (CIZ) de indicatiestelling van de instellingen overgenomen, toch blijft de beschikbare capaciteit een grote rol spelen bij de (hoeveelheid) zorg die een patiënt krijgt ongeacht zijn indicatie. Dit is weliswaar in strijd met het principe van vraaggerichte zorg, maar het is desalniettemin een feit.
- Een thuiszorginstelling laat mensen sneller uit zorg gaan als het erg druk is.
- Ook kan de werkdruk onder het personeel een rol spelen bij de opname van patiënten. Als een verzorgingshuis veel mensen heeft in de hoogste zorgzwaartecategorie

kan de instelling besluiten ernaar te streven een tijdlang alleen patiënten op te nemen die niet zeer zorgbehoeftig zijn.

3   Het verhogen van de efficiëntie

Als het zorgproces is begonnen, wordt geprobeerd het gewenste resultaat te bereiken met zo min mogelijk middelen.

Met name deze laatste mogelijkheid is in de hoofdstukken 7, 8 en 9 al aan de orde geweest. Hier kan nog vermeld worden dat functiedifferentiatie waar in veel instellingen veel werk van is gemaakt, eveneens kan leiden tot verhoogde efficiency. Maar gelukkig is functiedifferentiatie over het algemeen niet ingezet om te komen tot hogere efficiency ('bezuinigen'), maar staan inhoudelijke argumenten als kwaliteit van de zorg en verlaging van de werkdruk meestal voorop. Ditzelfde geldt voor het werken met protocollen. Het werken met protocollen biedt een mogelijkheid om zowel efficiënter als effectiever te werken.

Een goed voorbeeld is de decubitusrichtlijn die bij consequente navolging leidt tot een sterke verhoging van de kwaliteit van zorg (in de zin van het voorkomen van doorliggen) en tegelijk een enorme besparing oplevert en dus efficiënt is doordat minder zorg verleend hoeft te worden (Haalboom 2002).

4   Verminderen van de kwaliteit

Uitgangspunt bij deze drie strategieën is dat het gewenste zorgniveau niet ter discussie staat, ook al wordt het gewenste zorgniveau niet altijd gehaald. Bij de laatste mogelijkheid, het verminderen van de kwaliteit, staat het gewenste zorgniveau uitdrukkelijk wel ter discussie.

Bij de kwaliteit van zorg gaat het om vragen als: 'Welke doelstellingen wil ik bereiken met de zorgverlening?' 'Aan welke eisen moet die zorg voldoen?' 'Wat moet het resultaat ervan zijn?' Hieraan zal een aparte paragraaf worden gewijd.

11.4   Schaarste en kwaliteit

11.4.1   Inleiding

Deze paragraaf wordt begonnen met een korte beschouwing over schaarste en kwaliteit. Daarna volgt een nader onderzoek naar het verschijnsel kwaliteit zelf en de manier waarop schaarste kwaliteit bedreigt.

11.4.2   Beschouwing over schaarste en kwaliteit

'Ja, maar dat gaat ten koste van de kwaliteit van zorg.' Het is een van de opmerkingen die zorgverleners nogal snel maken als het management met een voorstel komt om de kosten in de instelling te drukken. En daarmee de kosten meer in overeenstemming te brengen met het beschikbare budget.

Misschien is het wel een standaardreactie, maar hoe vaak ook gebruikt, wat 'kwaliteit' nu precies is, is in veel gevallen niet onmiddellijk duidelijk. Het is een 'containerbegrip':

je kunt er van alles onder verstaan en dus heb je altijd gelijk. Het woord 'containerbegrip' is, voor zover mij bekend, uitgevonden door Hans Simons in de tijd dat hij staatssecretaris voor Volksgezondheid was. Hij gebruikte de term om de te hoge werkdruk onder verplegenden en verzorgenden, die toen een belangrijk onderwerp was, te relativeren.

Donabedian (1989) definieerde kwaliteit als: 'De mate waarin de verleende zorg overeenkomt met de daaraan gestelde eisen', of anders geformuleerd: 'de overeenkomst tussen de werkelijke zorg en van tevoren daarvoor geformuleerde standaarden en criteria.' Hier begint al meteen een interessante discussie. Want wat als het beschikbare interne budget niet groot genoeg is om die kwalitatief hoogwaardige zorg te verlenen waar zorgverleners altijd voor staan? 'Dan moet er maar meer budget komen,' zal een zorgverlener zeggen.

Iemand die niet onmiddellijk naar de te verlenen zorg kijkt, maar eerst naar het budget (bijvoorbeeld een zorgverzekeraar of een financieel directeur), zal in de definitie van Donabedian een mooie vluchtroute vinden. 'Dan passen we de eisen toch een beetje aan, zodanig dat er vanzelf minder zorg nodig is, of we verlenen per klant wat minder zorg.' Een zorgverlener die budgethouder wordt, zal tussen beide standpunten een middenweg moeten vinden.

In de voorgaande hoofdstukken stond efficiëntie voorop: zoveel mogelijk zorg verlenen voor zo weinig mogelijk geld bij een vaststaande kwaliteit. Het zorgniveau en de kwaliteit van zorg stonden over het algemeen niet ter discussie. Het streven naar kwalitatief hoogstaande zorg is een goede traditie in de zorgwereld, maar tegelijkertijd is het ook een goede traditie dat de financiële wereld wat vaker eerst naar het beschikbare geld kijkt en pas dan naar wat er allemaal van zou moeten worden betaald.

In vroeger tijden hadden zorginstellingen het primaat: zij stelden de kwaliteit van zorg vast en dus bepaalden voornamelijk zij hoeveel zorg nodig was – en daarmee bepaalden ze ook voor een belangrijk deel de te maken kosten. In de nieuwe situatie zijn het de zorgverzekeraars die zorg gaan inkopen. Daarbij kijken zij naar de gunstigste prijs-kwaliteitverhouding. Het is maar de vraag of de door zorgverzekeraars als ideaal beschouwde prijs-kwaliteitverhouding overeenkomt met het zorgniveau dat door de zorgverleners tot standaard is verheven.

Hier wreekt zich het feit dat het definiëren van standaarden en criteria door bijvoorbeeld de verpleegkundige beroepsgroep nooit is gedaan in termen van de daarvoor benodigde mensen en middelen. Blijkbaar was de beschikbaarheid daarvan zo vanzelfsprekend, dat hieraan geen aandacht behoefde te worden besteed. In een situatie van concurrentie, waarin het primaat van de zorg niet langer zonder meer bij artsen en verpleegkundigen ligt, ontstaat dan een probleem. Hoe maakt men bijvoorbeeld hard hoeveel mensen en middelen voor een bepaald protocol nodig zijn? De zorgwereld heeft op die vraag nog geen afdoende antwoord gevonden. Verzekeraars zijn wel druk bezig om die vraag te beantwoorden en hebben met het concept van *managed care* (het plannen van een standaardzorgsysteem in termen van verpleegdagen, zorguren en inzet van middelen bij een vooraf nauw omschreven aandoening) voorlopig duidelijk het initiatief.

Gelukkig is ook de verpleegkundige wereld op dit punt bezig wakker te worden.
Een aantal voorbeelden.

- Sommige verpleeghuizen werken in de zomer, als er minder personeel is, met zogenoemde minimale zorgcriteria. Dreigt het niveau van de zorg onder de minimale kwaliteit te zakken, dan moeten alle zaken die niet met directe patiëntenzorg te maken hebben een tijdje wachten en schakelt men bijvoorbeeld de familie in.
- In de psychiatrie heeft men aangetoond dat de zorg voor mensen in een psychiatrisch ziekenhuis onder de maat is. Dit gebeurde door het bestaande zorgaanbod te toetsen aan een vooraf ontwikkelde standaard voor passende zorg.

Op de zorgmarkt mag iedereen zijn uitgangspunten naar voren brengen en vertellen wat hij belangrijk vindt, maar dictaten opleggen is er niet meer bij. De zorginstellingen zullen hun kwaliteitsstandaarden in onderhandelingen met de verzekeraars moeten motiveren. Lukt ze dit niet, dan gaan de verzekeraars op zoek naar andere aanbieders en die zijn er, bijvoorbeeld in de thuiszorg, meer dan genoeg.

Zorgverzekeraars zullen altijd een beperkt budget krijgen waarvoor ze de door de overheid gegarandeerde zorg moeten gaan leveren. Het is niet uitgesloten dat zij de definitie van Donabedian als volgt zullen herformuleren: kwaliteit is de mate waarin de feitelijk verleende zorg overeenkomt met de budgettaire ruimte ervoor. Instellingen en zorgverleners staan voor de opdracht in de komende jaren antwoord te vinden op de dreiging van sluipende en openlijke aantasting van de kwaliteit van de geleverde zorg.

In paragraaf 11.4.3 wordt een casus behandeld waarin de problematiek van schaarste en kwaliteit wordt uitgewerkt. Allereerst wordt een kader geschetst voor de budgethouder.

11.4.3 De budgethouder tussen schaarste en kwaliteit

Het is van belang bij de verdere bespreking van kwaliteit opnieuw onderscheid te maken tussen het zorgverleningproces en het bedrijfsproces. In het zorgverleningproces gaat het om datgene wat gebeurt tussen zorgverlener en zorgvrager, in het bedrijfsproces worden de voorwaarden geschapen voor het verlenen van zorg. Daar worden de productieafspraken gemaakt tussen instelling en verzekeraar. De budgethouder staat op het draaipunt van die twee processen: hij moet de eisen die het bedrijfsproces stelt, vertalen naar degenen die in het zorgverleningproces actief zijn.

Een bezuiniging of een beslissing om de productiviteit te verhogen kan door het backoffice genomen worden, maar moet door de zorgverlener frontoffice worden uitgevoerd.

Het zorgverleningproces speelt zich af in het spanningsveld tussen de individuele zorgverlener, de zorgvrager en de eisen van de instelling (al dan niet door de externe omgeving van de instelling opgelegd).

De zorgverlener wordt op pad gestuurd met een aantal taken en wordt geacht die in een bepaalde tijd uit te voeren. De middenkaderfunctionaris maakt onderdeel uit van het backoffice en moet een eventuele bezuinigingsmaatregel vertalen naar de werkvloer. Tegelijkertijd moet de middenkaderfunctionaris alle mogelijke zaken die van belang zijn vertalen naar de instelling, om te zorgen dat het bedrijfsproces zo goed mogelijk afgestemd blijft op het zorgverleningproces.

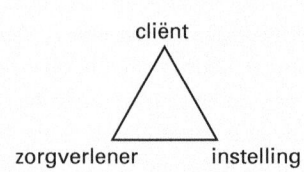

Figuur 11.2 Het spanningsveld tussen cliënt, zorgverlener en instelling

Zoals in het voorgaande al is gemeld, moet hier sprake zijn van tweerichtingsverkeer: zorgverleners en instelling moeten van elkaars activiteiten op de hoogte zijn. Als dit goed werkt, is het ook niet mogelijk dat het backoffice de werkvloer opeens opzadelt met een forse bezuiniging waardoor aan de vraag naar zorg niet meer kan worden voldaan. Toch komt dit nog wel eens voor.

De definitie van kwaliteit wordt naar concrete zorgsituaties uitgewerkt in figuur 11.3. Er zijn dus nogal wat aspecten bij de zorgverlening waarmee iets mis kan gaan met betrekking tot de kwaliteit. Bij sommige van die aspecten kan kwaliteitsverlies optreden door schaarste.

Het is in het bestek van dit boek niet mogelijk de relatie tussen schaarste en kwaliteit helemaal te behandelen. Ik wil me hier beperken tot de budgethouder die te weinig middelen heeft om al zijn taken te verrichten.

Het moet benadrukt worden dat de omvang van het budget van de budgethouder het resultaat is (of: zou moeten zijn) van de discussie die binnen de instelling over de prioriteitstelling plaatsvindt in het kader van het proces van interne budgettering. Tijdens die discussie wordt besproken – op grond van ervaringen in het verleden of op grond van werklastonderzoek – welke productiviteit van een bepaalde afdeling of eenheid in de komende periode mag worden verwacht, bij een bepaalde inzet van mensen en middelen (zie hoofdstuk 4).

Als een budgethouder te weinig middelen heeft om de afgesproken productie te halen, ligt het dus voor de hand bij de eerste de beste gelegenheid te laten horen dat de instelling blijkbaar verkeerde prioriteiten heeft gesteld: er is immers een budgethouder die tekort komt (we gaan er hier van uit dat de budgethouder zijn middelen optimaal efficiënt inzet). Te makkelijk laten sommige budgethouders zich opzadelen met problemen als gevolg van te krappe budgetten die in feite onoplosbaar zijn.

Als bijvoorbeeld de vraag naar zorg in een thuiszorginstelling opeens sterk toeneemt, dan ligt het niet voor de hand de wijkverpleegkundigen aan te sporen om zo'n dertig procent productiever te worden om aan alle hulpvragen te kunnen voldoen. Als het gaat om een incidentele noodsituatie, dan zou dat eventueel nog kunnen, maar als het langer aanhoudt, heeft dat geen zin. De budgethouder heeft in feite slechts twee mogelijkheden: om meer budget vragen of een wachtlijst instellen.

De budgethouder die om meer middelen vraagt, zal die vaak niet krijgen. Ook zijn er budgethouders die opeens met een bezuiniging geconfronteerd worden. Wat moet een budgethouder dan doen? Hierna zal in het kader van deze problematiek een casus worden besproken.

Tabel 11.3 De uitwerking van kwaliteit volgens Donabedian (1989) naar structuur, proces en product

Structuur Kwaliteit van de voorwaarden aan de zorgverleners	Proces Kwaliteit van de werkwijze van de zorgverleners	Product Kwaliteit van het resultaat bij patiënten
Kwaliteitsaspecten: 1 deskundigheid 2 veiligheid 3 bereikbaarheid 4 samenhang	**Kwaliteitsaspecten:** 1 methodische werkwijze 2 democratische houding 3 integrale benadering 4 continuïteit 5 tegengaan van individualisering 6 controleerbaar werken	**Kwaliteitsaspecten:** 1 veranderingen in lichamelijke, geestelijke en sociale gezondheid

> De directie van een instelling besluit om de tijd die er staat om patiënten te wassen en aan te kleden met vijf minuten te verkorten. De menskracht in de instelling laat volgens haar niet toe dat er langer over wordt gedaan. Naar de mening van de directie is dit een efficiëntiemaatregel. Als iedereen wat sneller zijn werk doet, kan dit probleemloos worden doorgevoerd.

Hoe moet een budgethouder hiermee omgaan? Is hier sprake van kwaliteitsverlies of niet? Kan een wasbeurt zomaar vijf minuten korter? Vast wel, die tijd is uit efficiëntieoogpunt wel voldoende. Dan moet alles maar iets sneller.
Vast niet, als je kijkt naar het principe van klantvriendelijkheid, dat centraal stelt wat de patiënt nodig heeft. Even praten met de patiënt, over of hij goed geslapen heeft, of hij nog veel pijn had de afgelopen nacht, of de familie vandaag nog komt. Allemaal zaken die – uit efficiëntieoogpunt en alleen gelet op de fysieke aspecten van de zorg – niet strikt noodzakelijk zijn. Uit oogpunt van klantvriendelijkheid is dit wel nodig. Voor zorgverleners én patiënten maakt het contact een onlosmakelijk deel uit van de zorgverlening. Ook vanuit een visie op zorgverlening kan het efficiëntiestreven worden bekritiseerd. Vanuit de visie van Orem (Mostert en Kruijswijk Jansen 1997) bijvoorbeeld, die zelfzorg centraal stelt. Het kan van belang zijn een patiënt te leren een aantal dingen (weer) zelf te doen, zoals wassen, aankleden enzovoort. Voorwaarde is wel dat de verpleegkundige voldoende tijd krijgt om bij de patiënt te blijven in de tijd dat deze zichzelf wast of de steunkousen aantrekt. Die tijd is nodig omdat er iets fout kan gaan of omdat de verpleegkundige de patiënt nog een aantal handelingen moet aanleren. Het efficiëntiestreven kan ook bekritiseerd worden vanuit de theorie van King (Mostert en Kruijswijk Jansen 1997), die de nadruk legt op de interactie tussen patiënt en verpleegkundige in haar theorie van de wederzijdse doelbepaling. In een situatie waarin verpleegkundige en patiënt regelmatig contact hebben, is het nodig regelmatig samen te kijken hoe patiënt en verpleegkundige vormgeven aan de manier waarop ze met

elkaar omgaan. Dat kost tijd, en die tijd is relatief onafhankelijk van de zwaarte van de ziekte of het probleem van de patiënt.

Een oplossing voor dit kwaliteitsverlies is dus niet zomaar te geven. Van belang is wel de vermindering met vijf minuten als effectiviteitsverlies en verlies aan klantvriendelijkheid te benoemen en niet als efficiëntiewinst. Mogelijk kunnen andere activiteiten zodanig worden ingericht dat de vijf minuten kunnen worden terugverdiend.

Er moet uitgekeken worden dat de bezuiniging niet al te makkelijk wordt geaccepteerd, zodat de directie denkt: 'O, zie je wel dat het met minder tijd kan.'

Een aantal belangrijke vertrekpunten bieden de budgethouder houvast in zijn streven om kwaliteitsverlies te voorkomen:
- De visie van waaruit de instelling zorg verleent (dit kan een theoretische visie zijn maar ook een religieuze);
- De eigen professionele opvattingen over wat goede zorg is;
- Het besef dat aan de verwachtingen van de klanten niet zomaar voorbij kan worden gegaan.

Verder kan erop worden aangedrongen te komen tot algemene criteria voor tijd voor bepaalde handelingen. Dit kan bijvoorbeeld door werklastmetingen. Hoe objectiever kan worden vastgesteld hoeveel tijd nodig is voor een bepaalde handeling, des te moeilijker is het om daar tijd van af te knabbelen. Objectieve metingen maken vergelijkingen tussen afdelingen mogelijk en kunnen ook aanleiding zijn met de personeelsformatie te schuiven (zie ook hoofdstuk 12).

Opgaven

Opgave 1
Een thuiszorginstelling onderhandelt met een zorgverzekeraar over de productieafspraken voor het volgende jaar. De verzekeraar wil graag een woordje gaan meespreken bij het indiceren van de patiënten. Tevens wil de verzekeraar in de toekomst niet meer betalen voor de begeleidingscomponent, die tot nu toe een integraal deel uitmaakt van het werk van de wijkverpleegkundigen. De directie twijfelt. Hoe gaan de wijkverpleegkundigen en hun leidinggevenden hiermee om? Probeer argumenten te bedenken vanuit een (verpleegkundige) visie en vanuit het besef dat klantvriendelijkheid altijd een grote rol moet spelen.

Opgave 2
In een instelling is jarenlang te veel geld uitgegeven. Met een nieuwe directie aan het roer is besloten interne budgettering in te voeren en alle afdelingen te korten op hun personeelsformatie. Na verloop van tijd blijkt dat de meeste afdelingen voortdurend over hun budget heen gaan, omdat het noodzakelijke werk eenvoudigweg niet gedaan kan worden met de toegemeten formatie.
Wat moeten de budgethouders doen?
Welke argumenten kunnen zij aanvoeren?

Zowel opgave 1 als opgave 2 kan in een rollenspel worden uitgevoerd.

12 Het onderhandelen over en verantwoorden van een budget

Leerdoelen: de student kan:
- de kenmerken van de methode van principieel onderhandelen benoemen;
- benoemen welke argumenten een rol spelen bij het verantwoorden van een budget;
- interne budgettering zien als een spel waarin de regels het gedrag van de spelers sterk beïnvloeden.

12.1 Inleiding

Dit hoofdstuk is een uitwerking van de zesde van de acht taken van de budgethouder die in paragraaf 4.5 zijn beschreven: het onderhandelen over en verantwoorden van een budget.
Over onderhandelen zijn vele boeken volgeschreven. In dit hoofdstuk wordt één enkele onderhandelingsmethode behandeld, die van het principieel onderhandelen, omdat die methode door haar aard uitermate geschikt is om als basis te dienen voor het onderhandelen over budgetten, zowel in een budgethoudersoverleg als in het onderhandelingsproces tussen budgethouder en budgettoewijzer. In paragraaf 12.2.2 zal eerst deze methode die door Roger Fisher, William Ury en Bruce Patton in hun boek *Excellent onderhandelen* (1993) is beschreven, kort worden weergegeven.
Daarna zal in paragraaf 12.2.3 een aantal onderwerpen dat in een budgethoudersoverleg regelmatig aan de orde komt, worden behandeld en zal worden bekeken hoe deze met de 'principiële methode' het best kunnen worden aangepakt. Het budgethoudersoverleg is zeker ook geschikt als forum voor de verantwoording van het budget. In hoofdstuk 6 is al gewezen op de morele druk die van het budgethoudersoverleg uitgaat. In geval van ernstige en structurele overschrijdingen van het budget ligt een tweegesprek tussen budgethouder en budgettoewijzer meer voor de hand. Hier zal in paragraaf 12.3 de aandacht vooral naar uitgaan.
In paragraaf 12.4 zal een aantal rollenspelen worden beschreven waarin de methode van Fisher, Ury en Patton kan worden toegepast.

12.2 Onderhandelen

12.2.1 De status van het budgethoudersoverleg

Onderhandelingen over budgetten nemen vele vormen aan. Sommige budgethouders zien kans via allerlei achterdeurtjes hun zin te krijgen, andere hebben voortdurend een

grote mond en weer anderen 'onderhandelen' door hun budget gigantisch te overschrijden en dan te roepen dat dit echt niet anders kon (en ze krijgen soms nog gelijk ook). Aan het einde van dit hoofdstuk wordt een aantal van de tactieken die soms uiterst succesvol zijn, afhankelijk van de reactie van de budgettoewijzer, kort beschreven.
In dit boek zullen we ons bij de behandeling van onderhandelingen beperken tot onderhandelingen in het budgethoudersoverleg. Overigens zal het budgethoudersoverleg over het algemeen niet een besluitvormend orgaan zijn – onderhandelingen kunnen daar niet worden afgerond –, maar wel worden er argumenten uitgewisseld die door de voorzitter (meestal de directeur of een ander lid van het managementteam) serieus genomen moeten worden. Deze argumenten spelen vaak een zeer belangrijke rol in de verdere besluitvorming. In het budgethoudersoverleg is de rol van de voorzitter ook een uiterst belangrijke. Welk besluit ook genomen wordt, het management zal de argumenten die in het budgethoudersoverleg aan de orde komen zwaar moeten laten wegen op straffe van het verliezen van de eigen geloofwaardigheid. In die zin is er dus in het budgethoudersoverleg wel degelijk winst te behalen, en daarmee is er dus ook zeker sprake van onderhandelingen.

12.2.2 Principieel onderhandelen

De volgende situatie is niet moeilijk voor te stellen, misschien heeft u het zelf al eens meegemaakt:

> Een groep budgethouders zit bij elkaar om te onderhandelen over de budgetten van het volgende jaar. Elke partij heeft aangegeven dat het huidige budget te krap is en dat het voor het volgende jaar ruimer moet. De ene budgethouder heeft nog niet geroepen dat hij tekortkomt of een ander ziet kans een nieuw meelijwekkend verhaal te vertellen. Elke partij is van plan het eigen gelijk zoveel mogelijk te benadrukken en dat van anderen zoveel mogelijk in twijfel te trekken.

Er ontstaat wat een loopgravenoorlog genoemd zou kunnen worden: naarmate de ene partij de argumenten van de ander meer in twijfel trekt, raakt deze partij geïrriteerder en gaat op haar beurt pogingen doen de eerste in de hoek te drukken. De voorzitter staat voor de opgave de partijen op één lijn te brengen. Dit is een haast onmogelijke opgave; het laten voortduren van de discussie levert weinig op en een eenzijdig besluit van de voorzitter leidt onherroepelijk tot ontevredenheid, frustratie en toenemend wantrouwen bij verschillende en vermoedelijk zelfs bij alle partijen.
Wat te doen?
Laten we eerst even teruggaan naar de voorwaarden voor de interne budgettering: interne budgettering werkt alleen goed als alle partijen elkaar serieus nemen, proberen samen álle problemen op te lossen waar de individuele budgethouders voor staan en accepteren dat een budgethouder niet altijd zijn zin kan krijgen. Lukt het niet om in een instelling deze situatie te bewerkstelligen en leven de budgethouders op permanente voet van oorlog met elkaar, dan levert interne budgettering misschien wel meer problemen op dan dat het oplossingen biedt.

Bovenstaand voorbeeld is een typisch geval van wat Fisher, Ury en Patton 'onderhandelen over posities' noemen: alle partijen nemen een bepaalde positie in ('ik wil meer budget'), hebben daarvoor een aantal argumenten en zijn pas tevreden als er een onderhandelingsresultaat uitrolt dat volledig beantwoordt aan de gestelde eisen. De veronderstelling bij de budgethouders in dit soort onderhandelingssituaties is dat van een budget elke euro nu eenmaal maar één keer kan worden uitgegeven: het inwilligen van de eisen van de ene budgethouder leidt ertoe dat de eisen van de ander niet meer kunnen worden ingewilligd. En iedere budgethouder wil degene zijn wiens wensen wel worden ingewilligd en niemand wil degene zijn wiens wensen niet vervuld worden. Een perfecte patstelling is het gevolg. Verder onderhandelen lijkt in dit soort situaties weinig succes te bieden op een resultaat dat iedereen tevredenstelt. Fisher, Ury en Patton stellen dat dit 'positioneel onderhandelen' meestal niet voldoet om te komen tot een verstandige overeenkomst. Dat wil zeggen dat de overeenkomst:

- voldoet aan legitieme belangen van alle partijen;
- strijdige belangen op redelijke wijze verenigt;
- duurzaam is;
- rekening houdt met de eisen van de samenleving.

Verder moet de overeenkomst op efficiënte wijze totstandgekomen zijn en de relatie tussen de partijen niet schaden. Met de methode van het principiële onderhandelen wordt een methode aangereikt waarmee de kans op succes veel groter wordt. De methode kent vier basisprincipes:
1 kijk niet naar de mens, maar kijk naar het probleem;
2 concentreer je op de belangen die je hebt;
3 zoek naar oplossingen in wederzijds belang;
4 sta erop dat het resultaat gebaseerd is op een objectieve norm.

1   Kijk niet naar de mens, maar naar het probleem

In het gegeven voorbeeld proberen beide partijen elkaars positie te ondergraven en elkaars argumenten verdacht te maken. Emoties gaan dan snel een rol spelen. Verschillende budgethouders kunnen een oprechte hekel aan elkaar krijgen, bijvoorbeeld omdat een van hen in het verleden al eens niet zijn zin kreeg, terwijl een ander dat wel kreeg (de momenten waarop men wel zijn zin kreeg, worden in dat soort situaties makkelijk vergeten).

Als emoties een grote rol gaan spelen, wordt het vinden van een oplossing die voor iedereen bevredigend is, zeer moeilijk. Het is dan de kunst – vooral de rol van de voorzitter is hier belangrijk – om de partijen zover te krijgen dat ze weer gaan kijken naar datgene waarvoor men bij elkaar zit, namelijk het vinden van een oplossing voor een gemeenschappelijk probleem (te veel eisen en te weinig geld om iedereen zijn zin te geven).

2   Concentreer je op de belangen die je hebt

De motieven van de verschillende budgethouders om meer budget te willen, kunnen zeer verschillend zijn; de problemen die ze met het extra geld willen oplossen eveneens.

> Bekend is het voorbeeld van de twee zussen die ruziemaakten om een sinaasappel. Na lang soebatten ('Ik wil de sinaasappel.' 'Nee, ik.') leek het doormidden snijden van de sinaasappel het meest logische wat gedaan kon worden. 'Leek', want wat bleek? De ene zus pelde van haar helft de schil af en at het vruchtvlees op, de andere gooi de het vruchtvlees weg en bakte een taart van de schillen van haar helft.
>
> Bron: Fisher, Ury en Patton, 1993

De les van dit (wel zeer extreme) voorbeeld is dat het van groot belang is om erachter te komen waarom de andere partij een bepaalde eis stelt en of de belangen die de ander heeft niet ook op een andere manier kunnen worden behartigd.

In ons voorbeeld zou het bijvoorbeeld best eens zo kunnen zijn dat de ene partij extra geld wil om een extra kracht in te kunnen zetten op bepaalde maandelijks terugkerende momenten, omdat dan alle vaste personeelsleden vrij willen zijn. Een andere budgethouder heeft misschien op andere tijdstippen iemand extra nodig. Als dit zo is, dan voldoet het aanstellen van één extra personeelslid in plaats van twee, zoals nu geëist wordt door de twee budgethouders.

Hoe dit ook zij, vaak is het mogelijk om ook op andere manieren de problemen op te lossen dan alleen maar door meer geld te vragen (dat er meestal niet is). Maar dit veronderstelt wel dat men van elkaar weet welke problemen er zijn. Op dit soort momenten is communicatie als voorwaarde voor interne budgettering uiterst belangrijk.

In het gegeven voorbeeld worden de belangen van de budgethouders (extra personeel op bepaalde momenten) gediend, terwijl geen van beide zijn eis ('meer geld') ingewilligd ziet.

3 Zoek naar oplossingen in wederzijds belang

Vaak wordt verondersteld dat als de een zijn zin krijgt, de ander per definitie zijn zin niet krijgt (een zogenoemde *win-lose*-situatie). Vruchtbaarder is het om te zoeken naar situaties waarin beide partijen er beter van worden. Dat is in ons voorbeeld ook het geval; beide partijen hebben belangen die tegelijk worden gediend. Er is dan sprake van een *win-win*-situatie.

4 Sta erop dat het resultaat gebaseerd is op een objectieve norm

In hoofdstuk 11 is ingegaan op de kwaliteitsdiscussie. Daar is vastgesteld dat het belangrijk is om te komen tot eenduidige criteria. Datzelfde punt komt hier weer terug. Objectieve criteria zorgen ervoor dat beslissingen veel eenvoudiger genomen kunnen worden.

In ons voorbeeld zou het wel eens zo kunnen zijn dat de budgethouders die meer geld willen om de roosterproblemen op te lossen, daar volgens de toedelingssystematiek van de personeelsformatie helemaal geen recht op hebben. Zij zouden hun probleem moeten oplossen door ervoor te zorgen dat medewerkers meer beschikbaar zijn. Objectieve criteria koken een aantal beslissingen als het ware voor. Voorwaarde is wel dat de criteria door alle partijen als redelijk en rechtvaardig worden aanvaard.

Tabel 12.1 Positioneel en principieel onderhandelen

Problemen		Oplossing
Positioneel onderhandelen: welk spel moet je spelen?		*Verander het spel. Onderhandel op grond van principes*
Zacht	**Hard**	**Principieel**
Partijen zijn vrienden	Partijen zijn tegenstanders	Partijen zijn probleemoplossers
Het doel is overeenstemming	Het doel is overwinning	Het doel is een verstandig resultaat, efficiënt en vriendschappelijk bereikt
Doe concessies om de relatie in stand te houden	Eis concessies als voorwaarde voor de relatie	Scheid de mensen voor de relatie van het probleem
Wees zacht ten opzichte van de mensen en het probleem	Wees hard ten opzichte van het probleem en de mensen	Wees zacht ten opzichte van de mensen, hard ten opzichte van het probleem
Vertrouw anderen	Wantrouw anderen	Opereer onafhankelijk van je vertrouwen
Verander gemakkelijk van positie	Graaf je in op je positie	Concentreer je op belangen, niet op posities
Doe aanbiedingen	Dreig	Onderzoek belangen
Vertel tot hoever je wilt gaan	Misleid de ander over hoever je wilt gaan	Zorg dat je jezelf geen grenzen stelt
Accepteer eenzijdig verliezen om het eens te worden	Eis eenzijdig voordelen als prijs voor de overeenstemming	Creëer mogelijkheden in wederzijds belang
Zoek naar het ene antwoord: het antwoord dat hij zal accepteren	Zoek naar het ene antwoord: het antwoord dat jij zult accepteren	Ontwikkel meerdere mogelijkheden om uit te kiezen; besluit later
Dring aan op overeenstemming	Dring aan op jouw positie	Dring aan op objectieve criteria
Probeer een wedstrijd in wilskracht te vermijden	Probeer een wedstrijd in wilskracht te winnen	Probeer een resultaat te bereiken dat gebaseerd is op normen die onafhankelijk zijn van de wil
Geef toe aan druk	Oefen druk uit	Argumenteer en sta open voor argumenten; geef toe aan het principe, niet aan druk

Bron: Fisher, Ury en Patton, 1993

12.2.3 Veelvoorkomende gespreksonderwerpen

In het budgethoudersoverleg informeren de budgethouders elkaar, wisselen ideeën en ervaringen uit, onderhandelen met elkaar en leggen verantwoording af aan elkaar. Bespreking van de budgetresultaten en het analyseren en verantwoorden ervan zijn in feite de enige vaste agendapunten. Andere agendapunten kunnen zijn:
- begrotingsvoorstellen voor de volgende periode;
- afwijkingen van het toegestane budget in de afgelopen periode (met motivatie);
- verdeling van een eventueel overschot of extraatje (centraal dan wel decentraal);
- bespreken van ideeën voor efficiëntie, effectiviteit of excellentie;
- overhevelen van een overschot van de ene afdeling naar een afdeling die een tekort heeft (met de voorwaarden waaronder dat gebeurt).

Een budgethouder kan in feite elk onderwerp aan de orde stellen dat met de interne budgettering te maken heeft. De verwachtingen in het budgethoudersoverleg voordeel te halen moeten echter niet te hoog worden gesteld. In onderhandelingen kan succes worden geboekt, maar teleurstellingen horen ook bij het spel.
Vandaar dat Fisher, Ury en Patton de nadruk leggen op wat ze noemen de BOZO, de afkorting voor Beste Optie Zonder Overeenkomst. De stelling is dat een onderhandelaar ook verder moet als hij niet krijgt wat hij wil. Je moet dan een alternatief hebben. Degenen die het beste alternatief hebben, staan het sterkste in de onderhandelingen. Een budgethouder moet dus vooraf goed nadenken wat hij zal doen als zijn eisen niet worden ingewilligd. Hoe beter de alternatieven, hoe minder afhankelijk een budgethouder is, hoe minder noodzakelijk het is dat de eigen zin wordt doorgedreven.

> Een tillift is aan vervanging toe. De verantwoordelijke budgethouder dient een voorstel in om een nieuwe aan te schaffen. Het voorstel wordt tegelijk behandeld met andere investeringsvoorstellen. De budgethouder weet dat hij, ingeval zijn voorstel niet wordt gehonoreerd, bij een bevriende collega in een ander huis een afgeschreven maar nog goed werkende tillift gratis kan ophalen. De BOZO van deze budgethouder is uitstekend, vooropgesteld dat hij die optie voorlopig geheimhoudt, anders dalen zijn kansen.

12.3 Verantwoorden

Een van de functies van het budget is de toetsing: de omvang van het budget en de afspraken die gemaakt zijn over de taken die met het budget verricht moeten worden, kunnen na afloop van de budgetperiode worden vergeleken met de feitelijke resultaten. Maar is de goede budgethouder nu de budgethouder die binnen zijn budget blijft, of is hij die de afspraken nakomt de goede budgethouder? Het definitieve antwoord is niet te geven.
Wel zal het zo zijn dat de overschrijder van een budget vaker ter verantwoording wordt geroepen dan degene die zijn afspraken niet haalt. Immers, het budget van de instel-

ling staat vast. Te veel overschrijdingen brengen de financiële positie van de instelling in gevaar.

Het niet halen van de productie van de instelling kan overigens ook nadelig zijn voor de financiële positie van de instelling. Dit is het geval als te weinig productie leidt tot vermindering van het budget; de instelling kreeg immers budget op grond van bepaalde productieafspraken.

Het budget en de afspraken erover leveren de mogelijkheid te toetsen hoe het de budgethouder is gegaan met zijn afdeling. Kernvraag is of de budgethouder verantwoordelijk is voor de ongewenste situatie. Had de overschrijder zuiniger aan kunnen doen, respectievelijk was meer productie mogelijk geweest? Hebben zich alleen op deze afdeling niet te voorziene grote tegenvallers voorgedaan?

In een formeel gesprek tussen budgethouder en budgettoewijzer moet een en ander duidelijk worden. (Het budgethoudersoverleg kan ook een rol spelen bij de verantwoording van de budgetten, maar dat ligt meer in de informele, morele sfeer. Niemand vindt het leuk om voor degene door te gaan die voortdurend over zijn budget heen gaat en daarmee feitelijk een claim legt op de overschotten van de ander.) Is een budgethouder over zijn budget heen gegaan, dan is de vraag of dit voorkomen had kunnen worden. Er kan bijvoorbeeld een vergelijking worden gemaakt met andere soortgelijke afdelingen.

Ligt de verantwoordelijkheid niet bij de budgethouder, dan kunnen mogelijk afspraken worden gemaakt over het opheffen van de oorzaken en het compenseren van de gevolgen (eventueel meer middelen). Is de budgethouder wel verantwoordelijk, dan zullen er afspraken moeten worden gemaakt over het veranderen van zijn gedrag en de ondersteuning die hij daarbij eventueel nodig heeft. Heeft een budgethouder de gemaakte afspraken niet gehaald, dan wordt in feite dezelfde procedure gevolgd. De vraag is hier dan of de budgethouder zijn taakstelling wel had kunnen halen door de zaken anders aan te pakken. Is dit niet het geval en is bijvoorbeeld de taakstelling gegeven de beperkte ter beschikking staande middelen niet haalbaar, dan moet de taakstelling worden aangepast of moeten de middelen worden verruimd.

Ook kan er sprake zijn van sancties. Schrijvers (1982) benadrukt dat zowel positieve als negatieve sancties even vaak dienen voor te komen. Hiervoor is vooral de nadruk gelegd op de negatieve situaties. Eigenlijk is dat niet terecht; budgethouders die binnen het budget blijven en de afgesproken taak vervullen, zijn er immers veel meer dan 'boosdoeners'. Positieve sancties, beloningen dus, kunnen zijn:
- positieverbetering (persoonlijke honorering, loonsverhoging);
- carrièreverbetering;
- vrije zoom (het overschot mag aangewend worden voor een vrije besteding ten behoeve van de afdeling);
- het bewaren van (een deel van) het overschot, het 'meenemen naar volgend jaar'.

Het tweede uitgangspunt voor sanctiebeleid dient volgens Schrijvers te zijn 'de aanwezigheid van een zekere escalatie in de negatieve sancties'. Met andere woorden, de strafmaatregelen moeten steeds in kracht toenemen: eerst kan een keer een schriftelijke vraag worden gesteld; werkt dit niet, dan kan de budgethouder op het matje worden geroepen, en uiteindelijk kan ontheffing van het budgethouderschap volgen.

Tabel 12.2 Enkele tactieken van budgethouder en budgettoewijzer ten opzichte van elkaar (Schrijvers 1982)

Tactiek	Budgethouder	Budgettoewijzer
Voet tussen de deur	vraagt een budget voor een activiteit die in het komend jaar weinig kost, maar later aanzienlijk meer.	a analyseert vooraf de budgetaanvraag b houdt toch vast aan oorspronkelijke opzet
Adder onder het gras	vraagt een budget aan voor een productiemiddel, bijvoorbeeld een nieuw gebouw, dat na toewijzing een andere bestemming krijgt	voorkomt herhaling door speciale sancties
Tegen elkaar uitspelen	vraagt budget aan onder toevoeging dat een derde instantie meebetaalt	vergewist zich dat de derde inderdaad meebetaalt
Beroepen op hoger gezag	suggereert dat de top van de organisatie achter de budgetaanvraag staat	trekt informatie na
Vertraging	dient budgetaanvraag te laat in, in verband met slechte instructies: verwacht speciale behandeling	indien juist, niets tegen in te brengen
Met de tijd meegaan	omdat de ander het ook heeft, moet de budgetaanvraag per se gehonoreerd worden	vraagt om nadere uitwerking
Gat in de markt	'als wij die activiteit niet doen, doet een ander het'	wijst erop, dat dit bij vele activiteiten het geval is
Waarheid verbloemen	begrotingsaanvraag dient ergens anders voor dan bestemming	a zoekt de werkelijke bestemming b wijzigt begrotingsprocedure om liegen voortaan te voorkomen
Deskundigheid	beroept zich op eigen of andermans deskundigheid: budgettoewijzer is niet in staat te oordelen	toont aan dat deskundige bevooroordeeld is in verband met de relatie tot de budgethouder; stelt dat deskundigen het nut moeten kunnen uitleggen aan leken
'Begieten'	door de begroting over de gehele linie in geringe mate te verhogen wordt ruimte voor een extra activiteit gerealiseerd (door te begieten wordt de plant in alle takken groter)	analyseert post voor post; bij algemene regels voor verhoging weinig tegen te doen: algemene 'besnoeiing' invoeren

Er hangt voor de budgethouder dus nogal wat van af om redelijk te blijven voldoen aan de verwachtingen die aan hem worden gesteld. Pogingen om de dans te ontspringen door de schuld af te schuiven op anderen of onvoorziene omstandigheden zijn dan ook geen uitzondering. Zo kan een budgethouder verschillende strategieën gaan toepassen. Hij kan:
- ontwijkend gedrag vertonen;
- steun zoeken voor zijn standpunt dat het allemaal wel meevalt met zijn overschrijding;
- tegen beter weten in beweren dat hij eigenlijk meer budget nodig heeft;

- de budgettoewijzer manipuleren;
- proberen medelijden op te wekken, zodat voor hem een uitzondering wordt gemaakt.

Al deze mogelijkheden zijn het proberen waard, en hebben soms ook succes. Maar het meest effectief is vermoedelijk toch het tiende gebod van de budgethouder (Schrijvers 1982): 'Stap bij budgetoverschrijding en ook als je eronder blijft zelf op de budgettoewijzer af. Je haalt deze dan de wind uit de zeilen en verkleint de kans op negatieve sancties.' (Zie voor de overige geboden het schema in hoofdstuk 6.)

12.4 Situatieoefeningen

1 Onderhandelen

In een instelling is voor de periode van een half jaar een halve formatieplaats beschikbaar voor extra activiteiten. In een budgethoudersoverleg moet worden bepaald welke van de drie afdelingen die extra formatieplaats zal krijgen.

Verdeel de groep in tweeën. De ene helft gaat het rollenspel spelen en probeert daarbij zo veel mogelijk de methode van het principieel onderhandelen te gebruiken; de andere helft observeert het gesprek en kijkt hoe succesvol de methode door de beide partijen wordt gebruikt. Uit de spelende helft worden drie groepen geformeerd die allemaal een afdeling of een unit van de instelling vertegenwoordigen. Tevens wordt een voorzitter benoemd die de argumenten van de verschillende partijen weegt en die uiteindelijk een besluit neemt.

Voorafgaand aan het rollenspel krijgen de deelnemers allemaal ruim de tijd om in hun eigen groep argumenten te bedenken waarom zij de extra formatieruimte toegewezen moeten krijgen en om een strategie uit te stippelen. Het gesprek wordt begonnen met een rondje waarin de voorzitter alle partijen de gelegenheid geeft om hun argumenten op tafel te leggen, waarna de discussie kan beginnen.

Het rollenspel kan in principe worden toegepast op elk werkveld in de gezondheidszorg, zolang alle partijen maar redeneren vanuit hetzelfde werkveld.

Variant
Dit rollenspel kan natuurlijk ook gespeeld worden als het gaat om een eenmalig te besteden geldbedrag waarvoor de verschillende afdelingen doelen kunnen aandragen.

2 Verantwoording

Deel de groep in twee helften, waarvan de ene helft gaat observeren. Deel de andere helft in drie groepjes en wijs een aparte voorzitter aan. Elke groep speelt een afdeling of unit. De ene afdeling is ruim binnen zijn budget gebleven, de andere heeft ongeveer quitte gespeeld en de laatste is zonder goede argumenten over het budget heen gegaan. Elke groep wijst een budgethouder aan, die in principe het woord voert, anderen kunnen hem bijvallen. Neem een ruime voorbereidingstijd, waarin alle partijen zich degelijk voorbereiden op het gesprek. De partij die het budget heeft overschreden moet zoveel mogelijk argumenten proberen te verzinnen die haar van schuld vrijpleit, de andere partijen moeten proberen die argumenten zoveel mogelijk te ontzenuwen.

Gebruik de in paragraaf 12.3 genoemde strategieën van ontwijken, manipuleren, steun zoeken enzovoort.

Speel het spel eerst volgens de methode van positioneel onderhandelen en daarna volgens de methode van het principieel onderhandelen. De voorzitter geeft in het begin eerst het woord aan alle partijen om hun budgetsituatie te bespreken en te beargumenteren. Het doel is te komen tot afspraken die ertoe leiden dat de 'schuldige' partij aangeeft niet meer te zullen zondigen.

13 Het informeren en motiveren van ondergeschikten

Leerdoelen: de student kan:
- de effecten van het informeren en motiveren van ondergeschikten op de interne budgettering benoemen;
- de kenmerken van een slechtnieuwsgesprek benoemen.

13.1 Inleiding

Dit hoofdstuk is een uitwerking van de zevende van de acht taken van de budgethouder die in paragraaf 4.5 zijn beschreven: het informeren en motiveren van ondergeschikten.
In de praktijk blijken 'informeren' en 'motiveren' moeilijk los van elkaar gezien te kunnen worden. Deze twee fenomenen zullen daarom niet apart maar steeds tezamen worden behandeld.
Er zal naar informeren en motiveren worden gekeken vanuit twee benaderingen: de ene kan het beste omschreven worden als een psychologische benadering (paragraaf 13.2), de andere als een gesprekstechnische (paragraaf 13.3). Paragraaf 13.4 bestaat uit een tweetal situatieoefeningen.

13.2 De psychologische betekenis van het budget

'Ja, die financiële administratie bij ons, dat is me een mooi stelletje. Niemand neemt die mensen meer serieus. Als er een meevaller is, dan houden ze dat geheim. Als er een tegenvaller is, dan worden alle budgetten onmiddellijk gekort. Och, wat kan het ons ook schelen, we gebruiken zoveel budget als we nodig hebben. Ze zoeken het maar uit daar op die administratie.'

Zo luidde een reactie van een leidinggevende op de vraag hoe het er in zijn instelling voor stond met de interne budgettering. Het maakt duidelijk hoe belangrijk motivatie is in het kader van interne budgettering.
In het al eerder geciteerde boek van Schrijvers (1982) wordt een onderzoek beschreven naar de effecten van de budgettering op de budgethouder. Ik beschrijf deze effecten voorzover ze naar mijn mening ook van toepassing zijn op de ondergeschikten van de budgethouder.
Van belang is allereerst een aantal begrippen:
1 budgetrelevantie: dit is de betekenis van het budget voor het handelen van degenen die moeten werken met een budget;

2 budgetattitude: dit is de houding van de gebudgetteerde ten opzichte van het budget;
3 arbeidssatisfactie: dit betreft de tevredenheid over het eigen werk.

Onderzoek naar deze drie aspecten leverde de volgende conclusies op, die ik meteen zal vertalen naar de ondergeschikten. (Onderstaande citaten zijn ontleend aan Schrijvers, 1982.)
1 Budgetten zijn van betekenis, indien er een risico bestaat ze niet te halen. Te krappe of te ruime budgetten hebben een lage budgetrelevantie.'
   Dit geldt naar mijn mening zowel voor de budgethouder als voor zijn ondergeschikten. Als een budget niet gehaald kan worden of als het budget met de beste wil van de wereld niet opgemaakt kan worden, hoeft er weinig rekening mee gehouden te worden.
   Een te krap budget kan averechts werken; mensen doen dan wat hun toevallig goed uitkomt. Een te krap budget kan de legitimiteit van de budgettoewijzer doen afnemen. Een te ruim budget kan het alom bekende 'eindejaarseffect' tot gevolg hebben. 'Het budget moet op, we maken het op anders moeten we het teruggeven,' en dus gaat men uit eten, koopt nieuwe inventaris, materiaal enzovoort.
   In dit soort situaties ligt het voor de hand dat de budgettoewijzer de budgethouder in de gelegenheid stelt een deel van het budget mee te nemen naar het volgende jaar en hij langzaam maar zeker de hoogte van het budget eens ter discussie stelt. Zuinigheid moet worden beloond, zo is in het vorige hoofdstuk al betoogd.
2 De budgethouders zonder ervaring met participatie in de budgetvoorbereiding verlangen hier niet naar. Als zij evenwel participeren, is hun budgetattitude positiever dan zonder participatie. Participatie bij het opstellen van niet-financiële normen die aan budgetten ten grondslag liggen, wordt door iedere budgethouder gewaardeerd.'
   Als de mensen die onder een budgethouder werken ook worden betrokken bij de normeringen, zullen ze zich veel meer betrokken voelen bij het in de hand houden van het tot stand gekomen budget.
3 Toegekende budgetten moeten aansluiten bij toegekende verantwoordelijkheden. De invloed van periodieke informatie vanuit de leiding, heeft een positieve invloed op de budget-outputs, als zij samengaat met communicatie in twee richtingen hierover.'
   Vertaald naar de relatie budgethouder-ondergeschikte betekent dit: regelmatige informatie en de gelegenheid tot het uitwisselen van gedachten over de budgettering hebben een positief effect op de budgettering en op de productie. Het is verder van belang dat ondergeschikten het gevoel hebben dat ook zij een verantwoordelijkheid hebben bij kostenbeheersing en het realiseren van gemaakte afspraken. (Een andere mogelijkheid hiertoe is bijvoorbeeld het ophangen van een prijslijst in de voorraadkast. Als medewerkers weten wat bijvoorbeeld een incontinentiematje kost, zal het verbruik ervan afnemen.)
4 De grootste invloed op de budgetrelevantie, budgetattitude en arbeidssatisfactie is afkomstig van de budgettoewijzer. De budgetrelevantie wordt vergroot bij veel persoonlijke gesprekken over en persoonlijke waardering voor het behalen van de begrotingsnorm. Deze stijging van de budgetrelevantie gaat evenwel vergezeld van

een daling van de arbeidssatisfactie. De druk die van het budget uitgaat kan teamwork kapotmaken en het zoeken naar zondebokken voor budgetoverschrijding stimuleren.
Groepsbesprekingen en creëren van spelelementen kan de budgetrelevantie doen stijgen zonder deze bijverschijnselen.'
Wat geldt voor de manier waarop budgettoewijzer en budgethouder met elkaar omgaan, geldt ook voor de budgethouder en zijn ondergeschikten. Het budget moet een regelmatig onderwerp van gesprek zijn, waarbij het van belang is dat niet alleen 'het budget' aan de orde is maar ook de relatie met datgene wat met het budget gerealiseerd wordt.
Te veel aandacht voor de financiële kant van het werk – we praten dan over wat we in hoofdstuk 4 de smalle opvatting van het budgethouderschap hebben genoemd – kan op den duur het plezier in het werk sterk doen verminderen. Een weddenschap over wie het zuinigste aan kan doen, kan een prima methode zijn de budgetdiscipline op een speelse manier te bevorderen.

Conclusie: personeelsleden moeten regelmatig geïnformeerd worden over het budget en het moet regelmatig onderwerp van gesprek zijn, zowel in een formele situatie als in het werkoverleg, alsook in informelere situaties zoals het gezamenlijk koffiedrinken. Daardoor wordt de legitimiteit van het budget vergroot, het maakt medewerkers betrokken en gemotiveerd. Dit is de basis van de budgetdiscipline. Informatie staat dus in dienst van de motivatie. Motivatie op haar beurt moet weer gevoed worden door voldoende prikkels, zoals behandeld in paragraaf 12.3.

13.3 Het slechtnieuwsgesprek

Informeren kan de vorm aannemen van een slechtnieuwsgesprek. In de literatuur over gesprekstechnieken en leidinggeven is het slechtnieuwsgesprek een bekend onderwerp. We zullen daar in deze paragraaf ook de nodige aandacht aan besteden.

Maar eerst dit: het is opvallend dat er in de literatuur niet zoiets schijnt te bestaan als een goednieuwsgesprek. Dit is mijns inziens des te opvallender omdat juist het positief motiveren van medewerkers uitermate belangrijk is, en niet alleen in het kader van budgetteren.
Een klacht die mensen op de werkvloer nog wel eens hebben – en dat klinkt in het verhaal aan het begin van dit hoofdstuk ook door – is dat je als medewerker eigenlijk alleen maar iets over het budget hoort als er sprake is van overschrijding.
Daarom geldt als vuistregel: als er positief nieuws te melden is over de budgetten of over de resultaten, sta er dan nadrukkelijk in een officieel overleg bij stil. De werking ervan is onmiskenbaar.

Het is vrijwel onvermijdelijk voor een budgethouder om af en toe toch een slechtnieuwsgesprek te voeren. In het geval van de budgethouder die een forse overschrijding of te weinig productie aan zijn medewerkers moet melden, weet de budgethouder van tevoren al dat hij slecht nieuws heeft. Dit geeft hem de gelegenheid dit gesprek voor te bereiden: hij kan nadenken hoe hij het gesprek wil voeren en welke argumenten hij naar voren wil brengen.

Gramsbergen-Hoogland en Van der Molen (2003) hebben de verschillende fasen van zo'n gesprek in kaart gebracht. Hierna volgt een beknopte weergave van de door hen aanbevolen methode.

In schema 13.1 aan het eind van deze paragraaf wordt het slechtnieuwsgesprek nog eens beknopt weergegeven, en wordt aangegeven welk gedrag de budgethouder juist wel en welk gedrag hij juist niet moet vertonen. Het gesprek wordt onderverdeeld in drie fasen.

Fase 1: Slecht nieuws meteen brengen

Aanbevolen wordt meteen ter zake te komen. Na een korte inleiding, bijvoorbeeld: 'Ik heb een niet zo prettige mededeling,' volgt het slechte nieuws. 'Ik heb van de directie gisteren te horen gekregen dat het budget voor de personeelsformatie ruim is overschreden, we zullen de rest van het jaar geen invalkrachten meer mogen inhuren.' De budgethouder zwijgt om het bericht te laten doordringen.

Fouten die in deze fase gemaakt kunnen worden zijn:
- uitstellen, het bericht niet meteen vertellen, waardoor het steeds moeilijker wordt om er alsnog mee te komen;
- de hang-yourself-methode: via een omweg wordt de medewerkers het slechte nieuws duidelijk gemaakt, ze ontdekken het zelf;
- uitgebreid argumenten geven: het is beter twee goede argumenten te geven dan vijf waarvan de kwaliteit verschillend is.

Fase 2: Reacties opvangen

Mensen kunnen verschillende soorten reacties vertonen: schrik, agressie, ongeloof, ze kunnen medelijden gaan opwekken bij de brenger van het nieuws of blijven vasthouden aan hun vroegere idee (de gedachte dat het budget wel ruim genoeg zou zijn om het hele jaar mee toe te kunnen op de huidige manier). Een emotionele reactie ligt voor de hand als het bericht erg tegenvalt. De anderen hiervoor de ruimte geven, aandachtig toehoren en nog eens duidelijk de beslissing van de directie motiveren is hier de adequate reactie. Na enige tijd zullen de emoties een minder grote rol gaan spelen en kunnen meer en meer rationele argumenten worden uitgewisseld.

Fase 3: Zoeken naar oplossingen

Als de emoties wat gezakt zijn, kan gekeken worden of er oplossingen voor het ontstane probleem te vinden zijn. Deze fase moet duidelijk ingeleid worden. Dat er bijvoorbeeld geen invalkrachten meer mogen worden ingezet leidt vermoedelijk tot een hogere werkdruk bij de medewerkers. Gekeken kan worden of hier iets aan gedaan kan worden.

Tabel 13.1 Overzicht slechtnieuwsgesprek

Fase 1 slecht nieuws meteen brengen

Wel	Niet
korte introductie	uitstellen van het slechte nieuws
slecht nieuws meteen brengen	*hang-yourself*-methode
	onduidelijk vertellen
	lange motivering

Fase 2 reacties opvangen

Wel	Niet
ander gelegenheid geven te reageren	reageren met contra-agressie
goed luisteren	uitgebreid verdedigen
reflecteren van gevoel	pil vergulden
parafraseren van inhoud	bagatelliseren
duidelijk motiveren van het slechte nieuws	'voor mij is het ook geen pretje'

Fase 3 zoeken naar oplossingen

Wel	Niet
begin oplossingsfase duidelijk aangeven	te snel beginnen met fase 3
ander zelf vragen welke alternatieven hij ziet	ijverig oplossingen bedenken
informatie geven over oplossingen die je zelf ziet	
samenvatten	

Bron: Gramsbergen-Hoogland en Van der Molen, 2003

Situatieoefeningen

1 Een gesprek tussen een leidinggevende en een medewerker die zich weinig van de beperkte mogelijkheden aantrekt

Verdeel de groep in twee delen: de ene helft kiest uit zijn midden iemand die de rol van de leidinggevende gaat spelen, de andere helft iemand die de medewerker gaat spelen. Aanleiding voor het gesprek is een forse stijging van bepaalde materiële uitgaven die vooral veroorzaakt blijkt te zijn door de medewerker in kwestie.

In de uiteindelijk te spelen situatie maakt de medewerker duidelijk er weinig voor te voelen om zich aan de budgetdiscipline aan te passen, maar hij zegt dit niet met zoveel woorden: hij blijft zo lang mogelijk ontwijkende antwoorden geven. De bedoeling van de leidinggevende is om te komen tot een werkbare afspraak over meer zuinigheid bij de inzet van middelen.

2   Een gesprek tussen een leidinggevende en een team

Op dezelfde manier als in de vorige oefening worden er groepen gemaakt. Eén groep wijst een leidinggevende aan, de andere vormt de groep ondergeschikten. De leidinggevende moet aan zijn team meedelen dat het werk in een komende periode met een formatieplaats minder zal moeten worden gedaan. Het meest inzichtelijk is om dit twee keer te spelen: een keer op de goede manier (zoals in het voorgaande beschreven) en een keer op een foute manier.

14 Het meedenken over het financieel beleid van de instelling als geheel

Leerdoelen: de student kan:
- een resultatenrekening en een balans lezen om zich een beeld te kunnen vormen van en mee te kunnen denken over de financiële situatie van de eigen instelling;
- de kengetallen voor solvabiliteit en liquiditeit bepalen.

14.1 Inleiding

Dit hoofdstuk is een uitwerking van de laatste van de negentaken van de budgethouder die in paragraaf 4.5 zijn beschreven: het meedenken over het financieel beleid van de instelling als geheel.

In dit hoofdstuk wordt het financiële jaarverslag besproken, zodat de budgethouder zich een beeld kan vormen van de instelling als geheel en daarover kan meedenken. Eerst wordt het financieel jaarverslag in zijn algemeenheid besproken (paragraaf 14.2). Daarna wordt verder ingegaan op de belangrijkste onderdelen, de resultatenrekening (paragraaf 14.3) en de balans (paragraaf 14.4).

Bij de behandeling van deze onderwerpen en ook in de opgaven aan het eind van dit hoofdstuk wordt steeds een relatie gelegd met de specifieke positie van de budgethouder.

14.2 Het financieel jaarverslag

Elke instelling in de gezondheidszorg is wettelijk verplicht jaarlijks een financieel jaarverslag te maken. Voor al deze bedrijven en instellingen in Nederland geldt de Regeling Jaarverslaglegging Zorginstellingen (RJZ). Deze regeling legt hen een publicatieplicht op en schrijft voor dat het jaarverslag is voorzien van een accountantsverklaring.

14.2.1 Publicatieplicht

Op het moment dat het jaarverslag is vastgesteld door het bestuur moet het binnen acht dagen worden gedeponeerd bij Prismant. En wel uiterlijk op 1 juni van het jaar volgend op het verslagjaar.

Een financieel jaarverslag bestaat uit drie onderdelen.
1 De jaarrekening: hierin is opgenomen de balans, de resultatenrekening en een toelichting op beide overzichten. De balans is een overzicht van de bezittingen en de schulden van de instelling op 31 december van het boekjaar. In de resultatenreke-

ning wordt aangegeven welke kosten en opbrengsten de instelling in het afgelopen jaar had. Hieruit is dus ook af te lezen of de instelling winst of verlies heeft gemaakt. In de toelichting wordt een verklaring gegeven voor de financiële gang van zaken en worden belangrijke afwijkingen (bijvoorbeeld van de begroting) of veranderingen verklaard.
2 Een jaarverslag van de directie of het bestuur. Hierin wordt een beschrijving van de (financiële) gang van zaken in het afgelopen jaar gegeven en worden de beleidsvoornemens voor het volgende jaar geformuleerd.
3 Het jaarverslag c.q. bestuurs- of directieverslag. Door de uitbreiding van dit verslag ten opzichte van de voorgaande regeling worden ook veel niet-financiële onderwerpen verplicht aan de jaarrekening toegevoegd.

14.2.2 Jaarverslag

Het jaarverslag behandelt de volgende onderwerpen.
- De doelstelling van de instelling en hoe getracht wordt deze te realiseren. Zaken die hierbij dienen te worden vermeld zijn:
  - de zorgvisie
  - opgestelde toekomstplannen, beleidsplannen enzovoort;
  - de kritische succesfactoren die bij het nastreven van de doelstelling gelden; omgevingsfactoren die van (grote) invloed zijn;
  - de wijze waarop de organisatie is gestructureerd, zowel juridisch, financieel als organisatorisch;
  - de hoofdzaken van de interne sturing;
  - samenwerkingsverbanden en de invloed die de instelling daarin kan uitoefenen;
  - kwaliteitssystemen die worden toegepast;
  - hoe ethiek, milieu enzovoort aandacht krijgen.

- Gerealiseerde effecten. De wijze waarop en mate waarin de activiteiten invulling geven aan de doelstelling. Hierbij valt te denken aan:
  - het verleende zorgaanbod;
  - prioriteitenstelling bij de invulling van het zorgaanbod;
  - hoe knelpunten zijn aangepakt en welke niet zijn opgelost;
  - welke cliënten/patiëntenpopulaties zorg is verleend;
  - gegevens over capaciteiten en benutting ervan;
  - de geleverde activiteiten naar soort en aantallen;
  - een uitsplitsing van de resultaten per organisatiesegment.

- De financiële gang van zaken. Daarbij komen aan de orde:
  - de uitkomst van de resultatenrekening;
  - de vermogenssituatie op de balansdatum;
  - de belangrijkste investeringen en hun financiering;
  - de personeelsbezetting en aanverwante aspecten;
  - de ontvangen subsidies en dergelijke en de specifieke besteding daarvan.

- Toekomstverwachtingen. Welke belangrijke veranderingen verwachten we voor:
  - te ontvangen subsidies en budgetten;
  - toekomstige exploitatiekosten;
  - de personeelsbezetting en -voorziening;
  - investeringen en hun financiering;
  - ontwikkeling van de vraag naar dienstverlening van de instelling.

- Ook opgenomen dienen te worden:
  - de nevenfuncties van directie/Raad van Bestuur, Raad van Toezicht en de beloningen van deze organen;
  - een verslag van de Raad van Toezicht omtrent de wijze van het uitoefenen van toezicht (Van Sluijs 2004).

14.2.3 Accountantsverklaring

In een accountantsverklaring staat vermeld dat de betreffende accountant de stukken van de instelling heeft bestudeerd en verklaart dat 'de balans een getrouw beeld geeft van de grootte en samenstelling van het vermogen en dat de resultatenrekening een getrouw beeld geeft van de grootte en samenstelling van het resultaat'. Mocht de accountant tekortkomingen hebben geconstateerd, dan doet hij dat in een geclausuleerde verklaring.

De belangrijkste functie van de jaarrekening van een instelling in de gezondheidszorg is verantwoording af te leggen over het gevoerde financiële beleid. De NZA controleert namens de overheid de instellingen in de gezondheidszorg; deze instelling kan dan ook commentaar geven op het financieel jaarverslag.

14.3 Begroting, budget en resultaat

14.3.1 Inleiding

In hoofdstuk 8 is de instellingsbegroting besproken, de relatie tussen de taakstellende begroting (het budget) en het resultaat is daar en in de daaropvolgende hoofdstukken aan de orde gekomen.

Het is voor de budgethouder nuttig aandacht te besteden aan de begroting en het resultaat van de instelling. Hij heeft immers op verschillende manieren te maken met de financiën van de instelling: enerzijds beïnvloedt de budgethouder door zijn gedrag direct het resultaat van de instelling, anderzijds beïnvloeden de keuzes die het management van de instelling als geheel maakt, de hoogte van de interne budgetten. Het is van belang deze wederzijdse afhankelijkheid goed voor ogen te houden.

14.3.2 Begroting en resultaat

Begroting (of: exploitatiebegroting) en resultatenrekening (of: exploitatierekening) zijn nauw met elkaar verbonden. In de begroting komt tot uitdrukking welke kosten en opbrengsten de instelling in een toekomstige periode denkt te hebben. In de resul-

Tabel 14.1   Resultatenrekening fictieve thuiszorginstelling (afgerond op euro's x 1000)

Baten			
	Exploitatie 2010	Begroting 2010	Exploitatie 2009
opbrengsten reguliere AWBZ activiteiten	11.900	11.745	10.500
Opbrengsten WMO acitiviteiten	110	100	90
Vergoeding voor diensten aan derden pgb	700	900	550
Totaal baten	12.710	12.745	11.140

Lasten			
Personeelskosten	8.600	8.400	7.200
Huisvestingskosten	2.200	2.200	2.000
Materiaal	1.750	1.800	2.000
Budgetresultaat (tekort/overschot)	160	+ 345	-60
Totaal lasten	12.170	12.745	11.140

tatenrekening is achteraf weergegeven welke kosten en opbrengsten feitelijk zijn gerealiseerd. Vergelijking van de beide getallenreeksen ligt dus voor de hand. Zo'n vergelijking geeft nog meer inzicht als ook nog het resultaat van een eerder jaar erin wordt betrokken.

Een analyse van de begroting en de resultatenrekening kan veel informatie opleveren over de mate waarin de inschattingen die de instelling maakte bij het opstellen van de begroting achteraf blijken te kloppen. Analyse geeft verder informatie over de mate waarin de plannen die de instelling had, zijn uitgevoerd, of dat met de begrote middelen is gelukt en of dat tot de verwachte opbrengsten heeft geleid.

In tabel 14.1 is een resultatenrekening van een instelling in de gezondheidszorg weergegeven. Het analyseren van de verschillen tussen de begroting en de resultatenrekening is in feite een vorm van verschillenanalyse (zie hoofdstuk 10). Overigens worden verschillen hier slechts verklaard door prijsverschillen en hoeveelheidverschillen.

De opbrengsten op basis van AWBZ-activiteiten komt tot stand door de productieve uren van de zorgverleners te vermenigvuldigen met het tarief dat de Nza vaststelt. De inkomsten op basis van de WMO hangen af van de afspraken die met de betrokken gemeenten worden gemaakt. Hiervoor worden geen landelijke tarieven vastgesteld. Daarnaast kan een zorginstelling nog inkomsten verwerven door het binnenhalen van mensen met een pgb, voor tafeltje-dekje-activiteiten enzovoort.

Lasten

We zien hier de voornaamste kostensoorten zoals in hoofdstuk 5 behandeld is weer terug, het gaat om de globale indeling in personeel, materieel en huisvesting.

Personeelskosten
Deze zijn hier als één post opgenomen. Voor een goede analyse is een nadere opsplitsing in verschillende personeelscategorieën onmisbaar.
Tot de personeelskosten kunnen de volgende kosten behoren:
- salarissen;
- overwerk-, onregelmatigheids- en beschikbaarheidtoeslagen;
- ziekengelden en wachtgelden;
- vakantiegelden;
- premies voor het werkgeversaandeel sociale verzekeringen;
- pensioenpremies (werkgeversaandeel);
- vergoedingen aan personeel niet in loondienst (PNIL);
- kosten van werving;
- opleidingskosten;
- overige personeelskosten als dienstkleding, gezondheidszorg en reisvergoedingen.

Huisvestingskosten
Tot deze kosten worden gerekend: terrein- en gebouwgebonden kosten, huren, hypotheekaflossingen, onderhoud en energiekosten. Deze kosten vertonen meestal weinig afwijking van de begroting. Ze zijn immers meestal vast en variëren dus niet op korte termijn. Veranderingen zijn, voorzover ze voorkomen, meestal goed van tevoren in te schatten. Hierbij moet natuurlijk een uitzondering worden gemaakt voor de energielasten, die niet van tevoren precies zijn in te schatten.

Materiaal
Hiertoe worden vooral de door de wijkverpleegkundigen gebruikte middelen gerekend: de verbandmiddelen en scharen. Ook worden bureau en administratiekosten hieronder gerekend, de kosten voor (tele)communicatie, telefoon, porti, drukwerk. Verder is er natuurlijk altijd sprake van accountantskosten, advieskosten, verzekeringen, bestuurs- en representatiekosten.

14.3.3 De budgethouder en het resultaat van de instelling

In toenemende mate worden instellingen in de gezondheidszorg voor hun inkomsten afhankelijk van de gerealiseerde productie. De AWBZ-inkomsten voor bovenstaande thuiszorginstelling kan er op basis van productieafspraken en tarieven voor 2009 bijvoorbeeld als volgt uitzien:

Toelichting.
- De hier genoemde tarieven zijn maximumtarieven; de tarieven mogen wel lager zijn; dit kan door de verzekeraars worden afgedwongen in onderhandelingen (concurrentie, zie hoofdstuk 1). De tarieven mogen echter niet hoger zijn.
- De jeugdgezondheidszorg is wat betreft financiering per 1 januari 2003 overgeheveld van de AWBZ naar de gemeenten. De status aparte die gold voor de JGZ is daarmee beëindigd. Voor de binnen de AWBZ blijvende producten 'prenatale zorg' en 'voedingsvoorlichting' en 'dieetadvisering' is nu een tarief vastgesteld.

Tabel 14.2 Productieafspraken, tarieven en totaal budget van een thuiszorginstelling

Alfahulpverlening 70.000 uur à € 12,70	€ 889.000
Huishoudelijke verzorging 90.000 uur à € 26,70	€ 2.403.000
Verzorging 120.000 uur à € 34,10	€ 4.092.000
Verpleging 80.000 uur à € 71,78	€ 5.742.400
Gespec. verzorging 5000 uur à € 42,90	€ 214.500
Gespec. verpleging 2000 uur à € 72,57	€ 145.140
Verpleging:Advies, instructie en voorlichting 2000 uur à € 67,02	€ 134.040
Uitleningen transporten 500 à € 19,50	€ 9750
Prenatale zorg 5000 à € 43,70	€ 218.500
Voedingsvoorlichting en dieetadvisering 5000 uur à € 61,70	€ 308.500
Bestedingsafspraken	€ 2.000.000
Begeleiding 58.000 uur à € 46,08	€ 2.672.640
Activerende thuiszorg 60.000 uur a 50,84	€ 3.050.400
Totaal budget	**€ 21.879.870**

- Voor een klein deel van het budget mogen thuiszorginstellingen zogenoemde bestedingsafspraken maken. Dit geld kan dan gebruikt worden voor verlaging van de werkdruk, vormgeven aan activiteiten die specifiek in die stad of regio van belang zijn (de zogenoemde lokale component) en kwaliteitsverbetering. Voor dit geld hoeft geen productie te worden geleverd.
- Vanaf 2003 mogen thuiszorginstellingen ook 'extramurale zorgproducten' aanbieden, activiteiten doen die vroeger alleen vanuit verpleeghuizen mochten worden gedaan, bijvoorbeeld verpleeghuiszorg thuis. Dit is nog niet in deze begroting opgenomen.

Budgethouders zullen de afspraken die de directie met de verzekeraars maakt moeten waarmaken, anders zullen zij permanent problemen hebben met de directie. De directie maakt immers afspraken met de verzekeraars, die afwijkingen van de gemaakte afspraken helemaal niet vanzelfsprekend zullen vinden.

14.3.4 Tarief en kostprijs

Het tarief van 71,78 euro is het uniforme tarief dat instellingen in rekening mogen brengen bij de zorgverzekeraar. Zoals we eerder hebben gezien hoeft dit bedrag niet noodzakelijkerwijs een grote samenhang te hebben met de kosten die feitelijk gemaakt zijn.

Dat is ook logisch, gezien het feit dat de ene instelling efficiënter en dus goedkoper werkt dan de andere instelling. Een tarief heeft dus betrekking op de prijs die aan de klant in rekening wordt gebracht. Het gaat hier dus om opbrengsten; de kostprijs heeft betrekking op de kosten die gemaakt moeten worden voor een bepaald product. De overheid heeft in het verleden vaker vrij lage tarieven vastgesteld om instellingen te stimuleren efficiënter te werken.

De invoering van de diagnosebehandelcombinaties en de nieuwe financieringsvormen in de AWBZ zijn bedoeld om instellingen een reëlere beloning te geven voor de feitelijk door hen geleverde prestaties. Dit geldt zowel voor het volume als voor de prijs. Ook over de prijs kan wat betreft de DBC's in toenemende mate worden onderhandeld. Maar voor de thuiszorg en de overige intramurale gezondheidszorg zal de overheid nog wel lange jaren bij de tariefbepaling een centrale rol blijven spelen.

De relatie tussen kostprijs en tarief blijft daarmee een interessante kwestie. Bij de door de overheid vastgestelde tarieven staat de instelling ten enenmale voor de taak het product qua kostprijs binnen het tarief te leveren. Zo niet, dan komt men onvermijdelijk in de problemen.

In de situatie van vrije onderhandelingen over de prijs – zoals nu in het kader van de WMO waarin over huishoudelijke hulp met gemeenten wordt onderhandeld - wordt de bewegingsruimte van instellingen groter. Bij hoge kosten kan dan in het overleg met de gemeenten eventueel een hoger tarief worden afgesproken. Een degelijke kennis van de kostprijzen van de instelling is dus van het grootste belang en dit geldt des te meer als de instelling steeds meer producten gaat krijgen waarover onderhandeld moet worden en kostprijsberekeningen steeds ingewikkelder worden. We hebben dit in het hoofdstuk over kostprijsberekeningen gezien.

14.4 De balans

14.4.1 Inleiding

In het voorgaande hebben we gezien dat uit de resultatenrekening is op te maken of een instelling *in een bepaald jaar* financieel goed of slecht heeft gedraaid. Maar uit de resultatenrekening valt niet op te maken of een instelling die in een bepaald jaar meer uitgeeft dan zij binnenkrijgt er ook slecht voor staat. Het kan best zijn dat de instelling uit voorgaande jaren nog grote overschotten achter de hand heeft, waardoor de continuïteit van de instelling na een slecht jaar nog geen enkel gevaar loopt.

Omgekeerd kan een instelling die een overschot heeft nog dermate hoge schulden hebben, dat ze ondanks het overschot de kans loopt failliet te gaan. Dit soort beoordelingen is op grond van de resultatenrekening niet te maken.

Een compleet beeld van de financiële situatie wordt pas verkregen als de 'vermogenspositie' van de instelling wordt bekeken. De vermogenspositie van de instelling vinden we terug op de balans. Op de balans worden vermeld:
- de bezittingen (activa);
- de schulden en het eigen vermogen (passiva).

Een balans wordt meestal zo opgesteld dat aan de linkerkant (de debetkant) de bezittingen, de activa, worden vermeld en aan de rechterkant (de creditkant) de passiva, zijnde de schulden en het eigen vermogen.

Eenvoudig gesteld kan gezegd worden dat aan de activakant wordt vermeld wat de instelling met zijn geld heeft gedaan en dat aan de passivakant wordt vermeld waar de instelling zijn geld vandaan heeft.

Tabel 14.3 Een voorbeeld van een balans (in euro's)

	31-12-2010	31-12-2009
Activa		
Vaste activa	7.700	7.000
Vlottende activa	3.700	2.600
Liquide middelen	2.900	3.600
Totaal	14.300	13.200
Passiva		
Eigen vermogen en reserves	2.000	1.800
Schulden op lange termijn	4.300	4.000
Schulden op korte termijn	8.000	7.400
Totaal	14.300	13.200

Een balans wordt opgemaakt aan het eind van het boekjaar (meestal per 31 december) en het is een goed gebruik dat ter vergelijking de cijfers van een jaar eerder worden vermeld. Een balans is een momentopname: een soort foto van de financiële situatie waarin de instelling zich op een bepaald moment bevindt (een begroting en een resultatenrekening hebben betrekking op een bepaalde periode).

Een beknopte balans van een instelling kan eruitzien als in schema 14.3 (bedragen × € 1.000).

14.4.2 Activa

Aan de activakant vinden we zoals gezegd de bezittingen van de instelling terug. Deze kunnen worden onderverdeeld in de volgende categorieën:
- vastgelegde middelen op lange termijn (vaste activa);
- vastgelegde middelen op korte termijn;
- liquide middelen.

De laatste twee categorieën worden samen de vlottende activa genoemd.

De indeling vindt plaats op grond van de mate waarin de gelden meteen beschikbaar zijn. Over kasgeld kan onmiddellijk worden beschikt. Geld dat in een gebouw is vastgelegd staat pas na een aantal jaren weer ter beschikking.

Het onderscheid tussen korte en lange termijn is gesteld op één jaar. Dat wil zeggen, middelen die binnen een jaar weer beschikbaar zijn, worden vastgelegde middelen op korte termijn genoemd. Middelen die langer dan een jaar vastliggen worden vastgelegde middelen op lange termijn of vaste activa genoemd.

Vaste activa
Deze worden weer onderverdeeld in:
- materiële vaste activa, ofwel duurzame productiemiddelen:
  - grond,
  - gebouwen,
  - installaties,
  - inventarissen,
  - computerapparatuur;

- immateriële vaste activa:
  - goodwill,
  - aanloopkosten en aanloopverliezen,
  - deelnemingen in een andere organisatie;

- financiële vaste activa:
  - leningen u/g (uitgeleende gelden),
  - deposito's voor langer dan één jaar uitgezet,
  - borgsommen.

Vastgelegde middelen op korte termijn of vlottende activa.
Hiertoe behoren:
- voorraden;
- vorderingen: debiteurensaldi (schuldenaren); vooruitbetaalde bedragen en nog te ontvangen bedragen;
- nog in de tarieven te verrekenen posten.

Liquide middelen
Hiertoe behoren:
- kasgelden;
- bank- en girosaldi;
- ook snel opvraagbare spaargelden, bijvoorbeeld deposito's.

14.4.3 Passiva

De passiva bestaan uit:
- eigen vermogen;
- vreemd vermogen:
  - schulden op korte termijn (korter dan één jaar),
  - schulden op lange termijn (langer dan één jaar).

Eigen vermogen
Onder het eigen vermogen verstaan we alle gelden die in principe permanent ter beschikking staan van de instelling. Deze gelden zijn het eigendom van de instelling, meestal is dat in zorg nog steeds een stichting, alhoewel er steeds meer vennootschappen voorkomen. Bij de oprichting is door de oprichters een storting gedaan die diende als het beginkapitaal van de rechtspersoon.

Later kan het eigen vermogen op verschillende manieren zijn gegroeid. Zo kunnen er legaten, donaties, contributies of giften aan de instelling ten goede zijn gekomen, overschotten uit de exploitatie konden in een aantal gevallen ten goede komen aan het eigen vermogen. Overschotten als Reserve Aanvaardbare Kosten (RAK) zijn ook onderdeel van het eigen vermogen. Deze RAK-gelden zijn bestemd voor toekomstige exploitatietekorten van de instelling. De instelling kan ook andere delen van het eigen vermogen afzonderen (reserveren), om te bestemmen voor toekomstige uitgaven. Zo hebben veel instellingen een vernieuwingsreserve. Kenmerk van een reserve is wel dat er nog geen verplichtingen tegenover staan. Wordt een bedrag opgenomen met een bepaalde bestemming waar al wel verplichtingen tegenover staan, dan is er sprake van een schuld. Dit wordt dan een voorziening genoemd die we terugvinden onder de schulden op korte termijn.

In de vroegere thuiszorgorganisaties werd een onderscheid gemaakt tussen het eigen vermogen van de instelling dat is opgebouwd uit AWBZ-activiteiten en het eigen vermogen dat opgebouwd is uit overschotten op eigen activiteiten. Eigen vermogen opgebouwd uit AWBZ-activiteiten moest gereserveerd blijven voor toekomstige AWBZ-verliezen, terwijl de overschotten op eigen activiteiten vrij besteedbaar waren. Het onderscheid tussen AWBZ-vermogen en vrij besteedbaar vermogen bestaat ook nu nog.

Schulden
Zoals hiervoor al is aangegeven, worden de schulden onderverdeeld in schulden op lange termijn (ook wel: lang vreemd vermogen) en schulden op korte termijn (kort vreemd vermogen). Schulden op lange termijn hoeven niet binnen een jaar te worden afgelost, schulden op korte termijn wel.

Schulden op lange termijn
Hieronder worden gerekend:
- voorzieningen;
- lening o/g (opgenomen gelden).

Voorzieningen zijn, zoals hierboven al is aangegeven, een schuld van de instelling; de instelling heeft een verplichting waar in de toekomst geld voor moet worden uitgegeven. Veelvoorkomende voorzieningen zijn:
- onderhoudsvoorziening;
- pensioenvoorziening.

Leningen
De meest voorkomende leningen zijn de volgende.
- Obligatielening. Obligaties zijn waardepapieren. Deze worden op de kapitaalmarkt aangeboden en kunnen in principe door iedereen worden gekocht en weer verkocht. De rente ligt vast en wordt tijdens de looptijd niet veranderd. Wel kan de waarde van een obligatie veranderen doordat de beurskoers verandert.
- Onderhandse lening. Hieronder wordt verstaan een niet-openbare lening bij een persoon, bank of institutionele belegger. Over de leningsvoorwaarden kan dus

rechtstreeks onderhandeld worden (dit in tegenstelling tot de gang van zaken bij een obligatielening), hetgeen ertoe kan leiden dat de kapitaalverstrekker invloed gaat uitoefenen op de gang van zaken binnen de instelling.
- Hypothecaire lening. De meeste gebouwen die in de gezondheidszorg worden geëxploiteerd, worden gefinancierd met een hypothecaire lening. Het is een banklening waarbij het hele gebouw als onderpand dient. Een hypothecaire lening is in feite ook een onderhandse lening.

De af te lossen bedragen van de obligatie- en de onderhandse lening moeten meestal per (half)jaar worden betaald. De bedragen die binnen een jaar door de instelling worden afgelost, worden logischerwijs niet tot de schulden op lange termijn gerekend, maar tot de schulden op korte termijn.

Schulden op korte termijn
Hieronder worden gerekend:
- crediteuren (schuldeisers);
- rekening-courantkrediet ('rood staan bij de bank');
- nog te betalen of vooruit ontvangen posten (de zogenoemde overlopende of transitorische posten), zoals belastingen en premies voor sociale verzekeringen.

14.4.4 Kengetallen

In voorgaande hoofdstukken zijn regelmatig prestatie-indicatoren aan de orde geweest. In een optimale situatie functioneren deze prestatie-indicatoren als kengetallen over het functioneren van de instelling. Er bestaan ook kengetallen met betrekking tot de financiële situatie in de instelling. De belangrijkste hiervan zijn 'liquiditeit' en 'solvabiliteit'.
De *liquiditeit* (current ratio) beantwoordt de vraag of een instelling zijn schulden op korte termijn kan betalen. Is er – eenvoudig gezegd – het komende jaar voldoende geld om alle rekeningen en salarissen te betalen? De liquiditeit wordt bepaald door de vlottende middelen af te zetten tegen de schulden op korte termijn:

$$\frac{\text{vlottende middelen}}{\text{schulden op korte termijn}} = \text{waarde kerngetal (current ratio)}$$

Zijn de vlottende middelen groter dan de schulden op korte termijn, dan is het kengetal groter dan 1. Aangenomen mag dan worden dat de schulden op korte termijn zullen kunnen worden betaald, want er is meer geld beschikbaar dan uitgegeven hoeft te worden. Is de waarde groter dan 2, dan moet gekeken worden of er niet sprake is van overliquiditeit ('te veel geld in kas'). Mogelijk kan een deel van de direct beschikbare middelen een tijd worden weggezet op een deposito om een hoger rendement op het beschikbare geld te krijgen.
Is de waarde van het kengetal lager dan 1, dan kan de instelling in betalingsproblemen komen. Een van de mogelijkheden om dit te voorkomen is het sluiten van een langlopende lening, waardoor de schulden op korte termijn verminderen. Dit is echter alleen

verantwoord als de instelling verder financieel gezond is en er op langere termijn voldoende inkomsten te verwachten zijn.

Soms wordt bij het berekenen van de liquiditeit de post voorraden weggelaten. De voorraden zijn in de zorgsector over het algemeen niet groot en zijn vrijwel nooit te verhandelen. Over het geld dat vastzit in de voorraden kan in de praktijk dus vrijwel nooit meer beschikt worden. Het kengetal voor de liquiditeit met weglaten van de voorraden wordt *quick ratio* genoemd. In formulevorm:

$$\text{quick ratio} = \frac{\text{debiteuren} + \text{liquide middelen}}{\text{schulden op korte termijn}}$$

Voor de volledigheid wordt hier nog het kengetal werkkapitaal genoemd, een kengetal dat in de gezondheidszorg ook steeds meer opgang maakt.

$$\text{werkkapitaal} = \text{vlottende activa} + \text{liquide middelen} - \text{schulden op korte termijn}$$

Met dit kengetal kan worden bekeken welk gedeelte van de vlottende activa gefinancierd is met lang vermogen. Een positief werkkapitaal betekent dat alle vaste activa en een deel van de vlottende activa met lang vermogen of met eigen vermogen zijn gefinancierd. Betalingsproblemen op korte termijn dreigen in een dergelijk geval niet. Een negatief werkkapitaal is niet gunstig: er is onvoldoende geld beschikbaar om op korte termijn alle schulden te kunnen betalen.

Financieringsregels met betrekking tot de liquiditeit van een instelling
Alle vaste activa en de 'kernen' in de vlottende activa dienen met lang vermogen te worden gefinancierd. Onder de kernen in de vlottende activa worden verstaan de voorraden die minimaal moeten worden aangehouden en de vaste debiteuren die de instelling heeft.
Als voorraden, debiteuren of crediteuren sterk fluctueren, moet de instelling toch voldoende flexibel zijn om zich hieraan te kunnen aanpassen (bijvoorbeeld door een rekening-courantkrediet).

De solvabiliteit beantwoordt de vraag of de instelling op lange termijn zijn schulden kan betalen. Alle bezittingen worden in dit kengetal afgezet tegen alle schulden.
In formule:

$$\frac{\text{totale activa}}{\text{totaal schulden}} = \text{waarde kerngetal}$$

Dit kengetal moet groter zijn dan 1, anders is er sprake van een financieel probleem en komt (op termijn) de continuïteit van de instelling in gevaar. Een kengetal lager dan 1 betekent immers dat er meer schulden zijn dan bezittingen. Overigens moet bedacht worden dat de meeste instellingen in de gezondheidszorg weinig (eigen) vermogen hebben. De solvabiliteit zal over het algemeen wel hoger zijn dan 1, maar niet veel. In een toekomstige situatie in de gezondheidszorg, als concurrentie een grotere rol gaat spelen, zullen instellingen ernaar moeten streven een groter (eigen) vermogen te hebben. De waarde van het kengetal van de solvabiliteit zal dan omhoog moeten.

Tips voor het bestuderen van de jaarrekening
- Kijk eerst naar de grote lijnen, daarna naar de details.
- Vergelijk de cijfers van de begroting met die van het resultaat (ook met de cijfers van het jaar ervoor als die beschikbaar zijn):
  - Worden eventuele verschillen in de toelichting verklaard?
  - Is er een duidelijk verband tussen de begroting en het resultaat?
  - Wat is het resultaat? Welke verklaring is hiervoor te vinden? Wat gebeurt er met het resultaat?
  - Zijn de door de instellingen gestelde prioriteiten in de cijfers terug te vinden?
- Vergelijk de cijfers op de balans van 31 december met die van een jaar eerder:
  - Welke verschillen zijn er? Worden deze in de toelichting verklaard?
  - Bereken hoe de liquiditeit en de solvabiliteit van de instelling zich het afgelopen jaar hebben ontwikkeld. Welke ontwikkeling is hierin te zien?
- Neem de negen tips voor het omgaan met cijfers in acht (zie aan het einde van hoofdstuk 7).

Opgaven

Opgave 1
Bestudeer de resultatenrekening uit paragraaf 14.3.2 en de balans uit paragraaf 14.4.1 aan de hand van de vragen aan het eind van dit hoofdstuk. Wat betreft de balans: kun je de genoemde posten aan de activa- en passivakant verder specificeren?

Opgave 2
Gegeven is in tabel 14.4 een balans van een instelling in de gezondheidszorg.
- Beoordeel deze balans aan de hand van de vragen bij de tips.
- Wat is je oordeel over de financiële situatie?

Tabel 14.4 Balans

(Alle bedragen × € 1000)

	31-12-2010		31-12-2009	
Activa				
Materiële activa	6640		6800	
Immateriële activa	600		700	
Financiële activa	200		220	
		7440		7720
Voorraden	100		80	
Nog in de tarieven te verrekenen	1400		1300	
Debiteuren	1100		1200	
Liquide middelen	100		120	
		2700		2700
Totaal		10.140		10.420
Passiva				
Eigen vermogen	400		400	
Reserve aanvaardbare kosten	3000		2000	
Bestemmingsreserve	200		220	
Subtotaal		3600		2600
Voorziening onderhoud	400		340	
Lening o/g	4000		4200	
Kortlopende schulden	2140		3280	
Subtotaal		6540		7820
Totaal		10.140		10.420

Opgave 3

Gegeven is de hierna volgende balans (figuur 14.5) (bedragen × € 1000).
- Beoordeel deze balans met de vragen die bij de tips zijn opgenomen.
- Bereken het werkkapitaal.
- Stel een aantal vragen op die je naar aanleiding van deze balans hebt.
- Je vraagt als paviljoenshoofd een renovatie aan van je paviljoen. Kosten volgens de begroting die je hebt gemaakt: € 200.000. Je krijgt als reactie: 'Die renovatie kan voorlopig niet doorgaan, want dan komt de liquiditeit van de instelling in gevaar.'

Wat is je reactie?

Opgave 4

Je instelling heeft sinds twee jaar een voorziening voor dagbehandeling. In het jaarverslag 2010 geeft de directie een overzicht van de kosten en opbrengsten van de eerste twee jaar (in euro's).

Tabel 14.5 Balans

(Alle bedragen × € 1000)

	2010	2009
Activa		
Vaste activa	13.000	11.000
Vlottende activa		
Voorraden	500	500
Vorderingen	3.500	3.500
Nog in de tarieven te verekenen kosten	100	100
Kas	100	900
Totaal	17.200	16.000
Passiva		
Eigen vermogen	100	100
Voorzieningen	300	200
Schulden op lange termijn	10.500	11.000
Rekening-courant	4.000	2.500
Overige schulden op korte termijn	2.300	2.200
Totaal	17.200	16.000

Tabel 14.6 Overzicht kosten en opbrengsten dagbehandeling

	2010	2009
Personeel	75.000	65.000
Doorberekende kosten	7100	6500
Verbouwing /aankleding huisvesting	12.900	30.000
Totaal	95.000	101.500
Opbrengsten		
Declaraties dagbehandeling	109.000	108.150

Overige gegevens: het tarief voor dagbehandeling is gestegen van € 105 in 2009 naar € 109 in 2010.

De directie meldt in haar verslag dat de kosten en opbrengsten van de dagbehandeling zich gunstig ontwikkelen: 'Voor het eerste jaar moesten veel kosten worden gemaakt, maar nu kunnen de kosten ruimschoots worden gedekt. De dagbehandeling binnen onze instelling heeft toekomst.'

- Welke vragen heb je naar aanleiding van dit overzicht?
- Ben je het eens met de conclusie dat de dagbehandeling zich gunstig ontwikkelt of vind je dat er maatregelen genomen zouden moeten worden?

15 Het maken van een offerte in het kader van aanbesteding

Leerdoel: de student kan:
- een bijdrage leveren bij het maken van een offerte ten behoeve van een aanbestedingsprocedure

15.1 Inleiding

Dit hoofdstuk is een uitwerking van de laatste van de negen taken van de budgethouder die in paragraaf 4.5. zijn beschreven: het maken van een offerte in het kader van aanbesteding. Het principe van concurrentie heeft vergaande gevolgen gehad voor het functioneren van instellingen in de zorg. Instellingen moeten met elkaar gaan concurreren en instellingen die bepaalde zorg al heel lang leveren kunnen in de situatie terecht komen dat deze taken door andere instellingen worden overgenomen. Dat kan in het kader van de WMO zijn, maar in de hele zorg bestaat de mogelijkheid dat nieuwe aanbieders zich aandienen en hun kansen proberen te grijpen. Zoals al eerder betoogd, is het nu juist de concurrentie waarvan verwacht wordt dat het een prijsmatigend effect zal hebben en kwaliteitsverhogend zal werken. Duidelijk moet wel gesteld worden dat het niet verstandig een enkele budgethouder te belasten met het maken van een offerte in het kader van een aanbesteding. Daarvoor is de materie te ingewikkeld, voor een deel van het werk zijn specialisten nodig. Desondanks is dit onderwerp aan het boek toegevoegd omdat succesvolle aanbestedingen nodig zijn voor veel instellingen om het hoofd financieel boven water te kunnen houden. Budgethouders op alle niveaus spelen hierin een belangrijke rol, omdat juist zij op de hoogte zijn van de mogelijkheden die een instelling heeft om bepaalde nieuwe producten te gaan aanbieden. Dat veronderstelt wel een manier van kijken naar en denken over de zorg die we hier ook zullen bespreken.
In 15.2 zullen kort de achtergronden van het aanbesteden worden besproken, met name de Europese richtlijn op dit gebied.
In 15.3 zal een stappenplan worden besproken om te komen tot een aanbesteding.
In 15.4 zal een korte opsomming worden gegeven van de aspecten van aanbesteding waarbij de budgethouder een rol speelt.

15.2 Achtergrond en inhoud van aanbesteding

Het draait om concurrentie in dit hoofdstuk. Niet langer is het logisch dat de instelling die al lange tijd bepaalde zorg leverde, dat zonder meer in toekomst opnieuw zal doen.

Ook andere instellingen, bij voorkeur nieuwe toetreders op de zorgmarkt, moeten een kans krijgen aan het werk te gaan. Tot zover is alles helder, maar hoe bepaal je dan aan wie je het werk gunt? Hoe zorg je ervoor dat het kiezen tussen verschillende aanbieders en wat zij bieden eerlijk verloopt? Dat is waar de verschillende regelingen die we in dit hoofdstuk zullen bespreken een antwoord op moeten geven. Het verhaal van de aanbesteding is bij uitstek een juridische kwestie. Maar wij zullen hier proberen de algemene principes van het proces te beschrijven, zonder in te gaan allerlei technische en juridische kwesties. Wie zelf met aanbesteding aan het werk gaat, raden wij aan een jurist of een andere in juridische zaken geschoolde persoon in de arm te nemen, omdat de technische kanten wel van groot belang zijn voor het welslagen van een aanbesteding.

In de handreiking 'Europees aanbesteden in de WMO' wordt een voor dit boek bruikbare definitie van aanbesteden gegeven: 'het proces waarin de gemeente op basis van een vooraf vastgestelde procedure en voorafgestelde en bekendgemaakte eisen, aanbieders in gelegenheid stelt mee te dingen naar de uitvoering van een bepaalde activiteit of de levering van bepaalde producten'.

Een paar opmerkingen ter toelichting:
- Het mag duidelijk zijn dat de aanbestedende instantie in het kader van de WMO altijd de gemeente is. Maar omdat we het in dit boek niet alleen over de WMO hebben, kan het natuurlijk zijn dat de aanbestedende instantie een andere is dan de gemeente, bijvoorbeeld het zorgkantoor voor de AWBZ, of verzekeraars voor de ZVW. Aanbestedingen kunnen betrekking hebben op een veelheid van zorgproducten in de sector, het kan gaan om bijvoorbeeld reïntegratietrajecten, huishoudelijke zorg, nieuwe behandelingen in het kader van de GGZ, training, preventie, fysieke (over)belasting, maatschappelijke activeringsplaatsen of mantelzorgondersteuning.
- Het bevorderen van concurrentie is een van zaken die binnen de Europese Unie van groot belang worden geacht. Het is in feite een van de pijlers waarop de Europese Unie is gebouwd: Europese eenwording leidt tot meer concurrentie en daarmee tot lagere kosten voor aanbestedende instanties en direct of indirect dus ook voor de consumenten in Europa. Daarom wordt aanbesteding middels de Europese aanbestedingsrichtlijn 2004/18/EG in een aantal nauw omschreven situaties verplicht gesteld. Een van de zaken die hierbij van belang is, is de drempelwaarde. Als een bepaald werk een bepaalde waarde overschrijdt is aanbesteding verplicht. In het verband van dit boek gaat het veelal om levering van diensten waarvoor in 2009 een drempel gold van 206.000 euro.

Een groot aantal zaken is van belang bij aanbesteding. We zullen hier kort een aantal van de belangrijkste bespreken.
- Algemene beginselen: In het oorspronkelijke verdrag van de Europese Gemeenschap zijn een aantal algemene beginselen vastgelegd die ook bij aanbesteding gewoon gelden. Het gaat om gelijke behandeling en transparantie. Gelijke omstandigheden moeten niet verschillend worden beoordeeld, tenzij een dergelijke beoordeling objectief gerechtvaardigd is. Ook verkapte of indirecte discriminatie is verboden. Daarnaast moet de gevolgde procedure transparant zijn, dat wil zeggen doorzichtig (en dus controleerbaar). Dit is een logisch uitvloeisel van het principe van gelijke behandeling.

- Bij een aanbestedingsprocedure zijn er twee mogelijkheden: openbare en niet-openbare aanbesteding. Bij openbare aanbesteding kunnen alle belangstellende leveranciers en dienstverleners direct een offerte indienen naar aanleiding van de publicatie van de desbetreffende opdracht. Bij niet-openbare aanbesteding gaat het om een procedure die in fasen geschiedt. Eerst kunnen belangstellenden zich als gegadigden melden. De aanbestedende instanties kiezen vervolgens op grond van een aantal vooraf bekendgemaakte criteria een aantal dienstverleners uit die een offerte mogen indienen. Dit moeten minstens vijf kandidaten zijn. In de gunningsfase wordt een keus gemaakt uit de offertes op grond van in de aanbestedingsstukken bekend gemaakte gunningscriteria. Ook gelden bij deze twee typen verschillende termijnen.
- Er wordt onderscheid gemaakt tussen 2A- en 2B-diensten. Het verschil tussen deze twee typen is dat 2A-diensten en -leveringen volledig onder werking van de richtlijn vallen zodra de drempelwaarde van € 211.000 is overschreden. Hulpmiddelen en trapliften vallen hieronder, evenals collectief vervoer en het schoonmaken van gebouwen. Diensten en leveringen van het type 2B vallen slechts deels onder de aanbestedingsrichtlijn. De algemene beginselen (dus bijvoorbeeld ook geen discriminatoire regels in de offerteaanvraag) moeten in acht worden genomen en er moet publicatie plaatsvinden in het Publicatieblad van de EU. Maar verder is de richtlijn niet van toepassing. Gezondheids- en sociale diensten vallen hieronder, evenals indicatiestelling. Bij opdrachten die zowel A- als B-diensten omvatten, moet gekeken worden welk deel de grootste geschatte waarde vertegenwoordigt.

Van belang is het verschil tussen selectiecriteria die gelden voor het selecteren van aanbieders en gunningscriteria die gelden voor het beoordeling van de offertes. Relevante selectiecriteria zijn de technische, economische en financiële bekwaamheden van de aanbieder, de integriteit en bevoegdheid van de aanbieder. Bij gunningscriteria gaat het om de laagste prijs; of als de opdracht aan de inschrijver die de economisch voordeligste inschrijving (evi) biedt wordt gegund, om criteria die verband houden met kwaliteit, prijs, technische waarde, esthetische en functionele kenmerken, milieutechnische eigenschappen, gebruikskosten, rentabiliteit, klantenservice, en technische bijstand, leveringstermijnen en invoeringstermijnen.

Verder zijn er bepalingen over contractvormen, het onderverdelen van een opdracht in verschillende onderdelen ('percelen') en over verschillende contractanten. Dit voert hier te ver om diepgaand op in te gaan.

15.3   Stappenplan voor het inschrijven op aanbestedingen

Een stappenplan voor het inschrijven op aanbestedingen kan er uitzien zoals hieronder beschreven.

Maar vooraf moet worden gezegd dat we ervan uitgaan dat in een concurrerende wereld er een aantal mensen in de organisatie aanwezig zijn, die permanent in de gaten houden welke aanbestedingen er aankomen. Deze groep onderhoudt ook de contacten met eventuele partners of onderaannemers met wie wordt samengewerkt in bepaalde trajecten.

Bij iedere aanbesteding wordt vervolgens:
- een projectorganisatie in het leven geroepen, met mensen die deskundigheden hebben op alle belangrijke terreinen (juridisch, administratief, financieel, zorginhoudelijk);
- een persoon benoemd die alle procedures en de deadlines in de gaten houdt;
- regelmatig contact onderhouden met alle belangrijke mensen die betrokken zijn bij de aanbesteding. Dit geldt zowel intern als extern. Er wordt een netwerk opgebouwd of onderhouden.

Bij een individuele aanbesteding gelden de volgende stappen:

Stap 1 tot en met 9
Stap 1 Tijdige signalering van de aanbesteding
Stap 2 Een bestek lezen en beoordelen van basisvereisten en andere randvoorwaarden
Stap 3 Analyse op scoringskansen
Stap 4 Opheldering van onduidelijkheden
Stap 5 De afweging
Stap 6 Organisatie van het offerteproces
Stap 7 Opstellen van een offerte
Stap 8 In geval van afwijzing
Stap 9 Bezwaar

Stap 1   Tijdige signalering van de aanbesteding
Tijdige in de gaten hebben wanneer een bepaalde aanbesteding gaat plaatsvinden is cruciaal en dat is meteen de eerste aanbeveling. Veel organisaties missen een goede opdracht niet omdat ze niet goed genoeg zijn om de opdracht te doen, maar omdat ze eenvoudigweg niet wisten dat de aanbesteding aan de orde was. Veel organisaties die het werk tot dan toe hadden gedaan en nu dat werk moeten behouden via een succesvolle aanbesteding weten vaak wel dat er een procedure aankomt, maar men begint vaak te laat. Tips: houdt internet in de gaten. Algemene sites zijn:
www.aanbestedingskalender.nl
www.aanbestedingonline.nl
Ook de aanbestedende dienst meldt vaak dat er een aanbesteding gaat plaatsvinden. Daar kan ook informatie worden gevonden.

Stap 2   Een bestek opvragen en lezen
Het bestek is een document waarin de selectie – en/of de gunningsprocedure en de opdracht nader omschreven worden. Hierin staan ook instructies waaraan voldaan moet worden en waarop wordt beoordeeld gedurende de aanbestedingsprocedure. Dit document moet goed gelezen worden, op basis hiervan kan de eigen organisatie al enigszins beoordelen of het zinvol is in te schrijven op de aanbesteding. In een bestek staan ook een toelichting van de aanbestedende dienst op de opdracht, juridische, technische, economische, financiële inlichtingen. Ook kunt u daar vinden wie u kunt benaderen als u vragen heeft.

Stap 3 Analyse op scoringskansen

Als de eisen die gesteld worden grondig zijn bestudeerd, kan het echte werk beginnen. Er moet nagedacht worden. Het bestek wordt natuurlijk gelezen met de twee vragen in het achterhoofd:
- Kan mijn organisatie de gevraagde dienst leveren?
- Kan mijn organisatie aan alle gevraagde eisen voldoen (kijkend naar de selectie- en gunningscriteria)?

Op een aantal vragen kan soms een eenvoudig antwoord worden gegeven, maar over een aantal vragen zal intensief moet worden nagedacht. Een aantal voorbeelden:
- Hebben we voldoende mensen om aan de vraag te voldoen, zo niet kunnen we ze dan tijdig werven of opleiden?
- Is de deskundigheid van de huidige medewerkers voldoende?
- Wat is de kracht van eventuele concurrenten, waarop profileren zij zich? Kan ik die de loef afsteken en zo ja, hoe?
- Waar let de aanbestedende instantie het meeste op, kan ik een goede relatie opbouwen met de betrokken medewerkers?
- Zijn er mogelijkheden om het besluitvormingsproces op een legitieme manier te beïnvloeden?
- Wat is de kostprijs van de dienst die ik ga leveren? Welke vorm van kostprijsberekening ga ik hanteren en waarom? Welk tarief moet ik vragen, hoe zal dit tarief zich verhouden tot een tarief van de concurrenten?

In feite zijn hier allemaal marketingvragen aan de orde. Het ligt voor de hand bijvoorbeeld een SWOT-analyse te maken of analyse volgens het vijfkrachtenmodel van Porter (Lienden en Van der Poel 2005)

Stap 4 Opheldering van onduidelijkheden

Het is van belang in het onder 3 beschreven proces zo veel mogelijkheid te krijgen of de gevonden antwoorden passen binnen de eisen die de opdrachtgever stelt. Het ligt voor de hand dat er vragen ontstaan over hoe de opdrachtgever bepaalde zaken bedoeld heeft. De mogelijkheid bestaat dan daarover aan de opdrachtgever vragen te stellen. De opdrachtgever is verplicht hierop antwoord te geven. Dit gebeurt in een zogenaamde Nota van Inlichtingen. Hierin worden de vragen van alle potentiële mededingers beantwoord (in geanonimiseerde vorm).

Het is verstandig in elk geval een of twee vragen te stellen. U bent bekend als potentiële mededinger en kunt makkelijker de contacten leggen die u nodig vindt.

Stap 5 De afweging

Als voldoende informatie is ingewonnen, moet op een zeker moment een beslissing worden genomen. 'Gaan we het doen of niet'. Met name prijsoverwegingen zijn hierbij belangrijk. Levert de opdracht, als we hem binnenhalen, voldoende op? Dit is een essentiële vraag. Het is wel interessant om een opdracht of een deel ervan binnen te halen, maar alleen als er ook voldoende opbrengst tegenover staat. Andere belangrijke vragen:
- Past de opdracht voldoende in de strategie van de instelling?
- Kost het binnenhalen van de opdracht niet te veel geld?

- Is er nog voldoende tijd om lopende werkzaamheden goed te blijven doen?
- Is er perspectief voor een langere periode met deze opdracht?

Allemaal vragen die een beargumenteerd antwoord behoeven, voordat definitief mee te doen.

Stap 6   Organisatie van het offerteproces
Verondersteld het binnenhalen van een opdrachten permanent aandacht van de organisatie, in deze fase is een focus op een goede offerte absoluut cruciaal. De projectgroep die hierboven is beschreven moet hier nu optimaal functioneren.

Stap 7   Opstellen van een offerte
Een offerte wordt vaak gezien als een rijtje met cijfers. Natuurlijk leidt een offerte altijd tot een financiële paragraaf, maar wat voorafgaat aan de cijfers is minstens even belangrijk. In het toelichtende verhaal maakt u duidelijk wat u nu precies gaat aanbieden, hoe u invulling gaat geven aan de vraag die de aanbestedende dienst heeft gesteld. Hoe gaat de levering van het product precies aanpakken? Wat onderscheidt u van andere organisaties? De vraag wordt hier beantwoord waarom de aanbestedende dienst beter u kan uitkiezen als een van de andere mededingers. Dit moet een helder verhaal zijn, waarin op alle vragen die gesteld waren een antwoord wordt gegeven. Daarnaast: Alle rekensommetjes moet kloppen, niets mag worden vergeten, geen deadline mag worden gemist. Dat lijkt eenvoudiger dan het is. Voortdurend lopen instellingen goede opdrachten mis omdat men ergens iets vergat. Een offerte die € 50 boven het maximum, dat de aanbestedende instantie had gesteld, wordt opgesteld, een offerte die een uur te laat wordt ingeleverd, een eenvoudige vraag die niet beantwoord is, een kopie die niet was bijgevoegd, er zijn tientallen onbenullige voorbeelden te noemen. En dit aantal wordt iedere dag nog aangevuld.

Stap 8   In geval van afwijzing
Wanneer u niet door de selectie- en /of gunningsfase heen komt, dan is het goed zicht te hebben op de redenen van afwijzing. Dit kan helpen bij het offreren in latere aanbestedingsprocedures. Het ligt voor de hand om te vragen naar de redenen van afwijzing. Er kan altijd gevraagd worden om een gesprek met de aanbestedende dienst.

Stap 9   Bezwaar
Het is altijd mogelijk een bezwaarprocedure te beginnen, er kan een kortgeding worden aangespannen. Zoals hierboven is te lezen, is aanbesteding een procedure waarin aan veel formele eisen moet worden voldaan door de aanbestedende dienst. Hierin kunnen ook fouten worden gemaakt. Het bezwaar moet zo snel mogelijk kenbaar worden gemaakt, maar het verdient wel aanbeveling te wachten met het bezwaar tot de procedure is afgelopen. Bij een bezwaar is juridische ondersteuning vereist.

15.4 Welke rol speelt de budgethouder?

Als een aanbesteding aan de orde is, op het terrein van de budgethouder, dan moet de betrokken budgethouder in alle fasen attent zijn. Het zijn vrijwel altijd hogere leidinggevenden die de leiding hebben bij de totstandkoming van de aanbesteding en daarover de beslissingen nemen. Maar de meeste kennis over de zorg die geleverd moet gaan worden, is aanwezig bij de leidinggevenden op het middenkaderniveau. Een goede afstemming over de inhoud van de zorg is van het grootste belang. Het zou niet voor het eerst zijn dat een offerte wordt uitgebracht voor iets waarvan achteraf blijkt dat men dat beter niet had kunnen doen. Hogere leidinggevenden hebben de neiging de mogelijkheden van het personeel optimistisch in te schatten, lagere leidinggevenden zijn vaak wat realistischer. Verder kan de budgethouder een rol spelen op alle punten die in de voorgaande 8 hoofdstukken over taken van budgethouders zijn beschreven.

Appendix 1
Nieuwe financieringsvormen: de diagnosebehandelcombinaties en de zorgvormen op basis van de AWBZ, de WMO en pgb

In deze appendix wordt een beknopt overzicht gegeven van de ontwikkelingen die moeten leiden tot geheel nieuwe financieringsvormen voor vrijwel alle instellingen in de gehele zorgsector. In feite is er sprake van twee systemen: het eerste is dat van de diagnosebehandelcombinaties dat vanaf 1 januari 2003 voor de ziekenhuizen geldt, het tweede dat van de financiering op basis van de zeven functies die door de AWBZ worden onderscheiden. Dit laatste geldt voor de thuiszorg, de geestelijke gezondheidszorg, de verpleeg- en verzorgingshuizen en de zorg voor verstandelijk gehandicapten. Daarnaast wordt kort de WMO als financieringsbron besproken.
De nieuwe systematieken staan volop ter discussie en worden ieder opnieuw aangepast. Daarom staan hieronder de verschillende financieringsvormen in grote lijn en zeer beknopt weergegeven. Wie de specifieke inhoud en de actuele situatie wil leren kennen, wordt verwezen naar de bijgevoegde rapporten en internetadressen.

1 De diagnosebehandelcombinaties geldend voor de ziekenhuizen en de curatieve Geestelijke Gezondheidszorg

Zoals in hoofdstuk 1 al is vermeld, is het proces van herstructurering van de financiering van de gezondheidszorg in volle gang. Het systeem van budgetfinanciering – waarbij instellingen een vast bedrag aan inkomsten kregen om een afgesproken product te leveren – wordt steeds meer vervangen door een systeem waarbij de vraag naar zorg het uitgangspunt is en er dus in principe ook voor alle geleverde zorg betaald gaat worden.
In de ziekenhuizen wordt vanaf 1 januari 2005 gewerkt met het zogenoemde diagnosebehandelcombinatiesysteem (DBC). Een DBC bestaat uit een aantal handelingen en onderzoeken die bij een bepaalde aandoening worden uitgevoerd op basis van de zorgvraag. Een DBC kan bijvoorbeeld bestaan uit een poliklinisch consult, laboratoriumonderzoek, röntgenfoto, diagnosestelling door de specialist, behandeling, verpleging en controle. Hieraan wordt dan een prijskaartje gehangen. Hiermee wordt duidelijk welke zorg wordt geleverd en tegen welke prijs. De inkomsten van het ziekenhuis gaan dus in de toekomst bestaan uit de optelsom van de inkomsten van de DBC's. De tarieven die in rekening mogen worden gebracht, worden in toenemende mate door de overheid vrijgelaten. In eerste instantie is een achttiental DBC's aangewezen waarover vrije onderhandelingen kon plaatsvinden. Dit aantal is daarna verder uitgebreid. Overigens wordt het systeem steeds verder verfijnd. Het systeem van losse DBC´s waarvan er 30.000 zijn, wordt in de toekomst vervangen door een systeem van 3000 DBC-

zorgproducten. Binnen dit systeem wordt een nog grotere mate van transparantie verkregen dan in het oorspronkelijke systeem. Meer inzicht in de kosten ontstaat.

In tabel A.1 is een voorbeeld opgenomen van een DBC uit de *DBC-inkoopgids 2005*. Dit voorbeeld betreft een medisch probleem met als diagnose artrhosis aan een knie en beschrijft schematisch de bijbehorende behandeling via een operatie. Alle activiteiten die door de verschillende hulpverleners moeten worden gedaan zijn in kaart gebracht en van een kostprijs voorzien. In latere inkoopgidsen wordt meer de nadruk gelegd op kwaliteit en is worden meer een meer alle behandelprotocollen genoemd en wordt ook de door de patiënt ervaren kwaliteit in de beschouwingen betrokken. Latere DBC-gidsen laten ook de kostprijzen weg. Dat is logisch omdat als je eerst over kwaliteit gaat onderhandelen, je pas daarna kunt vaststellen wat de te maken kosten zijn. Deze kosten – en daarmee de afgesproken tarieven – gaan dus verschillen per ziekenhuis en dat is onder marktwerking natuurlijk ook precies de bedoeling.

Websites: www.minvws.nl, www.dbconderhoud.nl

Appendix 1 Nieuwe financieringsvormen 197

Tabel A.1 Voorbeeld van een DBC

DBC: Reguliere zorg arthrosis knie operatief met klinische episode(n) met gewrichtsprothese

DBC code: 5 11 1801 223		Kostprijs uit CGAO 9 of eigen ZN prijs (wit)	Profiel volgens ZN			Totale kosten ziekenhuis	Totaal honorarium				Totaalprijs DBC
						€ 7.655	€ 896				€ 8.551
Totale knie							Totale tijd specialist (minuten)				384
							orthopeed	anesthesioloog	radioloog	patholoog	
CTG-code	Verrichting-omschrijving	Kostprijs	% voor- komen	Gem. aantal		Kostenaandeel in profiel	245	112	27		
	polikliniek- en eerste hulpbezoek										
190011	eerste polikliniekbezoek	€ 41	100,0%	1,0		€ 41	15				
411000	herhaalbezoeken	€ 32	100,0%	4,0		€ 128	40				
	preoperatieve screening	€ 25	100,0%	1,0		€ 25					
	kliniek										
	verslaglegging/bespreking		100,0%	1,0			15				
190204	verpleegdag klasse 3a	€ 286	100,0%	8,0		€ 2.288	40				
	operatieve verrichtingen										
	voorbereiding en verslaglegging operatie		100,0%	1,0			15	7			
38663	prothese implantatatie kniegewrichten	€ 1.116	100,0%	1,0		€ 1.116	120	105			
	beeldvormende diagnostiek										
85002	thorax/inclusief doorlichting	€ 39	50,0%	1,0		€ 20			3		
89402	knie en/of onderbeen	€ 38	100,0%	4,0		€ 152			20		
89202	bekken/resp. heupgewricht(en)	€ 38	50,0%	1,0		€ 19			3		
89090	MRI heup(en)/onderste extremiteit(en)	€ 162	10,0%	1,0		€ 16			2		
	klinische chemie en haematologie										
	laboratoriumonderzoek	€ 70	100,0%	1,0		€ 70					
	(para)medische en ondersteunende functies										
193001	fysiotherapeutische behandeling	€ 30	100,0%	16,0		€ 480					
	bijzondere kunst- en hulpmiddelen										
190306	implantaat: knieprothese	€ 3.300	100,0%	1,0		€ 3.300					

Bron: DBC-inkoopgids 2005, Elsevier gezondheidszorg, Maarssen, 2004.

2 De diagnosebehandelcombinaties geldend voor de GGZ

Ook voor de geestelijke gezondheidszorg zijn enige tijd diagnosebehandelcombinaties vastgesteld. De DBC's bestaan steeds uit twee onderdelen: de typering van de zorgvraag en de behandeling die wordt ingezet om aan de zorgvraag tegemoet te komen. (Ontleend aan productstructuur DBC GGZ 2009.)
In tabel A.2 is een voorbeeld van de DBC opgenomen van een patiënt met de diagnose schizofrenie en een behandeling met ambulante therapie

Voorbeeldcasus intensieve ambulante behandeling
Een patiënt ondergaat ambulante psychotherapie voor de stoornis Schizofrenie. Het traject bestaat uit een zeer uitvoerige intake/diagnostiek (4 maanden doorlooptijd) met daarin onder andere een psychodiagnostisch onderzoek. De totale tijd (inclusief herbeoordeling en indirecte tijd) voor deze eerst fase komt neer op 1250 minuten. Hierna start de patiënt een traject waarin zij 2 maal per week gezien wordt voor de rest van het jaar. De totale tijd van het behandeltraject komt uit op 4500 behandelminuten. In totaal bevat de DBC dat jaar dus 5750 totale tijd. De DBC komt terecht in de behandelgroep < Schizofrenie – vanaf 3000 tot 6000 minuten >.

Tabel A.2 De behandelgroepen Schizofrenie

Productgroep langdurige of intensieve behandeling	Tarief per productgroep	Verdeling DBC's productgroepen	Verdeling omzet productgroepen	Kenmerken van de productgroep	
Schizofrenie en overige psychotische stoornissen					
Schizofrenie – vanaf 250 tot 800 minuten – variant 1	€ 935	0,7%	0,4%	Follow up behandelcontact Farmacotherapie Crisisopvang	Steunend en structurerend behandelcontact Begeleiding Algemeen indirecte tijd
Schizofrenie – vanaf 250 tot 800 minuten – variant 2	€ 1.078	0,4%	0,3%	Diagnostiek (excl. Psychodiagnostisch onderzoek) Steunend en structurerend behandelcontact Begeleiding Algemeen indirecte tijd	Follow up behandelcontact Farmacotherapie Crisisopvang
Schizofrenie – vanaf 800 tot 1.800 minuten – variant 1	€ 1.932	0,7%	0,8%	Diagnostiek (excl. Psychodiagnostisch onderzoek) Steunend en structurerend behandelcontact Begeleiding Algemeen indirecte tijd	Follow up behandelcontact Overige (communicatieve) behandeling Crisisopvang

Productgroep langdurige of intensieve behandeling	Tarief per productgroep	Verdeling DBC's productgroepen	Verdeling omzet productgroepen	Kenmerken van de productgroep	
Schizofrenie – vanaf 800 tot 1.800 minuten – variant 2	€ 2.126	0,7%	0,9%	Diagnostiek (excl. Psychodiagnostisch onderzoek) Steunend en structurerend behandelcontact Begeleiding Algemeen indirecte tijd	Follow up behandelcontact Farmacotherapie Crisisopvang
Schizofrenie – vanaf 1800 tot 3.000 minuten	€ 3.735	0,7%	1,5%	Diagnostiek (excl. Psychodiagnostisch onderzoek) Steunend en structurerend behandelcontact Farmacotherapie Crisisopvang Dagbesteding	Follow up behandelcontact Psychotherapie Begeleiding Algemeen indirecte tijd
Schizofrenie – vanaf 3000 tot 6.000 minuten	€ 6.139	0,6%	2,4%	Diagnostiek (excl. Psychodiagnostisch onderzoek) Steunend en structurerend behandelcontact Begeleiding Algemeen indirecte tijd	Follow up behandelcontact Vaktherapie Crisisopvang Dagbesteding
Schizofrenie – vanaf 6.000 tot 12.000 minuten	€ 11.345	0,3%	2,3%	Follow up behandelcontact Overige (communicatieve) behandeling Begeleiding Dagbesteding	Steunend en structurerend behandelcontact Vaktherapie Algemeen indirecte tijd
Schizofrenie – vanaf 12.000 tot 18.000 minuten	€ 20.911	0,1%	1,0%	Follow up behandelcontact Overige (communicatieve) behandeling Begeleiding Algemeen indirecte tijd	Steunend en structurerend behandelcontact Begeleiding Dagbesteding
Schizofrenie – vanaf 18.000 tot 24.000 minuten	€ 30.159	0,0%	0,5%	Steunend en structurerend behandelcontact Vaktherapie Algemeen indirecte tijd	Overige (communicatieve) behandeling Begeleiding Dagbesteding
Schizofrenie – vanaf 24.000 minuten	€ 43.415	0,0%	0,4%	Follow up behandelcontact Overige (communicatieve) behandeling Dagbesteding	Steunend en structurerend behandelcontact Begeleiding

Bron: Productstructuur DBC, GGZ, 2009.

3 De instellingen gefinancierd op basis van de AWBZ

De bekostiging van de zorg en het verblijf in een AWBZ-zorginstelling is bezig sterk te veranderen. Vanaf 2009 wordt de financiering afhankelijk van de kenmerken van de cliënt en de hoeveelheid zorg die een cliënt nodig heeft. Dit wordt een zorgzwaartepakket (ZZP) genoemd.

Een ZZP is een volledig pakket van zorg dat aansluit op de kenmerken van de cliënt en het soort zorg dat de cliënt nodig heeft. Het bestaat uit een beschrijving van de cliënt (cliëntenprofiel), het aantal benodigde uren zorg en een beschrijving van die (verblijfs-)zorg. Voor de drie sectoren gelden in 2009:
- 10 ZZP'en voor de sector Verpleging & Verzorging;
- 13 ZZP'en voor de sector Geestelijke Gezondheidszorg;
- 29 ZZP'en voor de sector Gehandicaptenzorg.

De indicatie die leidt tot een ZZP, wordt afgegeven door het Centrum Indicatiestelling Zorg (CIZ), een landelijke organisatie met regionale bureaus die voor het hele land indicatie afgeeft.

In de tabellen A.3 tot en met A.8 staan de prijzen per zorgzwaartepakket. De pakketten zijn in de tabellen opgenomen in volgorde van oplopende zorgzwaarte. De precieze inhoud van de niveaus van zorgzwaarte kan gevonden worden op de site van de NZa (www.nza.nl), waar tevens de meest actuele informatie beschikbaar is over de tarieven.

Tabel A.3   Zorgzwaartepakket Verpleging en Verzorging (V&V)

ZZP	Totaalprijs per dag (C)			
	Niet toegelaten voor BH*		Toegelaten voor BH	
	excl. DB	incl. DB	excl. DB	incl. DB
1VV		52,44		56,65
2VV		67,19		71,41
3VV		79,97		102,35
4VV		91,83		114,21
5VV		120,51		142,89
6VV		120,28		142,66
7VV		142,49		170,92
8VV		166,19		194,62
9VV		117,00		169,66
10VV		181,86		210,30

* BH = behandeling
** DB = dagbehandeling

Tabel A.4 Zorgzwaartepakket gehandicaptenzorg (GHZ), verstandelijk gehandicapt (VG)

ZZP	Totaalprijs per dag (C)			
	Niet toegelaten voor BH*		Toegelaten voor BH	
	excl. DB	incl. DB	excl. DB	incl. DB
1VG	61,96	88,90	68,10	95,05
2VG	78,90	106,60	85,04	112,74
3VG	93,32	121,83	113,75	142,26
4VG	106,31	134,81	126,74	155,24
5VG	133,22	172,56	153,65	192,99
6VG	116,26	152,83	136,69	173,26
7VG	151,19	216,57	171,62	237,00

* BH = behandeling
** DB = dagbehandeling

Tabel A.5 Zorgzwaartepakket gehandicaptenzorg (GHZ), licht verstandelijk gehandicapt (LVG)

ZZP	Totaalprijs per dag (C)			
	Niet toegelaten voor BH*		Toegelaten voor BH	
	excl. DB	incl. DB	excl. DB	incl. DB
1LVG				129,60
2LVG				167,96
3LVG				208,20
4LVG				243,62
5LVG				242,30

* BH = behandeling
** DB = dagbehandeling

Tabel A.6 Zorgzwaartepakket gehandicaptenzorg (GHZ), sterk gedragsgestoord licht verstandelijk gehandicapt (SGLVG)

ZZP	Totaalprijs per dag (C)			
	Niet toegelaten voor BH*		Toegelaten voor BH	
	excl. DB	incl. DB	excl. DB	incl. DB
1 SGLVG				287,65

* BH = behandeling
** DB = dagbehandeling

Tabel A.7 Zorgzwaartepakket gehandicaptenzorg (GHZ), lichamelijk gehandicapt (LG)

ZZP	Totaalprijs per dag (€)			
	Niet toegelaten voor BH*		Toegelaten voor BH	
	excl. DB	incl. DB	excl. DB	incl. DB
1LG	86,36	116,96	92,50	123,10
2LG	116,09	146,09	122,24	152,23
3LG	101,75	134,30	135,37	167,92
4LG	118,68	147,54	152,30	181,16
5LG	133,49	166,75	167,11	200,36
6LG	147,16	175,49	180,78	209,11
7LG	165,09	189,38	198,71	223,00

* BH = behandeling
** DB = dagbehandeling

Tabel A.8 Zorgzwaartepakket Geestelijke gezondheidszorg (GGZ)

ZZP	Totaalprijs per dag (€)			
	Niet toegelaten voor BH*		Toegelaten voor BH	
	excl. DB	incl. DB	excl. DB	incl. DB
Cliënten die verblijven vanwege de behandeling (GGZ-B)				
1GGZ-B			63,14	83,05
2GGZ-B			93,91	112,03
3GGZ-B			102,16	122,54
4GGZ-B			118,02	139,51
5GGZ-B			127,79	149,68
6GGZ-B			173,56	195,96
7GGZ-B			232,88	268,03
Cliënten die verblijven vanwege de onderst. begeleiding (GGZ-C)				
1GGZ-C	48,42	68,33	48,42	68,33
2GGZ-C	79,18	97,31	79,18	97,31
3GGZ-C	87,44	107,82	87,44	107,82
4GGZ-C	105,71	127,19	105,71	127,19
5GGZ-C	115,48	137,36	115,48	137,36
6GGZ-C	145,53	167,93	145,53	167,93

* BH = behandeling
** DB = dagbehandeling

De thuiszorg werkt al een tijd lang met duidelijk omschreven producten. In tabel A.9 staan de tarieven vastgesteld door de NZa.

Tabel A.9 Tariefstructuur Thuiszorg

Prestatiebeschrijving	Maximumtarief
Per uur Persoonlijke verzorging	42,96
Per uur Persoonlijke verzorging extra	46,12
Per uur Persoonlijke verzorging speciaal	64,94
Per uur Verpleging	67,02
Per uur Verpleging extra	71,78
Per uur Gespecialiseerde verpleging	72,57
Per uur Verpleging: AIV	67,02
Per uur Begeleiding	46,08
Per uur Begeleiding extra	49,47
Per uur Begeleiding speciaal 1 (nah)	77,43
Per uur Gespecialiseerde begeleiding (psy)	81,91
Per uur Begeleiding speciaal 2 (zg)	78,25
Per uur Begeleiding thuiszorg	50,84
Per uur Begeleidnig (j(l)vg)	92,81
Per uur Begeleiding (zg)	110,30

De WMO

Sinds in januari 2008 is de huishoudelijk hulp niet langer ondergebracht in de AWBZ maar onderdeel van de Wet Maatschappelijke Ondersteuning, die door gemeentes wordt uitgevoerd. De vaste tarieven zoals die voor de thuiszorgvoorzieningen golden binnen de AWBZ, gelden binnen de WMO niet. Instellingen kunnen voor het verlenen van huishoudelijke zorg offertes uitbrengen, op grond waarvan gemeentes dan een keuze maken.
De eerste jaren van dit systeem leidde tot een enorme prijsdaling in deze zorgvorm. Gemeentes hielden geld over waar ze andere gemeentelijke taken mee konden betalen, maar de klanten klaagden steen en been. Gemeentes realiseren zich langzaam maar zeker dat bij de offertes niet alleen naar het tarief gekeken moet worden, maar dat ook over de kwaliteit van te leveren zorg heldere afspraken moeten worden gemaakt.

pgb

Voor een toenemend aantal voorzieningen uit de AWBZ (persoonlijke verzorging en verpleging, begeleiding, tijdelijk verblijf en vervoer), maar ook uit de WMO (huishoudelijke zorg) WSW (begeleiding op de werkplek) en zelfs uit de Zorgverzekeringswet (eerstelijns psychologische hulpverlening) kan een persoonsgebonden budget worden verkregen. De zorg wordt dan niet in natura verstrekt, maar op basis van de indicatie van het CIZ wordt vastgesteld op hoeveel zorg er recht bestaat. Op grond daarvan wordt aan de cliënt een bedrag toegekend die daarmee zelf zijn benodigde zorg kan inkopen. De tarieven voor 2009 zijn opgenomen in tabel A.10.

Website: www.zorgkantoorwo.nl

Tabel A.10   Tarieven pgb-AWBZ 2009

Ondersteunende begeleiding							Persoonlijke verzorging		
Uren			Dag (zonder vervoer)		Dag (met vervoer)				
Klasse	Uren per week	Tarief per jaar	Klasse/dagdelen	Tarief per jaar	Klasse/ dagdelen	Tarief per jaar	Klasse	Uren per week	Tarief per jaar
1	0-1,9	1.837	1	2.387	1	2.676	1	0-1,9	1.471
2	2-3,9	5.512	2	4.776	2	5.352	2	2-3,9	4.414
3	4-6,9	10.105	3	7.163	3	8.028	3	4-6,9	8.089
4	7-9,9	15.617	4	9.552	4	10.705	4	7-9,9	12.502
5	10-12,9	21.126	5	11.939	5	13.381	5	10-12,9	16.914
6	13-15,9	26.639	6	14.327	6	15.481	6	13-15,9	21.327
7	16-19,9	33.006	7	16.715	7	18.158	7	16-19,9	26.474
8	20-24,9	41.335	8	19.103	8	20.544	8	20-24,9	33.092
			9	21.491	9	22.933	9		

Activerende begeleiding							Verpleging		
Uren			Dag (zonder vervoer)		Dag (met vervoer)				
Klasse	Uren per week	Tarief per jaar	Klasse/dagdelen	Tarief per jaar	Klasse/ dagdelen	Tarief per jaar	Klasse	Uren per week	Tarief per jaar
1	0-1,9	2.818	1	2.745	1	3.034	0	0-0,9	1.269
2	2-3,9	8.452	2	5.491	2	6.068	1	1-1,9	3.787
3	4-6,9	15.498	3	8.235	3	9.102	2	2-3,9	7.570
4	7-9,9	23.951	4	10.982	4	12.134	3	4-6,9	13.877
			5	13.727	5	15.168	4	7-9,9	21.450
			6	16.473	6	17.627	5	10-12,9	29.017
			7	19.217	7	20.661	6	13-15,9	36.589
			8	21.963	8	23.407	7	16-19,9	45.421
			9	24.708	9	26.151			

Begeleiding

Uren			Dag (zonder vervoer)		Dag (met vervoer)	
Klasse	Uren per week	Tarief per jaar	Klasse/ dagdelen	Tarief per jaar	Klasse/ dagdelen	Tarief per jaar
1	0-1,9	1.848	1	2.404	1	2.641
2	2-3,9	5.739	2	4.809	2	5.281
3	4-6,9	10.603	3	7.213	3	7.922
4	7-9,9	16.439	4	9.617	4	10.562
5	10-12,9	22.275	5	12.022	5	13.203
6	13-15,9	28.112	6	14.426	6	15.607
7	16-19,9	34.921	7	16.830	7	18.011
8	20-24,9	43.675	8	19.234	8	20.415
			9	21.639	9	22.820

Tijdelijk verblijf: € 100 per etmaal

Als het aantal geïndiceerde uren of dagdelen hoger is dan de bovengrens van de bovenste klasse, dan wordt het tarief van de hoogste klas verhoogd met het volgende bedrag:
Klasse 1 vermenigvuldigd met het aantal uren of dagdelen waarmee de bovengrens van de hoogste klasse wordt overschreden.
Uitzondering 1: bij verpleging 'klasse 1'vervangen door € 2529.
Uitzondering 2: bij (ondersteunende en activerende) begeleiding met vervoer wordt deze verhoging gebaseerd op klasse 1 van (ondersteunende en activerende) begeleiding zonder vervoer.

Appendix 2
Rekenoefeningen

In deze appendix is een aantal zaken aan de orde die van belang zijn voor het goed kunnen uitoefenen van de taak van budgethouder. Het gaat hierbij in de eerste plaats om een elementaire rekenvaardigheid. Niet alle beginnende budgethouders zijn even vlot met de rekenmachine, maar toch zal een budgethouder in veel gevallen zelf aan het rekenen moeten slaan om niet volledig van anderen afhankelijk te zijn. Hij moet zelf bepaalde conclusies op grond van cijfermateriaal kunnen trekken.

De oefening die hier is opgenomen is ontleend aan de persoonlijke situatie van iedere werknemer. Het inkomen van mensen met een baan (dus ook van budgethouders) kan opgevat worden als een budget. Een inkomen heeft twee kenmerken die tevens de kern van het principe van budgetteren vormen: men moet ermee zien rond te komen en tevens moet men ermee aan een aantal verplichtingen voldoen. Een goede budgethouder zal zijn eigen financiële zaken goed op orde moeten hebben. Hoe kan anders van hem verwacht worden dat andermans eigendom goed beheerd wordt? Vandaar dat in deze appendix een rekenoefening is opgenomen waarbij de eigen inkomsten en uitgaven moeten worden berekend voor de periode van een jaar.

Opgave

Het eigen budget van de werknemer
a Maak een begroting voor komend jaar van je eigen inkomsten en uitgaven. Je kunt dit het beste doen door het schema in te vullen. Het gaat erom per maand je inkomsten en uitgaven te schatten.
   Aanwijzingen:
   – Een begroting is een schatting; je kunt niet alles van tevoren exact schatten. Je kunt wel proberen dit zo zorgvuldig mogelijk te doen. Zo is ruim van tevoren bekend met welk percentage de huren op 1 juli zullen stijgen. Probeer al de prijsveranderingen die je kunt voorzien zoveel mogelijk in je 'plaatje' te verwerken.
   – Druk alle inkomsten en uitgaven uit in een percentage van het totaal.
b Als het schema af is, kijk dan eens in welke maanden je vermoedelijk geld over hebt en bedenk wat je daarmee zou kunnen doen. Doe hetzelfde voor de maanden waarin je vermoedelijk geld te kort hebt.
c Stel je nu eens voor dat je woonlasten met twintig procent zouden stijgen omdat je een (duurder) huis gaat kopen. (We zien even af van de aankoopkosten.) Kijk dan eens waar je zou kunnen bezuinigen zodat je die twintig procent ook daadwerkelijk ter beschikking hebt.

Let op: als alle bedragen in de begroting kloppen en je zou jezelf niet toestaan meer uit te geven dan wat je binnenkrijgt (bijvoorbeeld door een lening aan te gaan), dan kan je zeggen dat deze begroting fungeert als een budget. Een budget is een taakstellende begroting: de budgethouder staat voor de taak zijn huishouden zo goed mogelijk te 'runnen' binnen de beschikbare financiële ruimte.

INKOMSTEN	jan.	feb.	maart	april	mei	juni	juli	aug.	sept.	okt.	nov.	dec.
netto-salaris												
inkomsten vergoeding												
vakantietoeslag												
kinderbijslag												
overige vasteinkomsten												
TOTAAL INKOMSTEN												

UITGAVEN	jan.	feb.	maart	april	mei	juni	juli	aug.	sept.	okt.	nov.	dec.
huur/hypotheek												
energiekosten												
heffingen												
telefoon												
verzekeringen												
studiekosten												
contributies												
vervoer												
afbetaling lening												
subtotal vaste lasten												
kleding/schoenen												
inventaris												
onderhoud huis/tuin												
vrije tijd/hobby												
vakantie												
subtotaal reserverings-uitgaven												
voeding												
overige huishoudelijke uitgaven												
subtotaal huishoudelijke uitgaven												
TOTAAL UITGAVEN												

Appendix 3
Voorbeeld van een bruto-nettoberekening

De bruto-nettoberekening laat zien hoe het in het algemeen zit met de inzetbaarheid van het personeel. Deze berekening geeft helderheid over de werkelijke (netto)beschikbaarheid van de personeelsleden. Bovendien laat zij duidelijk de gevolgen zien van afnemende inzetbaarheid, bijvoorbeeld als gevolg van uitbreiding van de ADV of stijging van het ziektepercentage. In de feitelijke roosterplanning zal dit gegeven nauwelijks gebruikt worden. Op het niveau van het management van de instelling of de dienst is het echter een belangrijk gegeven bij de *manpower*-planning. Er moet dan een relatie gelegd worden met een eveneens globaal beeld van de benodigde menskracht op jaarbasis. De berekening ziet er als volgt uit.

Tabel App.3.1   Voorbeeld bruto-nettoberekening voor gediplomeerden

Totaal aantal dagen van het jaar:	365	
Af: roostervrije dagen	104	
Arbeidsduur (in dagen van acht uur, bij een werknemer met volledige dagtaak)		261
Af: ADV	12	
Vrije feestdagen	8	
Bijzonder verlof e.d.	1	
diversen (o.a. cursussen en OR)	3	
		24
		237
Af: 6,6% ziekte		16
		221
Af: vakantiedagen		23
Netto beschikbaar aantal dagen per jaar		198 dagen

Toelichting
We gaan uit van 365 dagen, omdat (bij roosterpersoneel) elk van die 365 dagen een werkdag kan zijn. Na aftrek van het (vrijwel vaste) aantal roostervrije dagen per jaar, houd je de arbeidsduur per jaar over (het totaal van alle betaalde uren). Hier gaan vanaf ADV, feestdagen, bijzonder verlof enzovoort en overige afwezigheid, zoals het volgen van cursussen en deelname aan OR-vergaderingen. Deze getallen zullen per jaar, respectievelijk per instelling/afdeling kunnen verschillen.   >>

>> Dat geldt eveneens voor het ziektepercentage, dat als volgende stap in mindering wordt gebracht. Als laatste worden de vakantiedagen afgetrokken. Dat doen we omdat bij ziekte het recht op vakantiedagen behouden blijft. De berekening laat zien dat één gediplomeerde (met volledige dagtaak) bruto een netto-inzetbaarheid betekent van 198/365 = 0,54. Heeft men bijvoorbeeld tien gediplomeerden op een afdeling, dan kunnen per dag dus hoogstens 5,4 diensten gedraaid worden.

Appendix 4
Uitwerkingen opgaven

Hoofdstuk 7
Opgave 3
De gegevens leveren het bewijs voor kostenstijging; niet voor hoger medicijngebruik. Immers, de stijging van de prijzen is niet gegeven.

Hoofdstuk 8
Opgave 1

Kosten		loonkosten	opslag 15%	totaal
loonkosten rayonmanager		45.000	6.750	51.750
loonkosten 9 ! thuiszorgmanagers		297.000	44.550	341.550
niveau 1 28 fte's		420.000	63.000	483.000
niveau 2 29 fte's		580.000	87.000	667.000
niveau 3 20-2,5 fte's (projecten)		437.500	65.625	503.125
projecten				
2,5 fte's intern	62.500		9.375	71.875
2,5 fte's extern	62.500		9.375	71.875
mogelijk houdt men rekening met 19% btw				
totaal kosten				2.190.175

Opbrengsten			
productiviteit niveau 1	94% van 1.872 =	1.760	
productiviteit niveau 2	63% van 1.872 =	1.179	
productiviteit niveau 3	54% van 1.872 =	1.011	
niveau 1	28 fte's X 1.760 X 9 euro =		443.520
niveau 2	29 fte's X 1.179 X 27 euro =		923.157
niveau 3	17,5 ! fte's X 1.011 X 50 euro =		884.625
			2.251.302
opbrengst projecten		143.750	
			2.395.052
positief resultaat			204.877

Opgave 2
Bovenste kolom steeds 1,4 fte, daaronder januari, februari en maart 1,8 fte. Daaronder 0,1 fte in alle maanden. Benodigd op jaarbasis betekent dit 16,8 + 0,45 + 1,2 fte = 18,45 fte op jaarbasis. Beschikbaar op jaarbasis 19,2 fte.

Opgave 3
a 49 × 52 = 2548
b 2.548/205 = 12,43 formatieplaats (afgerond naar 12,5)
c 12,5 × € 36.000 = € 450.000

Hoofdstuk 9

Opgave 1
a bij 88 procent bezetting: € 88,86 + € 20 = € 108,86
   bij 94 procent bezetting: € 83,18 + € 20 = € 103,18

Opgave 2
Kostprijs bij één wijkverpleegkundige extra:

$$\frac{€\ 375.970 + €\ 28.000}{(6,5 \times 5,5 \times 180)} = €\ 62,78 \text{ per uur}$$

Kostprijs bij één automatiseringsmedewerker extra:

$$\frac{€\ 375.970 + €\ 28.000}{(5,5 \times 5,5 \times 180)} = €\ 74,19 \text{ per uur}$$

Opgave 3
a Prijs voor één verpleegdag € 80 + € 200 = € 280
   Prijs van één dagbehandeling € 20 + € 100 = € 120
b 1 12.800.000/€ 308 = 9.091 verpleegdagen
   2 1.200.000/€ 132 = 9.091 dagbehandelingen
   3 9.000 × € 308 = € 2.772.000
      11.000 × € 132 = € 1.452.000
   4 Verpleegdagen:
      - kosten: € 2.600.000
      - opbrengsten: 9.000 × € 308 = € 2.772.000
      Dagbehandeling:
      - kosten € 1.400.000
      - opbrengsten € 2.904.000

Opgave 4
a Opbrengst a: € 175 × 15.000 = € 2.625.000
   Opbrengst b: € 350 × 30.000 = € 10.500.000
b € 2.200.000/€ 175 = 12.571 dagen
   € 10.000.000/€ 350 = 28.571 dagen
c 12.000 × € 175 = € 2.100.000
   30.000 × € 350 = € 10.500.000
d € 1.700.000/€ 175 = 9.714 dagen
   € 10.500.000/€ 350 = 30.000 dagen
e 1 De kosten van b stijgen met € 1.320.000
   2 De kosten van a stijgen met € 100.000, maar de kostprijs daalt flink.
   3 De kosten van a en b worden lager en deze producten worden dus winstgevender.

Opgave 5
Kosten per product in de nieuwe situatie: € 55,40. Kosten per product in de oude situatie: € 70,00. De investering is zeker rendabel.

Hoofdstuk 10

Opgave 1
- Capaciteitsverschil: hogere afschrijving voor een apparaat met meer capaciteit.
- Bezettingsverschil: intensiever gebruik van het aanwezige apparaat dan verwacht.
- Kwaliteitsverschil: er is een beter apparaat aangeschaft of een met de mogelijkheid kleuren te kopiëren; beter papier.
- Prijsverschil: duurder papier, prijsverhoging van het leasen van het apparaat.
- Efficiëntieverschil: veel afval door ondeskundig gebruik; veel onkosten vanwege reparaties.

Opgave 2
2 extra bewoners (capaciteitsverschil) = 365 × 0,5833 uur (35 minuten) × 2 × € 17 = € 7239 afgerond
Loonsverhoging 0,75 gedurende een half jaar gemiddeld € 0,375 (prijsverschil) = 0,375 × 32 × 0,5833 × 365 = € 2555 afgerond
Uren voor persoonlijke verzorging 7540 i.p.v. 6813,33 (efficiëntieverschil) = 726,67 × 17,375 = 12.626
Totaal € 22.422

Opgave 4

a Totale kosten vooraf € 18.000 (3.000 * € 6)
   Totale kosten achteraf € 24.000 (€ 6.000 vaste kosten + 4000 keer € 4,50 variabele kosten, zijnde € 18.000)
   Verschil: € 6.000

   Hoe is dit te verklaren?
   Prijsverschil: 4000 × € 0,50 =   € 2.000
   Hoeveelheidsverschil: 1000 × € 6 =   + € 6.000
   Bezettingsverschil: 1000 × € 2 =   − € 2.000
   Totaal   € 6.000

b Totale kosten vooraf € 18.000 (3000 × € 6)
   Totale kosten achteraf € 18.760 (6000 vaste kosten + 2900 × € 4.40 variabele kosten zijnde € 12.760)
   Verschil: € 760

   Hoe is dit te verklaren?
   Prijsverschil 2900 × € 0,40 =   + € 1.160
   Hoeveelheidsverschil 100 × € 6 =   − €   600
   Bezettingsverschil 100 × € 2 =   + €   200
   Totaal   + €   760

Hoofdstuk 14

Opgave 2
Met name de eigen-vermogenspositie is sterk verbeterd. De kortlopende schulden zijn sterk gedaald. Een en ander leidt tot een grote verbetering van (vooral) de liquiditeit: deze gaat van 0,823 naar 1,26. Ook de solvabiliteit is verbeterd van 1,33 naar 1,55.

Opgave 3
- De liquiditeit gaat van 1,06 naar 0,62.
  De solvabiliteit blijft ongeveer gelijk (1,02).
- Het werkkapitaal daalt van € 300.000 positief naar € 1.300.000 negatief.
- Er is een langlopende investering gedaan (vaste activa zijn steeds gestegen), die is gefinancierd met kortlopende middelen (stijging rekening-courant). Het werkkapitaal is hierdoor onder 1 gekomen. De liquiditeit is al in gevaar.

Opgave 4
Het is maar de vraag of de dagbehandeling zich zo gunstig ontwikkelt: de personeelskosten stijgen (waarom?) en het aantal dagbehandelingen neemt in absolute zin af (waarom?). De opbrengst stijgt alleen maar omdat het tarief is gestegen. De bezetting van de dagbehandelingsplaatsen moet absoluut omhoog (hoe dit te realiseren?).

Literatuur

Ahaus, D.T.B. en F.J. Diepman (red). *Balanced Score Card en Model Nederlandse Kwaliteit*, Kluwer, Apeldoorn 1998.
Arcares, *Benchmarking verpleeg- en verzorgingshuizen*, Utrecht 2002.
Asselman, F.F., *Kostprijzen in ziekenhuizen*, Bohn Stafleu van Loghum, Houten 2008.
Bac, A.D. en E.O.J. Jans, *Grondslagen administratieve organisatie. Deel C: de publieke sector en organisaties zonder winstdoel*, Samsom Bedrijfsinformatie, Alphen aan den Rijn 1994.
Bomhoff, E.J., *Meer markt in de gezondheidszorg. Mogelijkheden en beperkingen*. Achtergrondstudie uitgebracht door de Raad voor de Volksgezondheid en Zorg bij het Advies Winst en Gezondheidszorg, Nyfer, Zoetermeer 2002.
Boon, L., *Zorg, markt en management*, Stichting Sympoz, Amstelveen 1993.
Boot, J.M. en M.H.J.M Knapen, *Handboek Nederlandse gezondheidszorg*, Het Spectrum, Utrecht 2001.
Boot, J.M. *Organisatie van de gezondheidszorg*, van Gorcum, Assen 2007.
Boudewijn, J., *Thuiszorg in (bedrijfs)economisch perspectief. Flexibele budgetfinanciering als beheersinstrument in de collectieve sector, de thuiszorg als testcase*, Thesis Publishers, Amsterdam 1993.
College Tarieven Gezondheidzorg, *Diverse richtlijnen uit verschillende jaren*, Utrecht.
Covey S.R. *De zeven eigenschappen van effectief leiderschap*, Business Contact, Groningen 2004.
DBC-inkoopgids 2005 Segment B, Elsevier gezondheidszorg, Maarssen 2004.
DBC-inkoopgids 2009, Bohn Stafleu van Loghum, Houten 2008.
DBC onderhoud, *Met DBC´s op weg naar transparantie in de zorg*, brochure, versie 17 juli 2008, Utrecht.
Deloitte & Touche, *Productfinanciering in de zorg*, Deloitte & Touche, Rotterdam 2002.
Donabedian, A., *A guide to medical administration*. Volume II, Medical Care Appraisal, American Public Health Association, New York 1969
Donabedian, A., *Institutional and professional responsibilities in Quality Assurance, Quality assurance in Health Care*, Pergamon Press, Londen 1989.
Dorsten. Th. van, *De zorg als bedrijf*, Bohn Stafleu van Loghum, Houten 2005.
Dreimüller, A.P., *Het ondernemingsplan en de balanced scorecard*, Academic Service, Den Haag 2002.
Fisher, R., W. Ury en B. Patton, *Excellent onderhandelen*, Contact, Amsterdam 2007.
Fröhlichs, G. en A. Platje, *Project Based Management*, Kluwer, Deventer 2000.
Gramsbergen-Hoogland, Y.H. en H.T. van der Molen, *Gesprekken in organisaties*, Wolters-Noordhoff, Groningen 2003.
Haalboom, J.R., 'De nieuwe CBO-Richtlijn decubitus'. In *TVZ*, nr. 2, 2002.
Hoeksma, M.L. en J.M. Holman, *Budgetteren*, Kluwer Bedrijfswetenschappen, Deventer 1996.
Huguenin, P., *Zakboek voor onderhandelaars*, Bohn Stafleu Van Loghum, Houten/Zaventem 1994.
INK, *Introductie, filosofie, inhoud en toepassing van het INK-management model*, Zaltbommel 2004.
Instituut Beleid en Management Gezondheidszorg, *Manifest*, Erasmus Universiteit, Rotterdam 2002.
Kedziersky, J.Th., en M.C. Vlemmix, *Kwaliteit en beheer*, Bohn Stafleu Van Loghum, Houten 2003.
Klundert, T. van de, *Vormen van Kapitalisme*, Lemma BV, Utrecht 2005.
Kool, R.B., *Naar een gezondheidsmarkt? Mogelijkheden tot deregulering van geneeskundige verzorging*, Thesis Publishers, Amsterdam 1995.
Kruijswijk Jansen, H. en H. Mostert, *Het verpleegproces. De verpleegkundige modellen van Orem en King uitgewerkt binnen het verpleegproces*, De Tijdstroom, Lochem 1992.
Lapré, R. e.a., 'Budgettering in de gezondheidszorg'. In: *Kwartaalschrift: Leiding & organisatie in de gezondheidszorg*, Stafleu, Alphen aan den Rijn 1984-82.

Lapré, R. en G. van Montfort, *Bedrijfseconomie van de gezondheidszorg*, Elsevier gezondheidszorg, Maarssen 2001.
Lienden H. van en M. van der Poel, *Ondernemen in de zorg*. Elsevier gezondheidszorg, Maarssen 2005.
Lievegoed, B.C.J., *Organisaties in ontwikkeling*, Lemniscaat, Rotterdam 1984.
Mastenbroek, W.F.G., *Vaardiger onderhandelen*, Holland Business Publications, Heemstede 2001.
Medisch contact, *Meer inzicht in praktijkvoering*, 55 nr. 40, 6 oktober 2000.
Ministerie van Volksgezondheid, Welzijn en Sport, *Zorgnota 2002*, Sdu Uitgevers, Den Haag 2001.
Ministerie van Volksgezondheid, Welzijn en Sport, *Brancherapport Care '98-'01*, Sdu Uitgevers, Den Haag 2002.
Ministerie van Volksgezondheid, Welzijn en Sport, *Besluit Zorgaanspraken*, AWBZ, Den Haag 2002.
Ministerie van Volksgezondheid, Welzijn en Sport, *Brancherapport Cure '98-'01*, Sdu Uitgevers, Den Haag 2002.
Ministerie van Volksgezondheid, Welzijn en Sport, *Financieel Overzicht Zorg 1992*, Sdu Uitgeverij, Den Haag 1991.
Ministerie van Volksgezondheid, Welzijn en Sport, *Financieel Overzicht Zorg 1995*, Sdu Uitgeverij, Den Haag 1994.
Ministerie van Volksgezondheid, Welzijn en Sport, *Gezondheid, zorg en stelsel*, AMC/UvA-achtergrondstudie bij de Nota Vraag aan bod, Den Haag 2001.
Ministerie van Volksgezondheid, Welzijn en Sport, *Zorgnota 2003*, Sdu Uitgevers, Den Haag 2002.
Mostert H. en H. Kruijswijk Jansen, *Methodisch verplegen*, De Tijdstroom, Utrecht 1997.
Nederlandse Zorgautoriteit, *Document Calculatieprincipes Verantwoordingskostprijs*, versie 1.0, 5 december 2006.
Nederlandse Zorgautoriteit, *Elke dag geld besteed, een onderzoek naar dagbesteding gehandicaptenzorg*, januari 2008.
Nivel, *Verdiepingsstudie transparantie kwaliteit van zorg*, Nivel. Utrecht 2002
Poerstamper, *Benchmarking in de zorg, op weg naar een excellente organisatie*, Elsevier gezondheidszorg, Maarssen 2005.
Pool, A., *Autonomie, Afhankelijkheid en Langdurige zorgverlening*, LEMMA, Utrecht 1995.
Pool, A., 'Excellentie als kwaliteitskenmerk'. In: *TVZ Tijdschrift voor verpleegkundigen*, 1990/23-24.
Prismant en HHM, *Prijzen van zorgmodulen en zorgproducten*, 2001 Projectbureau DBC, DBC: een nieuw geluid in de zorg, Utrecht 2003.
PWC Consulting, *Benchmarkonderzoek 2000 verscherpt inzicht in prestaties en bedrijfsvoering thuiszorginstellingen*, Nivel, Almere/Utrecht 2002.
Quinn, R.E., S.R. Faerman, M.P. Thompson en M.R. McGrath, *Handboek Managementvaardigheden*, Academic Service, Schoonhoven 2001.
Raad voor de Volksgezondheid & Zorg, *Kwaliteit Resultaatanalyse Systeem*, Zoetermeer.
Raad voor de Volksgezondheid & Zorg, *Uitgavenbeheer in de gezondheidszorg*, Den Haag 2008-12-23.
Raad voor de Volksgezondheid & Zorg, *Winst en gezondheidszorg*. Adviesrapport, Zoetermeer 2002.
Rosier, J., 'Zorgverschraling een bewezen feit'. In: *TVZ Tijdschrift voor verpleegkundigen*, 2002/2.
Schermer, K. en M. Wijn, *Vergaderen en onderhandelen*, Bohn Stafleu Van Loghum, Houten 1992.
Schrijvers, A.J.P, *Een kathedraal van zorg*, Elsevier gezondheidszorg, Maarssen 2001.
Schrijvers, A.J.P. e.a., *Ziekenhuis en budget*, De Tijdstroom, Lochem 1982.
Sluijs, A. van, *Van basis tot budget*, Elsevier gezondheidszorg, Maarssen 2004.
Sluijs E., S. van Beek, I. Mouthaan, M. de Neef en C. Wagner, *Verdiepingsstudie transparantie kwaliteit van zorg*, Nivel, 2002.
SOV&V, *Gewijzigde Collectieve Arbeidsovereenkomst voor de Verpleeg- en Verzorgingshuizen 2001-2003*.
Verstegen, P., *Kosten en baten met beleid*, Elsevier gezondheidszorg, Maarssen 2005.
VGN, *CAO gehandicaptenzorg 2001-2002*, Utrecht.
Vries, P. de, *Financiering van de gezondheidszorg*, Kluwer, Deventer 1991.
Vries, P. de, *Gezondheidszorg aan banden*, Stichting Burgerschapskunde, Leiden 1992.
Walsh, M. en P. Ford, *Nursing rituals*, Butterworth en Heinemann, Oxford 1992.
Zorgbalans 2008, de prestaties van de Nederlandse gezondheidszorg, RIVM, 2008 (www.rivm.nl)
aZW De Kleine Gids voor de Nederlandse sociale zekerheid 2002. 2, Kluwer, Deventer 2002.

Over de auteurs

Vincent van Lienden (1987) is student economie aan de Radboud Universiteit Nijmegen. Hij is in het bijzonder geïnteresseerd in *behavioural economics*, de wetenschap op het breukvlak van economie en psychologie. 'Mensen denken vaak dat ze rationeel handelen, maar vaak is dat een illusie. *Behavioural economics* probeert de irrationele manier waarop mensen denken te bestuderen om daar rationele conclusies aan te verbinden. Ook bij het meeschrijven aan de herziening van dit boek heb ik gemerkt dat ook in veel dingen die met budgettering te maken hebben er irrationele elementen een rol spelen. Dat maakt economie zo'n interessante studie van het menselijk gedrag'.

Henny van Lienden (1954) houdt zich al jarenlang bezig met het bestuderen van alles wat met economische aspecten van zorg te maken heeft. Dit boek gaat over financieel management, budgettering en elementaire bedrijfseconomie. In het boek *Ondernemen in de zorg* dat hij samen met Marije van der Poel ook bij Elsevier gezondheidszorg publiceerde, houdt hij zich bezig met ondernemerschap en meer recent is hij samen met een aantal gezondheidseconomen begonnen aan een leerboek gezondheidseconomie. De gezondheidseconomie houdt zich vooral bezig met het nagaan of alle inspanningen om de Nederlandse bevolking gezond te houden ook echt een gezondere bevolking opleveren. Henny van Lienden werkt voor de Hogeschool Utrecht waar hij verbonden is aan het lectoraat 'Organiseren van Innovatie' en is daar actief binnen de onderzoekslijn 'economie, gezondheid en zorg'.
Vanuit Bureau van Lienden geeft hij cursussen op alle terreinen tussen economie en zorg, ondersteunt hij mensen die als ondernemer in de zorg (verder) willen werken, en is hij projectmedewerker van Public Health Forum.
Bureau van Lienden is bereikbaar onder H.vanlienden@inter.nl.net
Website: www.hennyvanlienden.nl

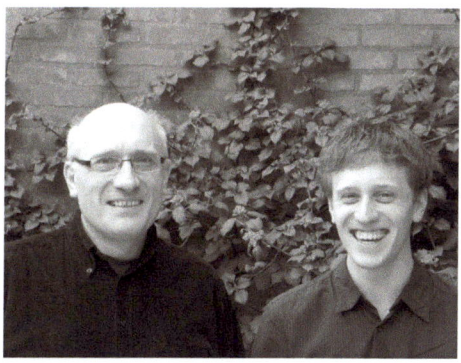

Register

aanbesteding 187, 188
   2A-diensten 189
   2B-diensten 189
   bestek 190
   projectorganisatie 190
   selectiecriteria 189
   stappenplan 189
aanbodgeïnduceerde vraag 38
aanvullende verzekering 23
abonnementssysteem 39
activa 72, 177
activity-based-costing 126
adoratiecultuur 49
algemene verzekering 34
Algemene Wet Bijzondere Ziektekosten (AWBZ) *zie AWBZ*
AWBZ 18, 28, 122, 177, 188, 195
   financieringsvormen 177

backoffice 46
Balanced Score Card 63
balans 72, 177, 178, 183
base budget 58
basisverzekering 23, 24, 25
begroting 56
begrotingsfinanciering 21, 22
beïnvloedbaarheid 83, 85
bekostigingsmarkt 32, 33
beleidsplan 54, 55, 58
beleidsvrijheid 22
benchmarkanalysemodel 63, 64, 65
benchmarking 94
benchmarkonderzoeken 125
Beste Optie Zonder Overeenkomst 160
best-practice-instellingen 64, 65
betaling per verrichting 40

betrokkenheid 83, 85
bezetting 130
bezettingsverschil 133, 134, 135, 137, 139, 141, 142
   formule 138
bezettingswinst 137
bezittingen 72
bezuinigingen 20
bottom-up 56
bouwplafond 20
break-evenpunt 124, 125, 126
brede opvatting van budgethouderschap 90
Bruto Binnenlands Product 100
bruto-nettoberekening 209
budget 56
budgetattitude 166
budgetbewaking 54, 57, 61, 133
budgetfinanciering 17, 21, 22, 195
budgethouderschap 81
budgethoudersoverleg 155, 156, 160, 161, 163
budgetrelevantie 165, 166, 167
budgetteringsproces 53, 54, 57, 58, 60, 61
budgetvaststelling 54, 56, 57
budgetvoorbereiding 54, 56
bureaucratische cultuur 49

capaciteitsverschil 133, 139, 141, 134
Centrum Indicatiestelling Zorg (CIZ) 148, 200
collectieve-lastendruk 20
collectieve preventie 19
collectieve sector 21, 23

College Tarieven Gezondheidszorg (CTG) 21, 28
commissie-Dekker 17, 23, 24
communicatie 83
concurrentie 17, 23, 24, 25, 27, 47, 49, 53, 60, 187
constante kosten 72
consumentensoevereiniteit 31, 36
criteria 148, 150, 151, 154

degressief variabele kosten 73
diagnosebehandelcombinaties
Diagnose Behandel Combinatie (DBC) 27, 35, 41, 55, 119, 177, 195, 196, 198
   -systeem 195
diensten van derden 71
differentiatiefase 46
differentiële kostprijs 122, 123
differentiële kostprijsberekening 120, 122
direct costing 124, 125, 126
directe kosten 69, 74, 122, 126, 127, 128
doelbewustzijn 147
doelmatigheid 29, 64, 65
drempelwaarde 188

economische prikkel 36, 37, 39, 41
efficiencynormen 57
efficiëntie 117, 123, 125, 147, 150, 153, 154
efficiëntiestreven 153
efficiëntieverschil 133, 134, 135, 139, 141
eigen bijdrage 21
eigen vermogen 177, 178, 179, 180, 182, 184, 185
erkend bed 22
Europese aanbestedingsrichtlijn 188
   drempelwaarde 188
evaluatie 54, 57, 61
exploitatiebegroting 103, 104
ex-postverevening 29
externe budgettering 20, 21
extramuraal 55

fair share principle 58
familiecultuur 49, 50
financieringsstructuur 27
flexibel budget 108, 109
frontoffice 46
functiegerichte zorg 24
functies van een budget 53, 59
functionele omschrijving 24

gebruiksartikelen 70, 71
gebruiksmiddelen 70, 71
gemengd budget 108, 109
gereguleerde concurrentie 31, 34, 35, 36, 37, 42, 44
gezondheidsmarkt 31
Grondwet 18

hiërarchische cultuur 49, 51
hoeveelheidsverschil 70, 135, 137, 138, 142
huishoudelijke zorg 35
human-relationsmodel 49

indirecte kosten 69, 74, 118, 122, 124, 126, 127, 128
informatie 82, 83, 85, 86
INK 63
INK-model 63
inkomensafhankelijke premie 25
Inspectie voor de Volksgezondheid 19
integrale kostprijs 117, 119
integratiefase 46
interne budgettering 22, 81
intern ondernemerschap 48
intern-procesmodel 50
investeringsbegroting 103

jaarrekening 171, 172, 173, 183

kabinet-Balkenende 26
kengetal 117, 123, 171, 181, 182, 183
keten-DBC 28
ketenvorming 20
koopkracht 118
koopmotief 118
kosten 69, 83

kostenbeheersing 17, 20, 21
kostenbewustzijn 147
kostenplaats 126, 127, 128
kostensoorten 69, 70, 74, 75, 76
kostprijs 117, 118, 119, 120, 121, 122, 123, 126, 128, 130, 131
kostprijsberekening 117
kwaliteit 145, 146, 147, 149, 150, 151, 152, 153
kwaliteitsverschil 133, 134, 139, 140, 141
kwaliteit van arbeid 56, 83
kwaliteit van de zorg 83
kwaliteit van zorg en -dienstverlening 65

lerende cultuur 50
liquide middelen 178, 179, 182, 184
liquiditeit 171, 181, 182, 183, 184
liquiditeitsbegroting 104
loongrens 18
loonkosten 70, 71, 74
lumpsumafspraak 40

maatstafconcurrentie 27
marginale kostprijs 117, 122
marktcultuur 49, 50
marktwerking 27, 31, 32, 33, 34, 35, 36, 37, 118
middenkader 45, 47, 48
missie 54, 57
model van de concurrerende waarden 49
monopolist 32
moral hazard 38, 39, 41, 42, 43

nacalculatorische kostprijs 119
Nederlandse Zorgautoriteit (NZa) 28, 106, 117, 119
negatieve situatie 161
niet-openbare aanbesteding 189
nominale premie 23, 25
nursing rituals 107

offerte 187
ombuigingen 20

omgevingsfactoren 65
openbare aanbesteding 189
openeind-financiering 19
operationele 55
operationele planning 54, 55, 57, 60
opslagpercentage 118, 126

Pareto-optimum 31, 32
particuliere verzekering 25
passiva 72, 177
Personeel Niet In Loondienst (PNIL) 71
persoonsgebonden budget 33, 36, 106
persoonsgerichte cultuur 49
pgb 195
pioniersfase 46
plan-Dekker 23, 25
planning-en-controlcyclus 53
positieve sanctie 161
positioneel onderhandelen 157, 159, 164
prestatie-indicatoren 27, 56, 91, 96
prijs 117, 118, 119, 132
prijsmechanisme 31
prijsverschil 69, 133, 134, 135, 137, 139, 140, 142, 174
principieel onderhandelen 155, 156, 159, 163, 164
prioritering 147, 148
procentuele premie 23, 25
proces van interne budgettering 53, 60
productie 83, 101
productieafspraken 106
productiecapaciteit 73
productiemiddelen 129
professionalisering 45
progressief variabele kosten 73
proportioneel variabele kosten 73

Raad voor de Volksgezondheid en Zorg (2008) 29
rationeel-doelmodel 50
Regeling Jaarverslaglegging Zorginstellingen 171
Reserve Aanvaardbare Kosten (RAK) 180
reserves 178
resultaatgerichte cultuur 49

resultatenrekening 171, 172, 173, 174, 177, 178, 183
richtlijnen 22
risicoselectie 39, 42

schaarste 145, 146, 147, 149, 151, 152
schulden 72
schulden op korte termijn 178, 179, 180, 181, 182, 185
schulden op lange termijn 178, 179, 180, 181, 185
Simons Hans 25, 33
slechtnieuwsgesprek 165, 167, 168, 169
smalle opvatting van budgethouderschap 90
solvabiliteit 171, 181, 182, 183
spelregels 82, 83, 84
standaard 150, 151
stelselwijziging 18
strategische planning 54
Structuurnota Gezondheidszorg 17
Structuurnota van Hendriks 20
SWOT-analyse 191

taakgerichte cultuur 49
taakstelling 83, 86
tarief 118, 130, 131, 174, 175, 176, 177, 185
tarief per verpleegdag 22
tolerantiemarge 133, 138
top-down 56
transactiekosten 32
transmuraal 55
transparant 27

variabel budget 108, 109
variabele kosten 69, 72, 73, 74, 125, 126, 130
vast budget 108, 109
vaste activa 178, 179, 182
vaste kosten 74, 125, 126, 130
verdeelsleutel 126, 127
verschillenanalyse 133, 135, 138, 139, 141, 174
verzekeringsmarkt 32

verzorgingsstaat 17, 18
vlottende activa 178, 179, 182, 185
vlottende middelen 181
volksverzekering 18, 25
voorcalculatorische kostprijs 119
vraaggestuurde zorg 47
vraagvermindering 147, 148
vreemd vermogen 179, 180
vrije prijsvorming 32
vrije zoom 161
vrijgevestigde beroepsbeoefenaren 21

werkkapitaal 182
Wet Collectieve Preventie Volksgezondheid (WCPV) 28
Wet maatschappelijke ondersteuning 119
Wet op de Geneeskundige Behandelingsovereenkomst (WGBO) 33
Wet op de Maatschappelijke Ondersteuning (WMO) 28, 35, 36, 119, 187, 188, 195
Wet op de Marktordening Gezondheidszorg (WMG) 28
Wet Tarieven Gezondheidszorg (WTG) 21, 27
Wet Toelating Zorginstellingen (WTZi) 28
Wet voorzieningen gehandicapten (Wvg) 28
Wet Voorzieningen Gezondheidszorg (WVG) 20
Wet Ziekenhuis Voorzieningen (WZV) 20, 27

ziekenfonds 18, 23, 25, 26, 27
ziekenfondsverzekerden 27
zorgaanbieders 36, 38, 39, 42
Zorgnota 100
zorg op maat 47, 48, 55
zorgproducten 196
Zorgverzekeringswet (ZVW) 18, 26, 28, 188
zorgzwaarte 27
zorgzwaartepakket (ZZP) 200

MIX
Papier aus verantwortungsvollen Quellen
Paper from responsible sources
FSC® C105338

If you have any concerns about our products,
you can contact us on
ProductSafety@springernature.com

In case Publisher is established outside the EU,
the EU authorized representative is:
Springer Nature Customer Service Center GmbH
Europaplatz 3, 69115 Heidelberg, Germany

Printed by Libri Plureos GmbH
in Hamburg, Germany